―― 国立がん研究センター中央病院 ――
医師・看護師・診療放射線技師のための

呼吸器内視鏡
実践マニュアル

 監 修 　**荒井 保明**
　　　　国立がん研究センター中央病院長

　　　　那須 和子
　　　　国立がん研究センター中央病院看護部長

　　　　麻生 智彦
　　　　国立がん研究センター中央病院診療放射線技師長

 責任編集 　**出雲 雄大**
　　　　国立がん研究センター中央病院内視鏡科

医療科学社

編集・執筆者一覧

責任編集
出雲　雄大　　国立がん研究センター中央病院内視鏡科

編集
小林　晶子　　国立がん研究センター中央病院第二領域外来
笹田　真滋　　国立がん研究センター中央病院内視鏡科
永井　優一　　国立がん研究センター中央病院放射線診断科
土田　敬明　　国立がん研究センター中央病院内視鏡科

執筆者（執筆順）
北川まゆみ　　国立がん研究センター中央病院放射線診断科
永井　優一　　国立がん研究センター中央病院放射線診断科
鳥居　純　　　国立がん研究センター中央病院放射線診断科
岩瀬　巧　　　国立がん研究センター中央病院放射線診断科
長澤　宏文　　国立がん研究センター中央病院放射線診断科
出雲　雄大　　国立がん研究センター中央病院内視鏡科
土田　敬明　　国立がん研究センター中央病院内視鏡科
桂田　雅大　　亀田総合病院呼吸器内科
　　　　　　　（元国立がん研究センター中央病院内視鏡科レジデント）
笹田　真滋　　国立がん研究センター中央病院内視鏡科
松元　祐司　　国立がん研究センター中央病院内視鏡科
高井　基央　　亀田総合病院呼吸器内科
　　　　　　　（元国立がん研究センター中央病院内視鏡科レジデント）
水守　康之　　姫路医療センター呼吸器内科
　　　　　　　（元国立がん研究センター中央病院内視鏡科レジデント）
中原　保治　　姫路医療センター呼吸器内科
　　　　　　　（元国立がんセンター中央病院レジデント）
宇田川　響　　国立がん研究センター東病院呼吸器内科
　　　　　　　（元国立がん研究センター中央病院内視鏡科レジデント）
渡邊　敬夫　　国立がん研究センター中央病院内視鏡科
小林　晶子　　国立がん研究センター中央病院第二領域外来
平田寿賀子　　国立がん研究センター中央病院第二領域外来・内視鏡センター
大賀　繭美　　国立がん研究センター中央病院第二領域外来・内視鏡センター
坂爪　明美　　国立がん研究センター中央病院第二領域外来・内視鏡センター
島田　香織　　国立がん研究センター中央病院第二領域外来・内視鏡センター
金子　順子　　国立がん研究センター中央病院第二領域外来・内視鏡センター

推薦の辞
未来の呼吸器内視鏡を想像しよう

「池田はやむをえず気管支ファイバースコープを持って廊下に出ると，半数以上の学者たちが，池田の後ろについて，ぞろぞろと会場から出てしまった．」

これは国立がんセンターの黎明期を書いた柳田邦男著『ガン回廊の朝』の一節です．1966年に池田茂人先生がコペンハーゲンで開かれた世界胸部疾患会議の講演の終了後，実物をポケットから取り出して供覧すると，聴衆がドッと演壇に殺到したために，座長の指示で外に出た部分の描写で，呼吸器医がいかにこのような装置の誕生を切望していたのかがよくわかります．

池田先生は1964年に当時開発の進んできた光学技術を応用して，2社と共同研究を開始し，完成したのが世界で最初の気管支ファイバースコープです．その後先生は『Atlas of Flexible Bronchofiberscope』を1974年に英文で上梓され，スペイン語にも翻訳されバイブルのように全世界に広まりました．

その後も気管支鏡はその時々の最先端科学技術を取り入れて進歩を続け，気管支内腔だけではなく，壁外の病変へのアプローチや胸腔鏡としての利用など，文字通り呼吸器全体の診断・治療が可能な内視鏡として進化してきました．また呼吸器内視鏡を行うには関係する医師だけではなく，診療放射線技師や看護師の役割も極めて重要になってきております．

ここに，国立がん研究センターの関係スタッフの総力を挙げての呼吸器内視鏡のテキストが，40年ぶりに満を持して発刊されることになり，泉下の池田先生も，さぞお喜びのことでしょう．

気管支鏡は気道異物を摘出するための治療器具として開発されましたが，その後は主に診断目的に進歩してきました．しかし最近は再び末梢肺がんの治療機器としての役割にも注目されてきています．

冒頭で紹介した試作1号機は現在でも国立がん研究センター中央病院の玄関ホールに展示されております．ぜひ本書と見比べて，この50年間の進歩の足跡をたどるとともに，今後の進歩のありさまに思いを巡らせていただけると幸いです．

2015年3月吉日
公益財団法人東京都予防医学協会　健康支援センター呼吸器科　部長
前　国立がんセンター中央病院　内視鏡部　部長
金子　昌弘

推薦の辞

　国立がん研究センター中央病院内視鏡科（呼吸器グループ医師）・看護師・診療放射線技師の総力を結集した待望の実践マニュアルの発刊を心よりお祝い申し上げます。

　当院内視鏡センターでは消化管グループと呼吸器グループが，同じセンター内で，共通の看護師・技師チームとともに，切磋琢磨して日々の診療・研究に邁進しております。

　1966年に国立がんセンター（当時）の池田茂人先生によって軟性気管支鏡が開発されました。1966年といえば私が生まれた年ですが，柳田国男の『ガン回廊の朝』を読むと，呼吸器と消化器の医師達が機器開発や最先端の臨床で切磋琢磨していたことが容易に想像できます。

　本マニュアル最大の特徴は，"医師"だけでなく，"看護師・診療放射線技師"すべての呼吸器内視鏡に携わる国立がん研究センター中央病院の職員が一丸となって執筆しており，まさに呼吸器内視鏡を行うすべてのスタッフに必携の書となっている点です。基本的な事項から，最新技術まで，写真やシェーマをふんだんに用いて解説してあり，これから呼吸器内視鏡を始めようとしている研修医・レジデントから，呼吸器内視鏡の専門医が技術や知識をBrush upするのにも十分な内容であることが頁をめくった瞬間にわかります。最新の知見に関してもTOPICSとして随所に紹介してあり，我々消化器内視鏡医にとっても興味深い内容です。

　責任編集の出雲雄大医師は，風貌は若干強面ですが実際は真面目で熱血漢な医師であり，2012年より前任の金子部長退官後，新生呼吸器内視鏡チームを牽引しているRising Starです。現在年間1,000件近い日本一の呼吸器内視鏡をこなし，かつ最先端の呼吸器内視鏡の臨床を行っており，国内に留まらず，海外からの研修も多く受け入れています。消化管内視鏡同様，診断から治療まで日本，いや世界の最先端をいく呼吸器内視鏡診断・治療学の一端をこの本から一人でも多くの医師に学んでいただければ幸いです。

2015年3月吉日
国立がん研究センター中央病院　内視鏡センター長　内視鏡科　科長
斎藤　豊

監修序

　立場上，医療従事者の面接をする機会が多い。しかし，「私は〇〇ができます」という輩は疑ってかからざるを得ない。現代医療においては，一人の医療者のみで完遂できる医療行為などほとんどないからである。

　チーム医療は耳に心地よい言葉ではあるが，そこにある本当の意味は，決して「皆で仲良く」ではない。自分の職分を切磋琢磨するのは当然として，全体を俯瞰し，他職種と議論し，時には自分の職分を超えて他職種に切磋琢磨を求める。そういった厳しい共同作業を通じて，多職種が共同しなければ実現し得ない高いレベルの医療行為を行うこと。これがチーム医療である。ひとつの職種に手抜かりがあれば，それは必ず全体を蝕み，高いレベルのチーム医療として昇華することを妨げる。くわえて，そのようなぎりぎりの挑戦をしようとすれば，我が出てくるのが人間の性でもあり，チーム医療には良好な信頼関係が不可欠である。かくの如く，チーム医療の実践は，決して容易な作業ではない。

　本書の責任編集を担当した出雲雄大医師は，今や呼吸器内視鏡の達人であるが，その彼が，彼のチームのメンバーと共に，医師のためではなく，「医師・看護師・診療放射線技師のため」に「実践マニュアル」としてまとめた点が，本書の最大の特徴である。当院における池田茂人先生による呼吸内視鏡の黎明期から半世紀の時が流れたが，当院の呼吸器内視鏡チームが，再び，チーム医療という現代医療の形に姿を変えて，呼吸器内視鏡の書を世に放つことができるのは誠に喜ばしい。

　数は力である。本書を通じ，全国に質の高い呼吸器内視鏡チームが続々と出現し，より多くの国民に役立つことを願ってやまない。

国立がん研究センター中央病院長
荒井　保明

編集序

　呼吸器内視鏡は肺がんなどの悪性疾患，間質性肺炎などの非悪性疾患の診療に必要不可欠なツールである．本邦で呼吸器内視鏡というとほとんどは軟性気管支鏡を指し，その歴史は1966年に国立がんセンター（当時）の池田茂人先生が開発されたことに始まり，約50年が経過した．本邦の気管支鏡を代表とする呼吸器内視鏡を用いた診療のレベルは高く，海外から多くのドクターが研修に訪れている．

　本邦では海外の医療施設と比較し，現在では肺末梢病変に対する経気管支生検などX線透視を用いた手技が多い．これまでの呼吸器内視鏡に関する書籍はX線透視を用いた手技に関する記載は少なく，本書ではX線透視下の呼吸器内視鏡診療について多くの項目をさいた．これは当院では，専従の診療放射線技師との密な連携のもと診療レベルの向上，放射線被ばく管理などを行っていることにも関連している．

　本書では当院で行われている現場での実際に重きをおいた記述を執筆者にお願いした．全ての執筆者が現在または過去に当院で診療に従事していた医師・看護師・診療放射線技師による記述である．そのため，全体の構成バランスの歪みや必ずしも標準的ではない手技の記載があることも事実である．また，現時点で本邦にて保険認可されていない手技の記述も含まれている．

　近年，医療は複雑化し単一の医療従事者で行うことには限界があり，チーム医療の重要性が論じられている．呼吸器内視鏡は侵襲を伴う医療行為であり，医師・看護師・診療放射線技師など全ての医療従事者がチームとなり一丸となって診療を行うことが重要である．しかしながらこれまで医師・看護師・診療放射線技師の合同による呼吸器内視鏡の書籍はなく，本書は呼吸器内視鏡チーム医療の実践としてお役立ていただけると思われる．本書が呼吸器内視鏡診療にかかわる全ての医療従事者の一助になれば幸いである．

　最後に本書の企画から出版まで，ご支援いただいた医療科学社 編集・出版部の皆様，なかでもご担当いただいた齋藤聖之氏に編者を代表して謝意を表する．

2015年3月吉日
国立がん研究センター中央病院　内視鏡科
出雲　雄大

目　次
CONTENTS

編集・執筆者一覧／推薦の辞／監修序／編集序

第Ⅰ部　診療放射線技師編 ——————————— 1

1. 気管支鏡検査におけるX線透視の役割 ……………永井優一……3
1　X線透視装置の概略・3
2　気管支鏡検査に用いられるX線透視装置・4
3　気管支鏡検査に携わる医療関係者の被ばく線量・5

2. X線透視装置の進歩（変遷）………………………北川まゆみ……7
1　光電子増倍管（I.I.：イメージインテンシファイア）の開発・7
2　アナログからデジタルへ・8
3　現在・9

3. X線透視装置の特徴 …………………………………永井優一……13
1　X線透視装置の特徴・13
2　アンダーチューブとオーバーチューブの特徴・14

4. X線透視装置の画像処理と新たな断層撮影（デジタルトモグラフィ）………………………………鳥居　純……17
1　X線透視装置における画像処理・17
2　新たな断層撮影（トモシンセシス）・19
3　トモシンセシスの撮影方法と原理・21

5. X線透視装置の品質管理 ……………………………岩瀬　巧……25
1　はじめに・25
2　X線透視・撮影品質管理ファントム・25
3　Tomosファントム・27

6. 気管支鏡ナビゲーションに必要なCT画像 ………長澤宏文……31
1　CT画像を用いた3D画像・31
2　仮想気管支鏡画像と利用法・32
3　3D画像作成に使用するCT画像撮影条件と注意点・33

第Ⅱ部 医師編 ——————————————— 37

1. X線透視下気管支鏡の透視／撮影条件設定… 永井優一／出雲雄大 ……39
1 はじめに・39
2 透視条件設定・40
3 撮影条件設定・41
4 画像表示モニタ・41

2. 末梢病変における関与気管支の同定（CT枝読みの実際）
……………………………………… 土田敬明 ……43
1 適応・43
2 準備するもの・43
3 手技の実際・43
4 限界と対策・46
5 成績・46

3. 気管支鏡検査時の麻酔法 ……………… 桂田雅大／出雲雄大 ……47
1 適応・47
2 準備するもの・47
3 手技の実際・48
4 限界と対策・50
5 成績・51

4. 気管支鏡採取検体の処理 ……………… 土田敬明／出雲雄大 ……53
1 検体処理の目的・53
2 準備するもの・53
3 手技の実際・53
4 限界と対策・56

5. 気管支鏡検査における迅速細胞診 ………… 土田敬明／出雲雄大 ……57
1 目的・57
2 準備するもの・57
3 手技の実際・58
4 限界と対策・59
5 成績・60

6. 気管支鏡の種類と選択 …………………………… 笹田真滋 ……61
1 気管支鏡の開発・61
2 フレキシブル気管支鏡ファイバースコープの種類・61
3 肺末梢病変診断の現状・61
4 汎用されている気管支鏡・62
5 肺末梢病変の診断に最適な気管支鏡とは・63

6　細径1Tスコープの成績，特徴・64
　　　7　肺末梢病変の種類によるスコープ選択の実際・64

TOPICS　挿入部回転機能付き気管支鏡とハイビジョンスコープ…　出雲雄大 … 69
　　　1　はじめに・69
　　　2　挿入部回転機能付き気管支鏡・69
　　　3　画質の向上・70
　　　4　挿入部回転機能の注意点・71

7. Basic bronchoscopy………………………………………　笹田真滋 …… 73
　　　1　経気管支生検（transbronchial biopsy：TBB）・73
　　　2　経気管支肺生検（transbronchial lung biopsy：TBLB）・78
　　　3　気管支肺胞洗浄（bronchoalveolar lavage：BAL）・78

TOPICS
デジタルトモシンセシス（断層撮影）ガイド下経気管支生検………　出雲雄大 … 85
　　　1　手技の実際・85
　　　2　今後の改良すべき点・86
　　　3　おわりに・88

8. Radial EBUS 所見 ……………………………………　出雲雄大／土田敬明 …… 89
　　　1　超音波観測装置の基本設定・89
　　　2　R-EBUS の典型所見・89
　　　3　おわりに・91

TOPICS　スリガラス陰影の radial EBUS 所見
—HRCT，病理所見との対比—………………………………………　出雲雄大 … 93
　　　1　はじめに・93
　　　2　超音波観測装置の基本設定・93
　　　3　GGO の R-EBUS 所見・94
　　　4　対象・96
　　　5　HRCT との比較・96
　　　6　病理との比較・96
　　　7　今後の展開・98

9. ガイドシース併用気管支腔内超音波断層法（EBUS-GS）
　　　………………………………………　松元祐司／出雲雄大 …… 99
　　　1　はじめに・99
　　　2　使用機器・99
　　　3　適応・99
　　　4　ガイドシースキットの準備・99
　　　5　手技の実際・101
　　　6　R-EBUS 所見と診断率・103
　　　7　GS 誘導のコツ・104

  8　関与気管支外からの検体採取（GS-TBNA）・105
  9　ピットフォール 105
  10　おわりに・106

TOPICS　スリガラス陰影に対する EBUS-GS　………………… 笹田真滋 … 108

10. ガイドシース下経気管支穿刺吸引針生検（GS-TBNA）
 ………………………………… 高井基央 / 出雲雄大 … 113
  1　適応・113
  2　準備するもの・113
  3　手技の実際・114
  4　限界と対策・114
  5　成績・115

11. 仮想気管支鏡専用機による気管支鏡ナビゲーション
 ………………………………… 松元祐司 / 出雲雄大 … 117
  1　はじめに・117
  2　必要要件・118
  3　仮想気管支鏡の作成法・118
  4　超音波気管支鏡ガイド下針生検（EBUS-TBNA）への応用・120
  5　LungPoint®使用時の注意点・120
  6　おわりに・122

12. 画像処理ワークステーションを用いた
　　気管支鏡シミュレーション ……… 松元祐司 / 出雲雄大 / 水守康之 … 123
  1　はじめに・123
  2　必要要件・123
  3　ziostation2®を用いた仮想気管支鏡の作成法・124
  4　VBS と VBN の相違・126
  5　VBS の応用・126
  6　おわりに・127

13. X 線透視下 EBUS-GS の被ばく線量 ……… 桂田雅大 / 出雲雄大 … 129
  1　はじめに・129
  2　使用機材と計測方法・129
  3　結果・130
  4　考察・130

14. X 線透視下経皮穿刺法 ……………………… 水守康之 / 中原保治 … 133
  1　適応・133
  2　準備するもの・133
  3　手技の実際・133
  4　限界と対策・136
  5　成績・136

15. EBUS-TBNAによる肺門・縦隔病変の診断　　宇田川響／出雲雄大 … 139
    1　適応・139
    2　準備するもの・139
    3　手技の実際・140
    4　限界と対策・144
    5　最新の超音波内視鏡機能（エラストグラフィモード，ティッシュハーモニックエコーモード，ハイフローモード，パルスウェーブドップラーモード）・145

TOPICS　EBUS エラストグラフィ　　　　　　　　　　　　　　出雲雄大 … 149

16. 局所麻酔下胸腔鏡による診断　　　　　　　渡邊敬夫／笹田真滋 … 153
    1　適応・153
    2　準備するもの・153
    3　手技・155
    4　限界と対応・159

TOPICS　胸腔鏡所見分類　　　　　　　　　　　　　　　　　笹田真滋 … 161
    1　胸腔鏡所見の重要性・161
    2　胸腔鏡所見分類・161
    3　各種胸膜疾患における胸腔鏡所見の傾向とピットフォール・162

TOPICS　画像上無水胸膜播種を疑う症例に対する局所麻酔下胸腔鏡
　　　　　　　　　　　　　　　　　　　　　　　　　　　渡邊敬夫／笹田真滋 … 165
    1　適応・165
    2　準備するもの・165
    3　手技・166
    4　症例・166
    5　画像上無水胸水例に対する局所麻酔下胸腔鏡の限界と対策・166

TOPICS　IT ナイフによる胸腔鏡下全層胸膜生検　　　　　　笹田真滋 … 167
    1　適応・167
    2　準備するもの・167
    3　手技・167
    4　限界と対策・169
    5　成績・170

17. X線透視を用いたステント留置　　　　　　　　　　　　　笹田真滋 … 173
    1　気道インターベンション・173
    2　気道狭窄の進展様式と原因疾患・173
    3　気道インターベンションの準備と実施場所の決定・173
    4　硬性気管支鏡・174
    5　気管・気管支ステント・174

18. バルーン，APC，高周波による治療 …… 渡邊敬夫 / 笹田真滋 … 179
1 適応・179
2 バルーン拡張術・179
3 アルゴンプラズマ凝固法（argon plasma coagulation：APC）・180
4 高周波スネア・181
5 高周波凝固子，ホットバイオプシー，高周波ナイフ・182
6 マイクロ波凝固療法・183
7 Nd-YAG レーザー・184

19. EWS® を用いた気管支充填術 ……………… 水守康之 / 笹田真滋 … 187
1 適応・187
2 準備するもの・187
3 手技の実際・187
4 限界と対策・195
5 成績・195

20. 自己血を用いた気管支鏡的肺容量減少療法 …………… 水守康之 … 197
1 適応・197
2 準備するもの・197
3 手技の実際・197
4 限界と対策・200

21. 肺門部早期肺がんに対する光線力学的治療 … 土田敬明 / 出雲雄大 … 203
1 適応・203
2 準備するもの・203
3 手技の実際・204
4 限界と対策・209

22. 進行がんに対する光線力学的治療 ………… 土田敬明 / 出雲雄大 … 211
1 適応・211
2 準備するもの・211
3 手技の実際・211
4 限界と対策・212
5 成績・213

TOPICS 肺末梢病変に対する光線力学的治療 ………… 土田敬明 / 出雲雄大 … 214
1 適応・214
2 準備するもの・214
3 手技の実際・215
4 限界と対策・215
5 成績・215

第Ⅲ部　看護師編 —————————————— 217

小林晶子／平田寿賀子／大賀繭美／坂爪明美／島田香織／金子順子

1. 内視鏡センターにおける看護師の役割 ……………………… 219

2. 呼吸器内視鏡を用いた検査や治療を受ける患者への看護 ………… 221
　1　検査・治療前の看護・221
　2　検査・治療中の看護・223
　3　検査後の看護・224
　4　リカバリー室の退室基準・225
　5　検査・治療後の注意説明・225

3. 呼吸器内視鏡を用いた検査・治療別看護手順 ……………… 227
　1　咽頭喉頭麻酔・227
　2　気管支鏡・228
　3　気管支肺胞洗浄（BAL）・233
　4　ステント留置・237
　5　バルーン拡張術・242
　6　EWS®を用いた気管支充填術・246
　7　光線力学的治療（PDT）・250
　8　局所麻酔下胸腔鏡・254

4. 院内感染防止対策と呼吸器内視鏡検査室の環境整備 ……………… 261
　1　標準予防策の実際・261
　2　内視鏡センターの空調整備・261
　3　結核等空気感染予防が必要な感染症が疑われる検査時の対応・262
　4　結核菌に曝露した医療従事者への対応・262
　5　気管支鏡と周辺機器類の管理・262

5. 検査・治療別患者用クリニカルパス ……………………… 265

付表　抗血小板薬・抗凝固薬の気管支鏡検査前の休薬期間の目安 ……………… 267

索引 ………………………………………………………………… 268

第 I 部
診療放射線技師編

第 I 部 診療放射線技師編

1. 気管支鏡検査における X 線透視の役割

◆ 国立がん研究センター中央病院 放射線診断科　永井 優一

Key Notes

- X線透視はリアルタイムに観察が可能であり，処置や治療など幅広く使用されている。
- 気管支鏡検査においてX線装置に求められることは，多方向からの透視・撮影が可能であることや拡大や高画質にすることである。
- 気管支鏡検査に携わる医療従事者の被ばく管理も重要である。

1　X線透視装置の概略

1) X線透視装置はリアルタイムに身体を観察することができる唯一の放射線装置である。
　その重要性は，血管造影（脳血管，心臓血管，腹部血管，肺血管，四肢血管），気管支鏡透視，脊髄造影，消化管・消化器臓器など治療や処置に幅広く用いられている。
2) 造影剤（硫酸バリウム，ヨード系造影剤，油性造影剤など）を用いることによりさらに詳細な情報を得ることができ現代医療には欠かせない放射線装置である。
3) X線透視装置の電源設備から画像表示までの概略を右図に示す（**表1**）。特に 4. X線を画像化する技術に関しては，各医療機器メーカーが開発に力を注いでいる現状である。
4) さらに，少ないX線量で画像化する技術は患者被ばく線量の低下に繋がることであり，近年のX線透視は検査だけでなく長時間の治療や処置に使用されるためさらなる開発が望まれる。
5) 図1aはX線透視装置（特に重要な部分：X線を発生する部分と画像を生成する部分）を

表1　透視装置の概略

1. 電源装備
2. X線管球（X線発生）
3. 透視・撮影
　（患者検査治療）
4. 画像作成（DR/FPD）
5. 画像表示

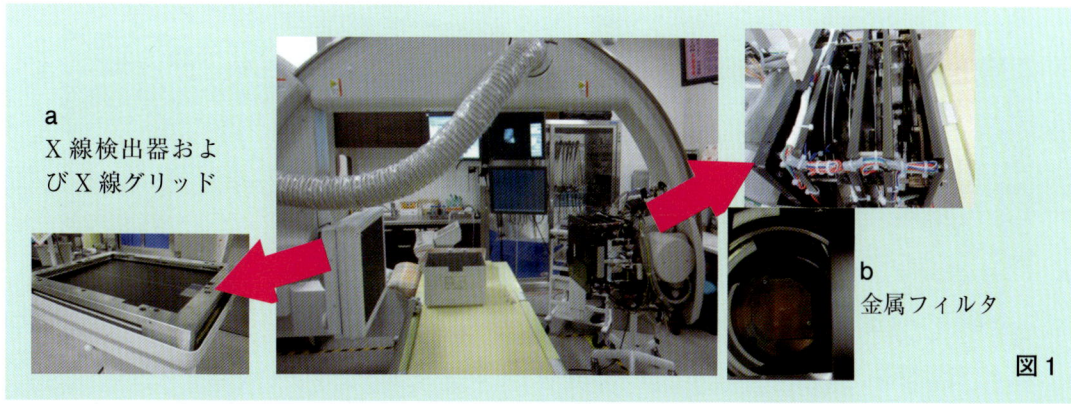

a　X線検出器およびX線グリッド
b　金属フィルタ

図1

示す．また，鮮明な画質を作成するために欠かせないX線グリッドが検出器の前面に装着されている．
6) **図1b**は，X線出口すぐに金属フィルタが装着されている．この金属の材質や厚さを可変することで被ばく線量や画質に大きく影響する．また，**図2**はその他付属品として，長時間硬い寝台の上で検査や処置を行う患者の苦痛緩和のためにマットを使用している．

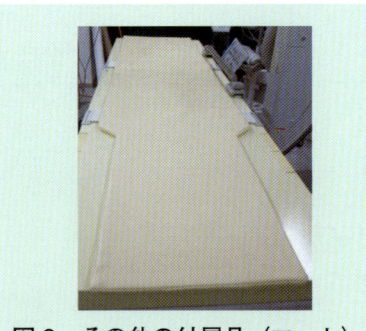

図2　その他の付属品（マット）

2　気管支鏡検査に用いられるX線透視装置

1) 気管支鏡検査で使用するX線透視の役割として，多方向からの透視・撮影が可能であることが要求される．さらに，拡大（ズーム）や高画質などがあげられる．
2) 下記の**図3**はCアーム型や，オーバーチューブ型である．当然，検査室の広さ，検査ニーズ（気管支鏡以外の検査も兼用する）を考慮すると一概に機種を選定することは不可能である．
3) 血管造影（頭，心臓）検査では使用せず，消化管・消化器の検査，治療・処置や気管支鏡検査で使用する目的であれば，多目的透視装置機を推奨する．
4) 透視装置を稼働させるためには様々な必要機器がある（**図4**）．
　①透視撮影条件設定／制御パネル

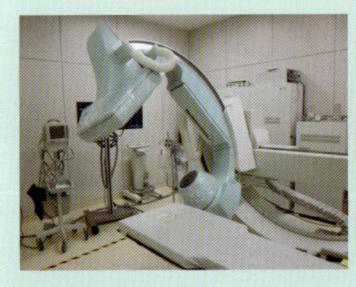 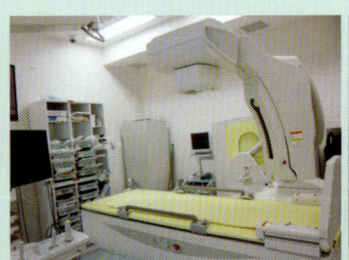 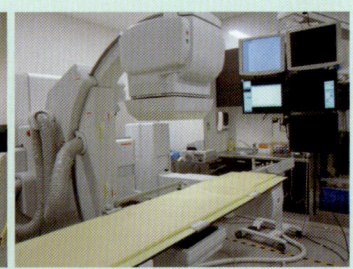

（Cアーム型）アンダーチューブ　　オーバーチューブ型　　（Cアーム型）オーバーチューブ

図3　X線透視装置

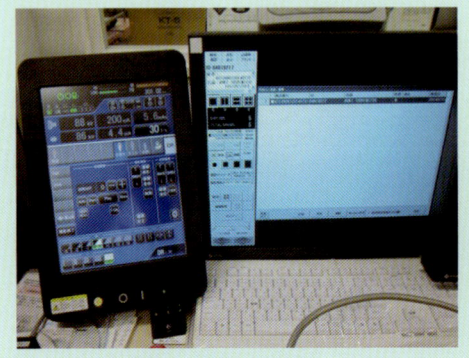 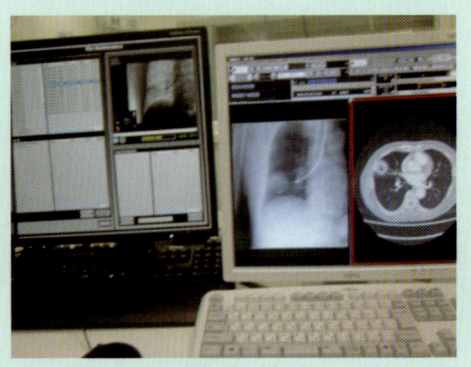

図4　周辺機器

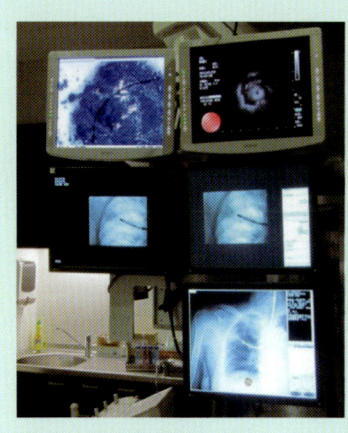
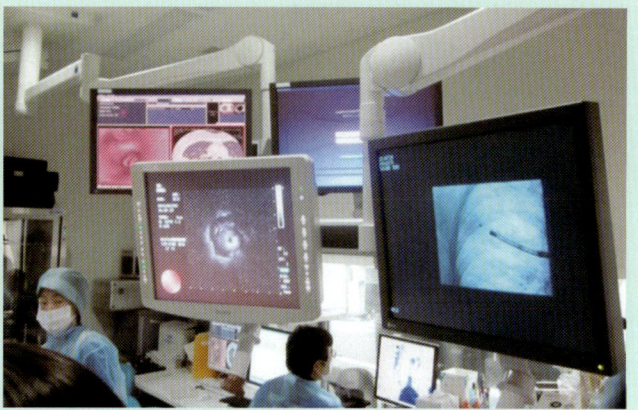

図5　検査室内モニタ

表2　医療従事者放射線線量限度

	対象	線量限度	期間	法令
実効線量	従事者	100 mSv	5年間	※規則第一条第十号 医療法施行規則第三十条の二十七 電離放射線障害防止規則第四条
		50 mSv	1年間	
	女子	5 mSv	3月間	
等価線量	眼の水晶体	150 mSv	1年間	※規則第一条第十一号 医療法施行規則第三条の二十七 電離放射線障害防止規則第五条、第六条
	皮膚	500 mSv	1年間	
	女子の腹部表面	2 mSv	妊娠中	

　②透視画像表示モニタ（過去画像や画像処理）（データベースアクセス兼用）
　③撮影画像表示モニタ
　④動画記録／再生PCとモニタ
　⑤電子カルテ
5）検査室内には，透視モニタと撮影モニタは最低限必要である．近年は気管支鏡検査時に内視鏡を病変部まで挿入するための情報として，電子カルテ（胸部CT画像参照）モニタや3D-ワークステーションなどCT画像データから気管支鏡ナビゲーション画像を作成しモニタ表示する環境もある（**図5**）．
6）透視撮影装置には様々な型があり，気管支鏡検査を施行する目的に適している装置や周辺機器の整備は必要である．

3　気管支鏡検査に携わる医療関係者の被ばく線量

1）われわれ放射線を扱う医療従事者には，放射線被ばくについて管理する義務がある．放射線障害防止法．下記の表に詳細を明記する（**表2**）[1), 2)]．
2）放射線検査や治療を行う医師・診療放射線技師・看護師にはフイルムバッチを装着し，頭部，胸部，腹部の部位に対して毎月測定結果をチェックし保存している．

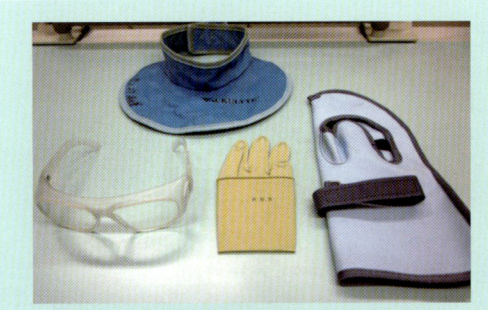
図6 その他の放射線防護品

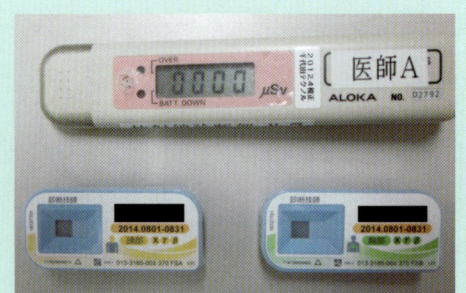
図7 装着型線量計

3) 気管支鏡検査時は医療従事者全員プロテクターを着用して検査を行っている。
3) その他，放射線防護品を紹介する（**図6**）。
4) 気管支鏡検査時にはフイルムバッチやポケット線量計を装着して，被ばく線量測定を行う（**図7**）。

　X線透視装置の概略，気管支鏡検査に用いられるX線透視装置，気管支鏡検査に携わる医療関係者の被ばく線量について述べた。X線透視装置は常に患者透視・撮影線量および術者被ばく線量低減と高画質化に日々開発が進められており，より一層診断・治療が的確に行えるよう付加価値のあるソフトウェアおよび装備品の開発も同時に行われている。

◆参考文献
　1) 日本アイソトープ協会・編：アイソトープ法令集Ⅰ　放射線障害防止法関係法令．日本アイソトープ協会　丸善出版，2014.
　2) 鈴木昇一，西谷源展：放射線安全管理学　改訂2版．オーム社，2011.

MEMO

第 I 部　診療放射線技師編

2. X線透視装置の進歩（変遷）

◆ 国立がん研究センター中央病院 放射線診断科　北川 まゆみ

Key Notes

- 1895年にX線が発見され，医療で使用されるようになってから100年以上経過した。
- 微弱なX線像を可視像に変換する部品（光電子増倍管）の開発（1955年）が始まり，X線診断を向上させた。
- 遠隔操作方式X線テレビの開発（1961年）から始まり，アナログX線テレビ（I.I.撮像方式）は1980年代になってから臨床使用として本格化してきた。
- その頃よりデジタル化の開発が始まり，1990年頃よりI.I.DR方式が臨床使用されてきた。
- 気管支鏡検査に関係するX線透視装置・CT装置を中心にX線装置の変遷を述べる。

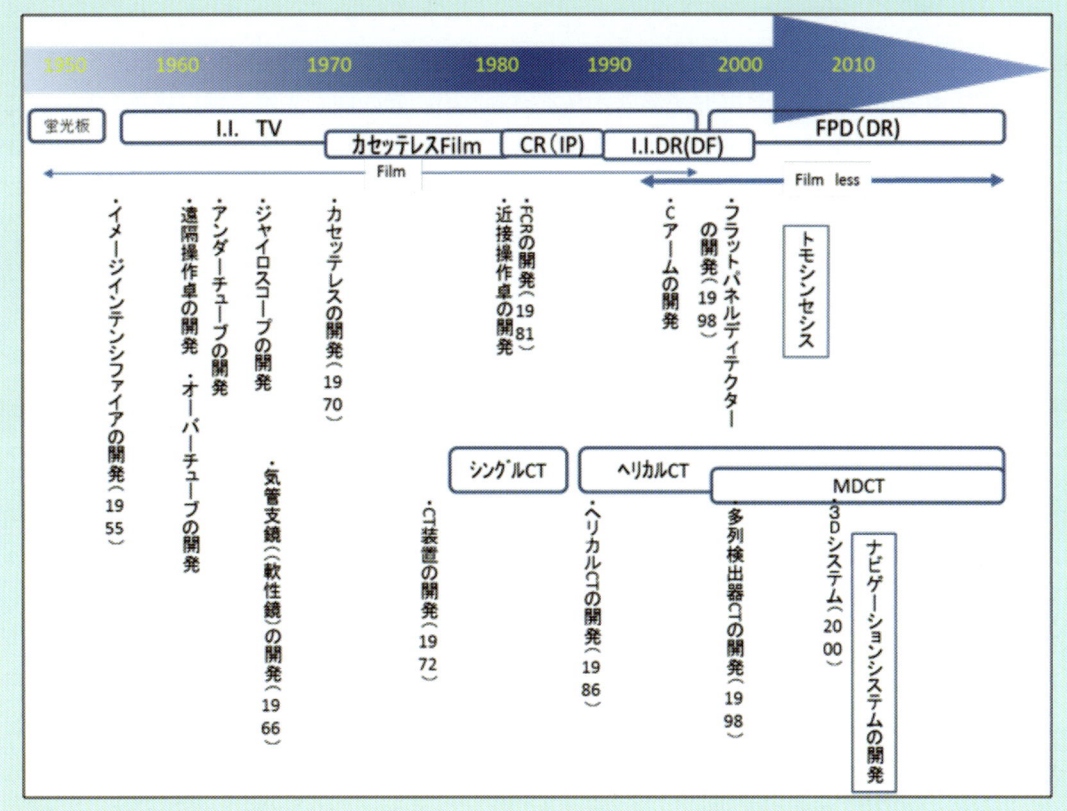

1　光電子増倍管（I.I.：イメージインテンシファイア）の開発

1）X線は1895年11月にレントゲンによって発見された。その翌年（1896年10月）には，日本でもX線撮影に成功していた[1]。当初よりX線は医療に役立つだろうと言われていたが，蛍光板透視では輝度が低く，暗室作業を要するうえに診断精度も低かった。

2）1950年に入り，開発された光電子増倍管≒イメージインテンシファイア（以下，I.I.）が大

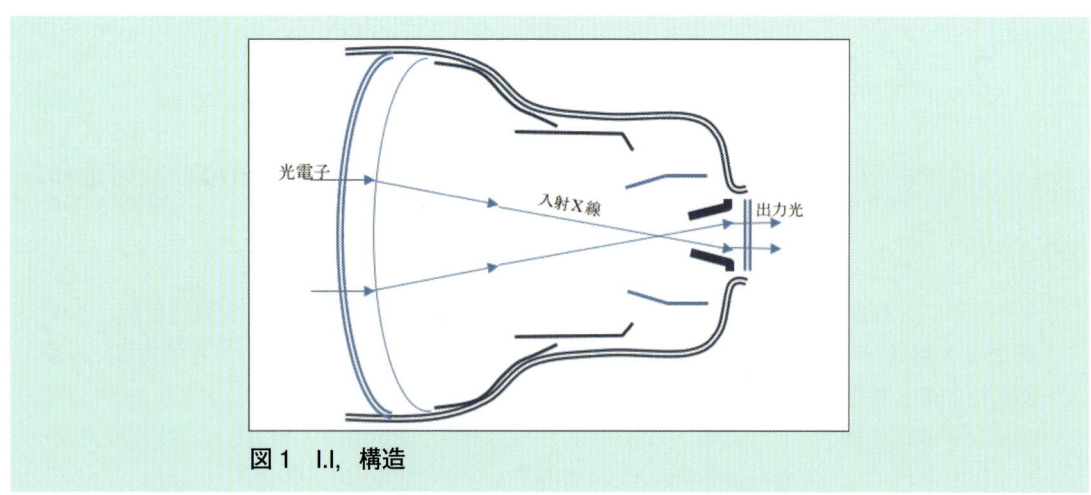

図1　I.I．構造

きくX線診断を進化させた[2]（**図1**）。

I.I.は，微弱なX線像を可視像に変換する撮像管であり，当初は蛍光像を高輝度の光電子像に変換させていた。その後発明されるCR（コンピューテッドラジオグラフィ）では，I.I.に入射するX線像が，入力蛍光面で吸収され，シンチレーションにより光の像となる。

入力蛍光面の出力側には光電面が形成されているため，光の像が光電子像に変換される。この光電子像は電子レンズにより加速・集束され，出力蛍光面に衝突する。このため，出力蛍光面で再び得られる光の像の明るさは，入力面に蛍光スクリーンを置いたときに比べ約1万倍となり，微弱なX線像でも目視観察可能な光の像となる。

主なメリットとしては，
①明室での診断
②透視下での診断精度の向上
③X線量の低減による検者および被検者への被ばく低減があげられる。

口径としては6in，9in，12in等があり，近年では，空間解像度60lp/cm以上の性能を有するI.I.も登場し，医用診断での画質向上に大いに貢献した[1]。

3) 1960年代当時，装置の開発も進んでいる。遠隔操作方式X線テレビの開発（1961年），オーバーチューブ型（1962年）・アンダーチューブ型（1963年）透視台の開発，当時はミラーカメラ＋TV方式が主流であり，I.I.撮像＋TV方式が臨床の場に出てくるのは，1980年台になってからである。

4) 当時，撮影は毎回にカセッテを取り換えていたが，1970年に入り撮影時にフィルムが自動に挿入されるカセッテレスが開発され，撮影もスムーズに行われるようになった。近年では，フィルムを100枚挿入できるマガジンタイプが主流であった。

2　アナログからデジタルへ

1981年，富士フイルムが世界で初めてX線写真のデジタル画像化に成功した（富士コンピューテッドラジオグラフィ：FCR）[3]。

X線画像の検出媒体にスクリーン／フィルムに代わってイメージングプレート（IP）を使用し，IPに蓄積されたX線画像情報をデジタル化する技術で，常に安定した画質の画像を提供

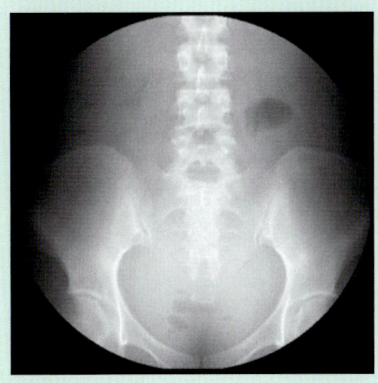

図2a　I.I.DR

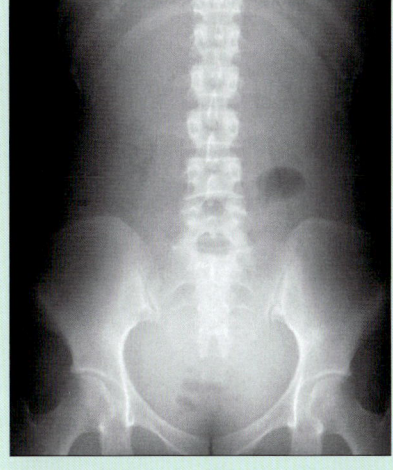

図2b　FPD

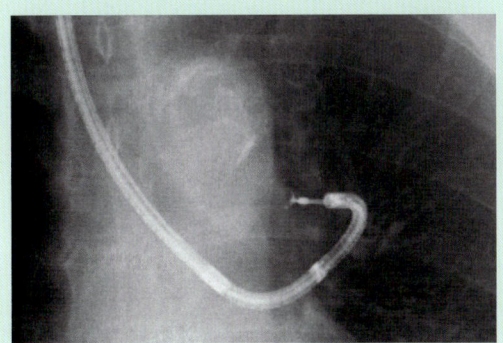

図3a　左右方向0度

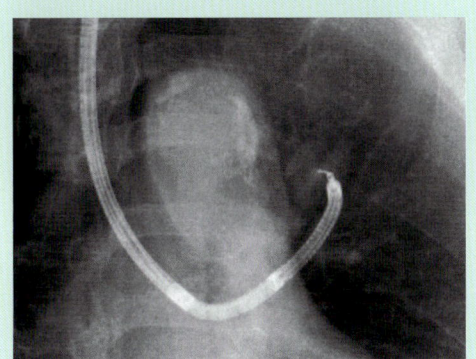

図3b　左右方向20度

することが可能となった。

　部位・目的に応じた画像処理効果により診断精度の向上し，スクリーン／フィルムに代わるものとして期待された。

　撮影後の画像処理を調整できることは診断精度の向上に大きく貢献したが，主に一般撮影や乳腺撮影部門でその力を発揮した。

　X線透視装置においては1990年台に入ってからI.I.を用いたDR（digital fluorography：DF）方式によるデジタルシステム化開発されたが，視野が円形で描出範囲が狭くなってしまうことが欠点であった。現在主流のFPDとの視野比較を図2a，図2bに示す。

3　現在

　1988年，CアームがX線透視装置が開発された。被検者の体位を変えずに，頭尾方向，左右方向にX線管球振ることができ，診断・治療と可能性を広げた。X線透視下気管支鏡検査においては，今では欠かせない技術のひとつである（図3a，図3b）。

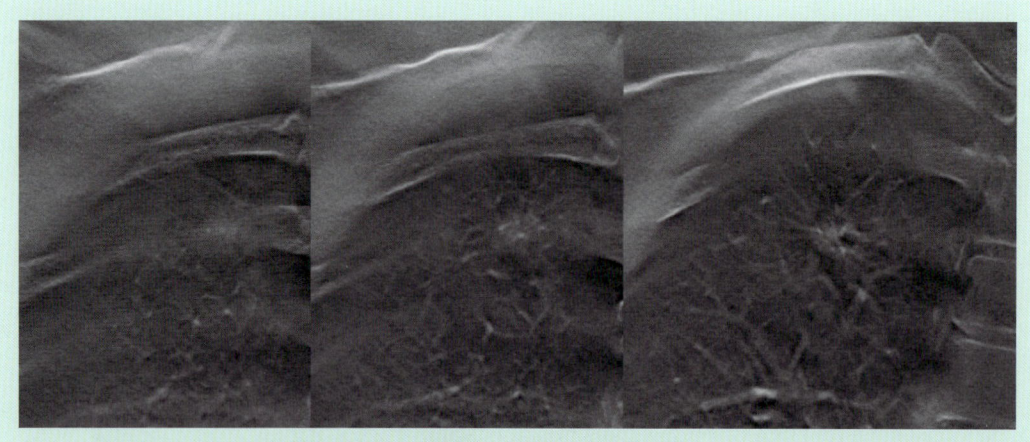

図4 トモシンセシス（肋骨に重なった病変が特定できる）

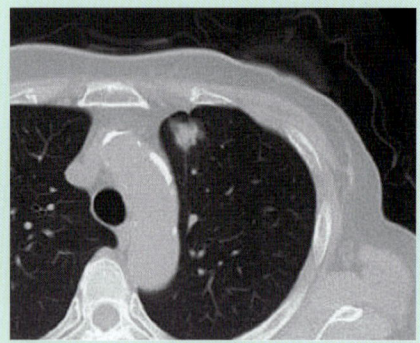

図5a スライス厚10mm

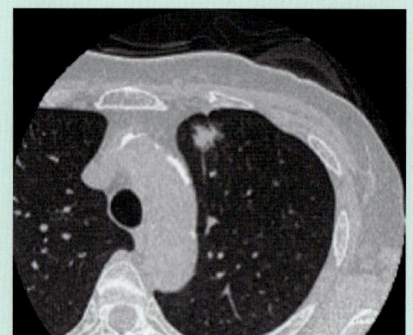

図5b スライス厚1mm

　検出器も1998年，I.I.に代わり，フラットパネルディテクター（FPD）の開発が始まり，様々な可能性を見出した。撮影画像にとどまらず，透視画像への画像処理の技術も大幅に広がり，部位・目的により，画像処理を変えることができるようになった。

　フィルム／スクリーンの時には，流れ像（アーチファクト）が多く，特殊な部位でしか使用されなかった断層撮影の原理を応用し，2000年代半ばには，現在の画像再構成技術を用いたトモシンセシス検査が登場した[4]。

　X線管球に角度をつけ，頭尾方向から撮影した投影画像をもとに任意厚みの再構成が可能となり，単純撮影では，断定しにくい，奥行きの情報提供を可能とした（**図4　トモシンセシス**）。

　一方，1970年台前半に開発されたCT装置の技術の進歩は著しく，現在の医療では欠かすことのできないものになっている。肺の病変もCTの技術の発展により，微細なものまで描出可能となった。細かいスライス厚も可能になり，より診断に役立っている。（**図5a，図5b**）

　最近では，CTのボリュームデータをワークステーションにて3D化することにより，気管支鏡検査でのナビゲーションシステムの構築も可能となり（**図6a，図6b**），より微細な病変，末端病変の検査をより的確に行うことが可能となった。

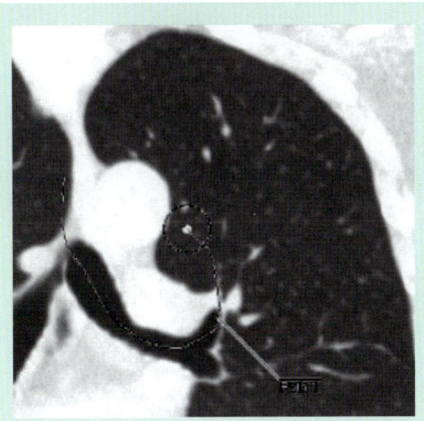
図 6a　MPR 像

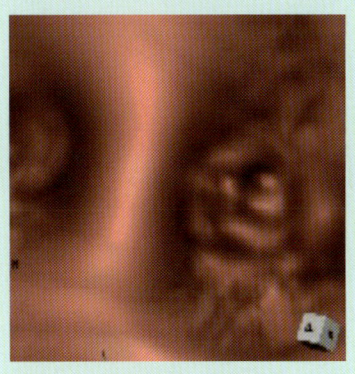
図 6b　CT ボリュームデータより構築した 3D 画像

◆参考文献

1) 放射線技術史編纂特別委員会：日本放射線技術史（第一巻）第 2 章　X 線装置・X 線管および付属品．日本放射線技術学会，55-143; 2000.
2) 牧野純夫：日本の放射線機器戦後発展史（前編）．日本放射線技術学会雑誌，56（10）：1181-1193; 2000.
3) 関西地区 CR 研究会・編著：FCR 超基礎講座．医療科学社，2013.
4) 平野浩志：デジタルで甦るトモシンセシスの世界．インナービジョン，26（7）：2-3; 2011.

MEMO

第Ⅰ部 診療放射線技師編

3. X線透視装置の特徴

◆ 国立がん研究センター中央病院 放射線診断科　永井 優一

Key Notes

- X線透視画質はX線量と関連性があり，より適正な条件を選択することが大切である。
- アンダーチューブ装置とオーバーチューブ装置はその特徴について理解し，検査に合った方法の選択が重要である。

1　X線透視装置の特徴

1) X線透視装置は様々なメーカーが存在するが，当施設における気管支鏡検査に使用している装置の特徴について述べる。下記に3台のX線透視装置があり，すべて画像化媒体はFPD（flat panel detector）である（図1）。
2) X線を直接変換して画像化する機器とX線を光に変換して画像へと変換する2タイプが存在する[1]。
3) 透視や撮影の条件は各タイプ多少異なるが，高画質モードや低被ばく線量モードの設定は可能である。いずれも使用する検査用途によって変えている。以下に当施設で実験したデータを掲示する。
4) グラフ横軸はアクリルの厚さである。縦軸（左）は透視線量率を表している。さらに縦軸（右）は透視管電圧を表している（図2）。

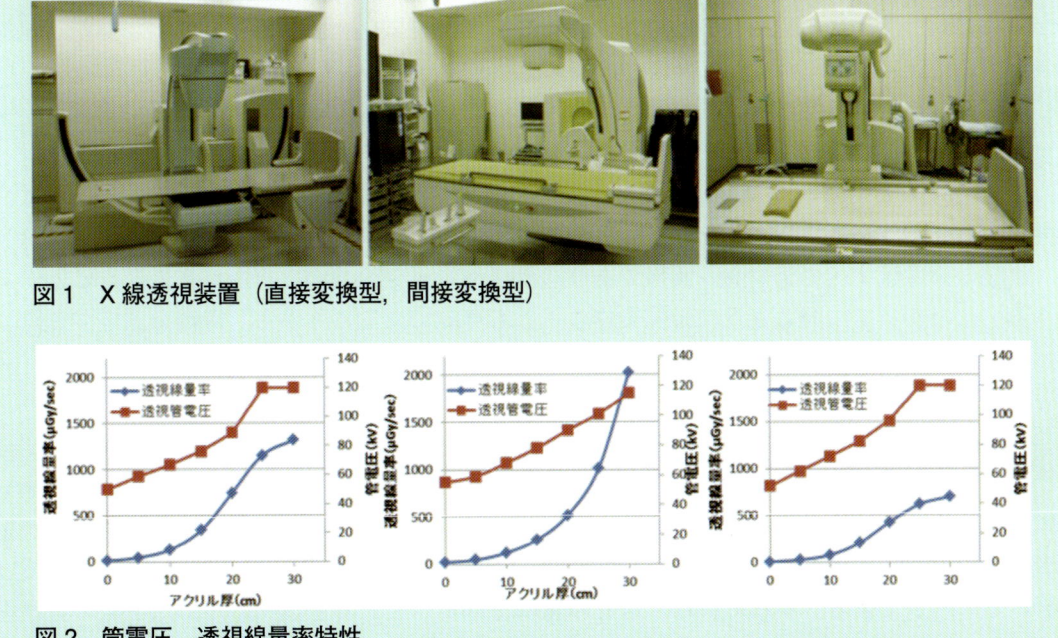

図1　X線透視装置（直接変換型，間接変換型）

図2　管電圧，透視線量率特性

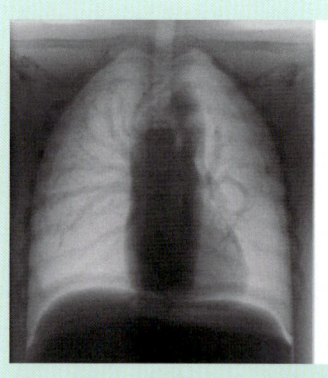 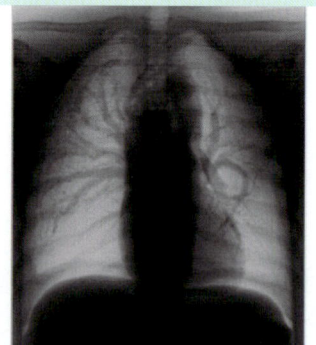 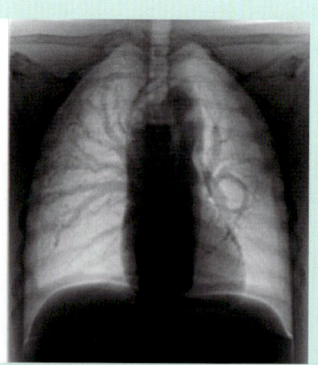

図3　異なる装置による撮影画像

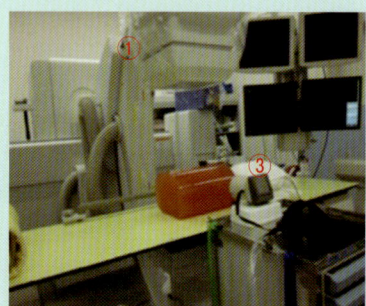

図4　オーバーチューブ方式

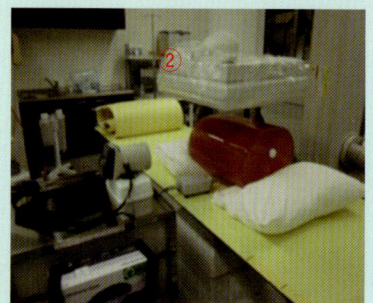

図5　アンダーチューブ方式

5）上記の実験はすべて企業が設定した状態におけるオートモードで測定した結果である。当然透視像の見え方は異なるが，診断，処置ができる画質には調整済みである。
6）アクリル厚が増加するほど管電圧も上昇する。それに伴い透視線量も増加するが，管電圧が厚みに対して上限に達している機器もある。また，管電圧上限には達していないが透視線量が多い設定になっている。これは，付加フィルタやパルスX線条件の設定により異なる。
7）われわれが求める機器は，使い勝手が良く，低線量で高画質が得られる装置であり，いずれも患者へ還元されることに繋がればよい。
8）上記実験はX線透視を出力しながら測定した結果であり，その時に撮影した画像を図3に掲示する。条件が異なれば画像も異なることは言うまでもない。
9）上記の画像はすべてデジタル画像であり，濃淡やエッジの強調は自由自在に扱うことができる。したがって，同じように画像を作ることも可能であることから，機器を選定する際には，慎重に見極めが必要である[2),3)]。

2　アンダーチューブとオーバーチューブの特徴

1）当院の気管支鏡検査で使用する透視装置はCアーム型である。このタイプはX線管球が患者の上で使用するオーバーチューブ（図4）と下で使用するアンダーチューブ（図5）に使い分けることができる。われわれは，術者の被ばく線量への影響を調べるため，下記の実験を行った。

・各部の名称
　①X線管球
　②FPD（検出器）
　③線量計

表1　線量測定結果

	オーバーチューブ	アンダーチューブ
散乱線（mSv/h）	3.53	2.78

2) 術者の被ばく線量を測定するため，③線量計をファントムの横に設置し測定した．結果を表1に示す．
3) 散乱X線はオーバーチューブで使用すると被ばく線量が増加する結果であった．
4) アンダーチューブ方式で減少した理由は，寝台がX線を吸収し被ばく線量防護となっているためである．しかし，アンダーチューブ方式の欠点として，検出器を患者に近接しないと拡大して視野が狭くなる（全体が見えない）．気管支鏡検査では，オーバーチューブ方式で使用している．

　以上，X線透視装置の特徴を述べたが，この他にも多機能な透視装置も多数存在する．本項では気管支鏡検査に使用する透視装置を紹介した．

◆**参考文献**
1) 診療放射線技師　国立病院政策医療班・編著：診療放射線技師のためのStep UP Q & A. 医療科学社, 51: 2010.
2) 小川　互：放射線画像系の画像評価. 医療科学社, 2007.
3) 日本放射線技術学会：臨床研究のためのディジタル画像処理の基礎とパソコンソフト活用術. メディカルトリビューン, 2013.

MEMO

第Ⅰ部　診療放射線技師編

4. X線透視装置の画像処理と新たな断層撮影（デジタルトモグラフィ）

◆ 国立がん研究センター中央病院 放射線診断科　鳥居　純

Key Notes

- X線透視・撮影画像では，画像処理を加えることで画像が観察しやすくなる。
- 観察したい部位や検査状況に応じて最適な画像処理を選択することが重要である。
- トモシンセシスは単純X線画像と比べ，鮮明に観察でき，詳細な情報を得ることができる。
- トモシンセシスを活用することにより，呼吸器内視鏡検査の検査時間短縮や正診率向上へと繋がる可能性がある。

1　X線透視装置における画像処理

1) X線透視装置は，消化管検査や手術後の処置など様々な用途で使用されている。その際，部位や検査の内容により求める画質が異なる。例えば上部消化管造影検査では，バリウムが胃に付着した粘膜面や微細なヒダ等の観察が求められ（**図1**），術後の処置では腹部全体やカテ先の位置を確認すること（**図2**）が要求される。

2) 画質には，コントラスト・鮮鋭性（ボケ）・粒状性（ザラつき）・残像など様々な要素がある。しかし，鮮鋭性と粒状性が相反する関係であるようにすべての要素が最適に画像処理されることは困難である。そのため，検査状況に応じて最適な画像処理を選択することが重要である。

3) 現在では技術の進歩に伴い，様々な画像処理が存在するが，その中で基本的な画像処理3つを紹介する。

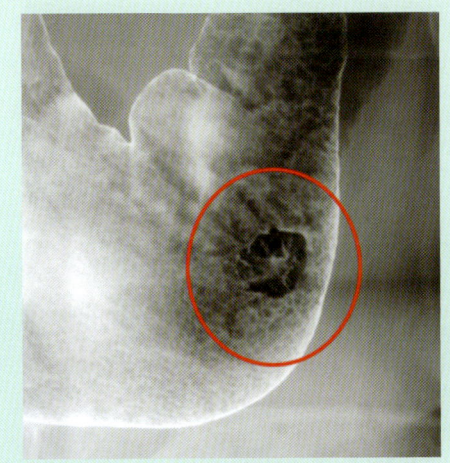

図1　病変・粘膜面・微細なヒダが鮮明に描出されている。

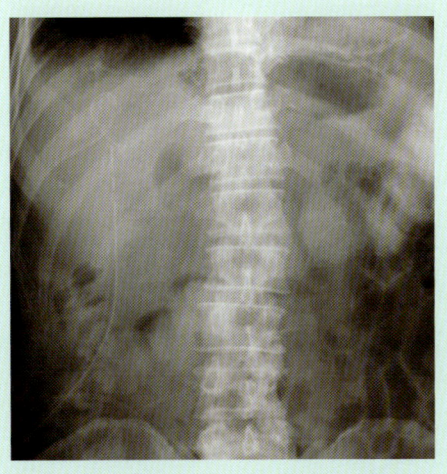

図2　腹部全体やカテ先の位置が確認できる。

①ダイナミックレンジ圧縮処理
通常では黒潰れや白飛びが起こる部位（肺野や縦隔）を観察できるようにする処理である。
・［原画像］－［低周波ボケマスク画像］＝［高周波画像］
・［原画像］＋［高周波画像］＝［処理後の画像］

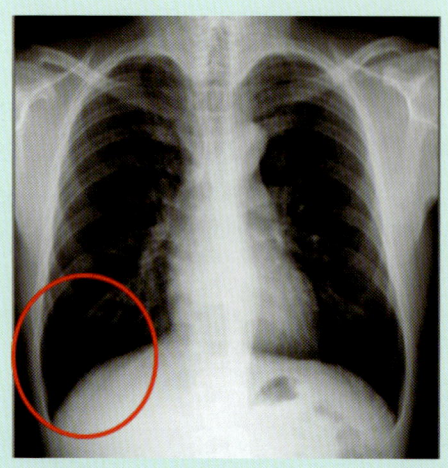

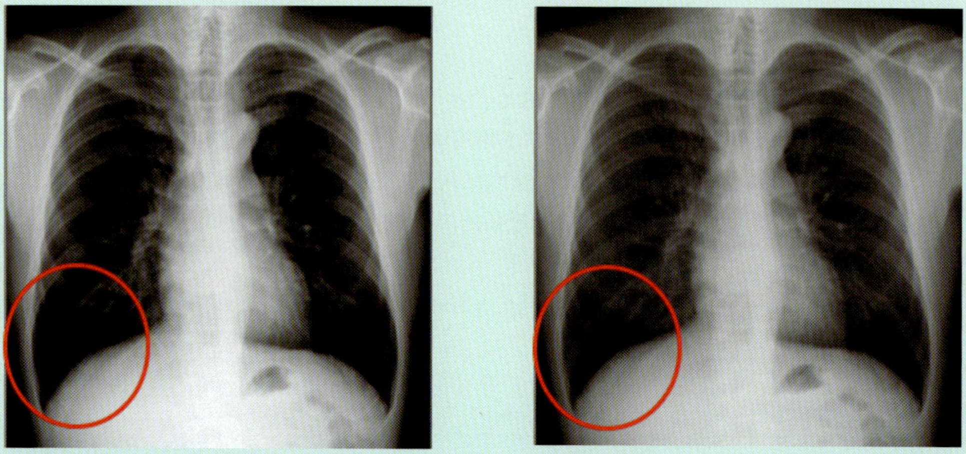

a　処理前　　　　　　　　　　　　b　処理後
図3　肺野内の血管等が黒くつぶれず，観察できるのがわかる。

②周波数処理
画像中の対象とする構造物（病変・血管・臓器等）を観察しやすくする処理である。
また従来の周波数処理とダイナミックレンジ圧縮処理を進化させ統合した画像処理がマルチ周波数処理である。
・マルチという名前には複数の周波数成分情報を用いた画像処理という意味に加え，処理の自由度を向上させることにより，様々な目的に応じた処理を実現する[1]。

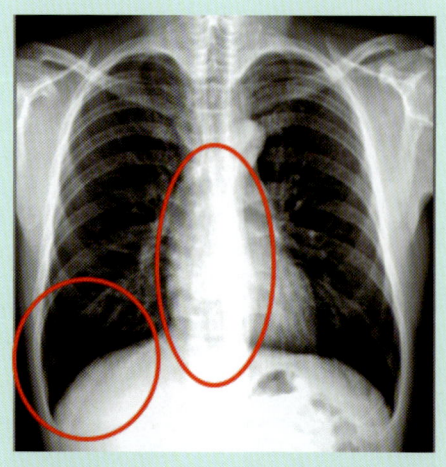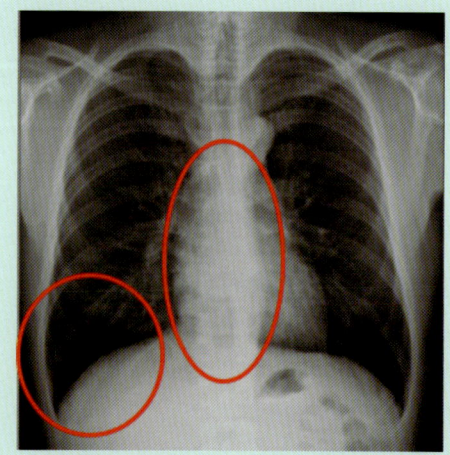

a　処理前　　　　　　　　　　　　b　処理後
図4　肺野のコントラストは維持したまま，縦隔部分も観察できるのがわかる。

③リカーシブフィルタ
　透視画像はパルス状に曝射されたX線が連続的に表示される。透視画像において，現在の画像にある重み付けをした直前の画像を加算することでノイズを低減させる処理である。しかし，被写体の動きの影響を受けやすく残像として認識してしまう欠点もある。

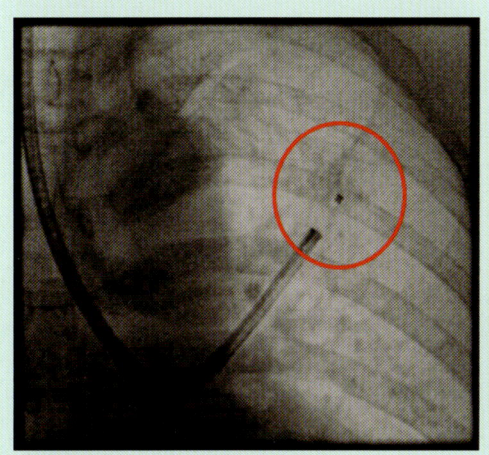
a　処理前

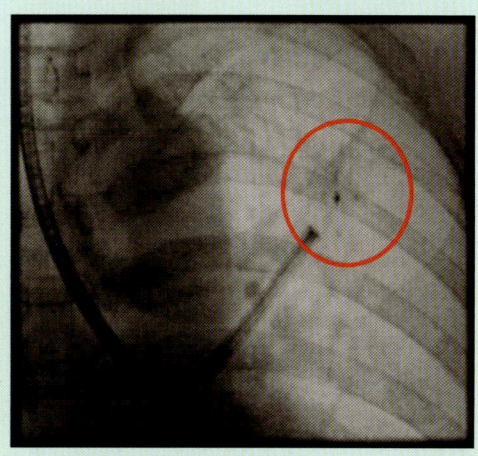
b　処理後

図5　処理前は先端のガイドシースのピントが合っているが，画像全体にノイズが目立つ。一方処理後は，先端のガイドシースのピントがずれているが，画像全体のノイズは少ない。

2　新たな断層撮影（トモシンセシス）

1) トモシンセシス（tomosynthesis）とは，tomography（断層）と synthesis（統合，合成）からの造語であり，1回の断層撮影で任意の高さでの断層像を再構成する手法である（正面臥位にて撮影した際は任意の冠状面像，側臥位にて撮影した際は任意の矢状面像が作成される）。
2) 従来の断層撮影は，整形領域を中心に使用され，1回の撮影で1断面しか得られず，診断に必要な一連の画像を得るために時間を要していた。また流れ像と呼ばれる障害陰影が生じて観察しづらい画像であった。
3) トモシンセシスでは，1回の撮影で複数の断層面を再構成するものであり，また画像処理により障害陰影を低減することも可能である[2]。整形領域だけでなく，胸部領域でも使用される[3]。胸部トモシンセシスはCTに代わる検査ではなく，胸部単純X線検査に付加させる検査という位置づけと考えられる[4]～[8]。
4) 図6に胸部の単純X線画像とトモシンセシス画像を示す。トモシンセシス画像は単純X線画像より病変が鮮明に確認できる。また体の前後方向（A-P方向）において任意の断面を詳細に把握できるため，肋骨・心臓裏・縦隔・横隔膜下等の単純X線画像で観察しにくい場所も鮮明に観察することができる（図7）。

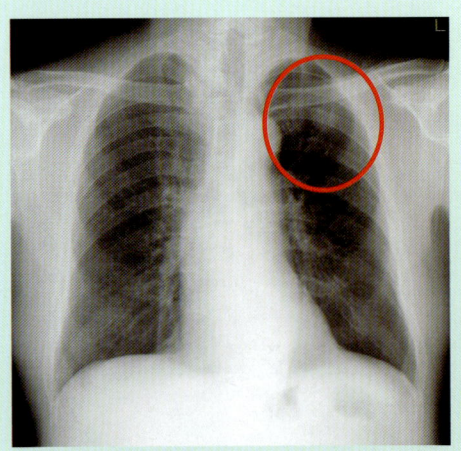
a　胸部単純X線画像

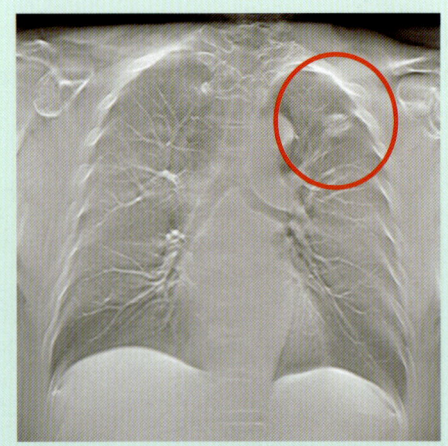
b　トモシンセシス画像

図6　肺病変における比較画像

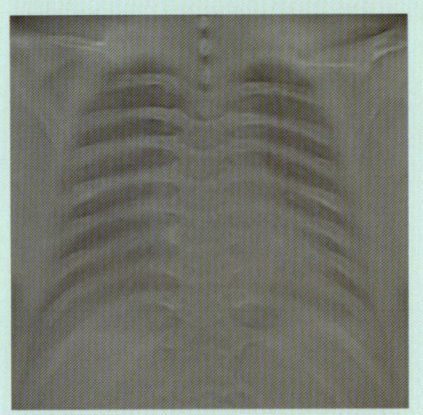
a　椎体・肋骨が鮮明に観察できる

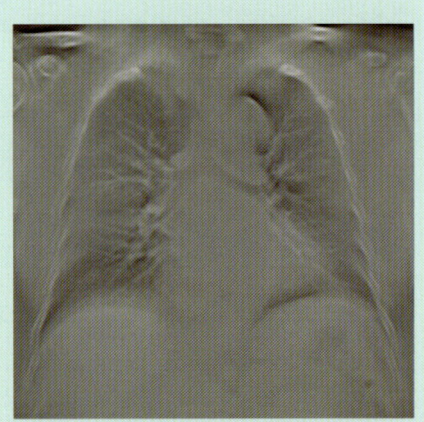
b　気管分岐部が鮮明に観察できる

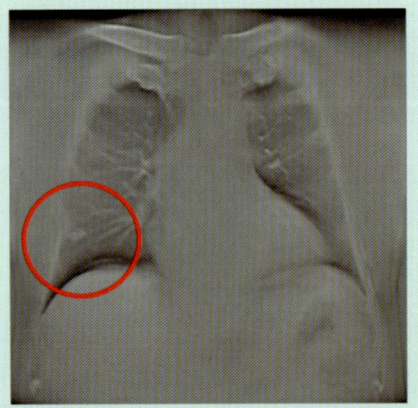
c　病変が鮮明に観察できる

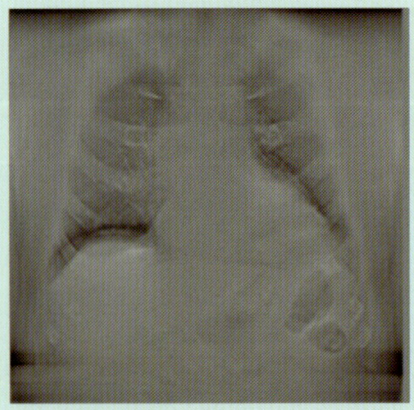
d　胸骨が観察できる

図7　各断面におけるトモシンセシス画像

図8

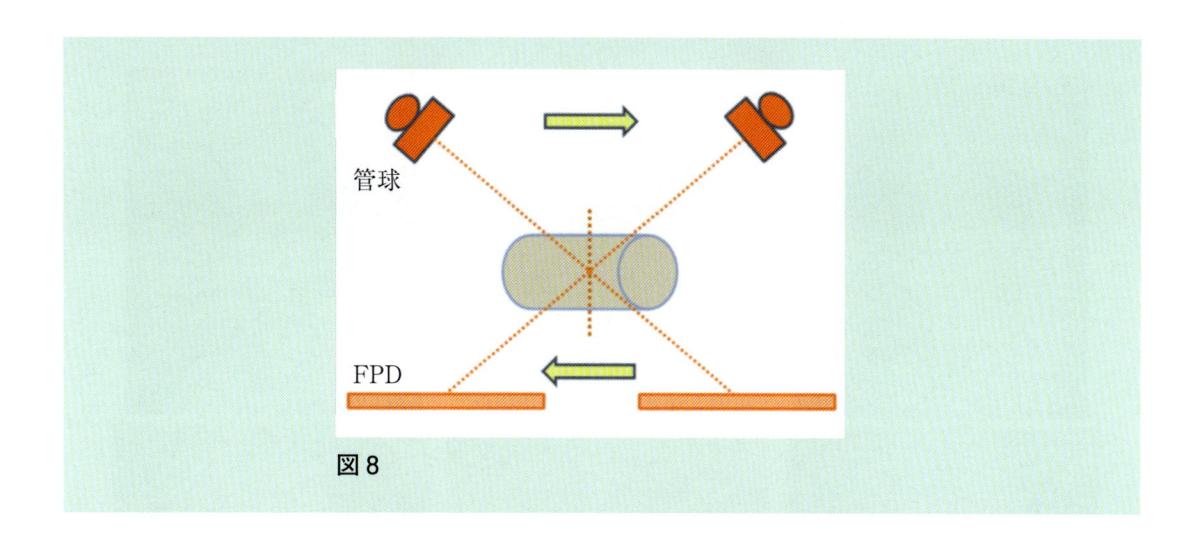

3　トモシンセシスの撮影方法と原理

　当院で使用されている島津社製X線透視装置：Sonialvision safire17におけるトモシンセシス撮影の手法である。

1）撮影方法

　図8に示すように，上部にある管球が移動する（左→右）と同時に，下部にある検出器（FPD）が管球と逆の動き（右→左）をする。その際，移動しながら何度も曝射することにより，角度を持った情報を取得することで，任意の高さでの断層像を再構成することができる。

2）原理[9]

　従来の断層法と同様に投影像を重ね合わせることで断層像を作成する。得られた多数の投影像を単純加算して撮影中心の断層像を取得し，各投影像を管球移動方向に一定量だけシフトさせて加算することにより，任意の高さの断層像を多数得る手法である。この方法はシフト加算法と呼ばれている。しかしシフト加算法では，従来の断層法と同様に管球移動方向に流れ像（アーチファクト）が発生する。現在では流れ像を低減し，より鮮鋭度の高い画像を得るために，コーンビームCTと同様の三次元フィルタ補正逆投影法（FBP法）による画像再構成が主流となっている。これらの再構成法や再構成関数における比較画像を図9に示す。

a　シフト加算法　　　　　　　b　FBP法（Thickness+-）　　　c　FBP法
　　　　　　　　　　　　　　　　　　　　　　　　　　　　　　　　（Thickness+-（DC2））

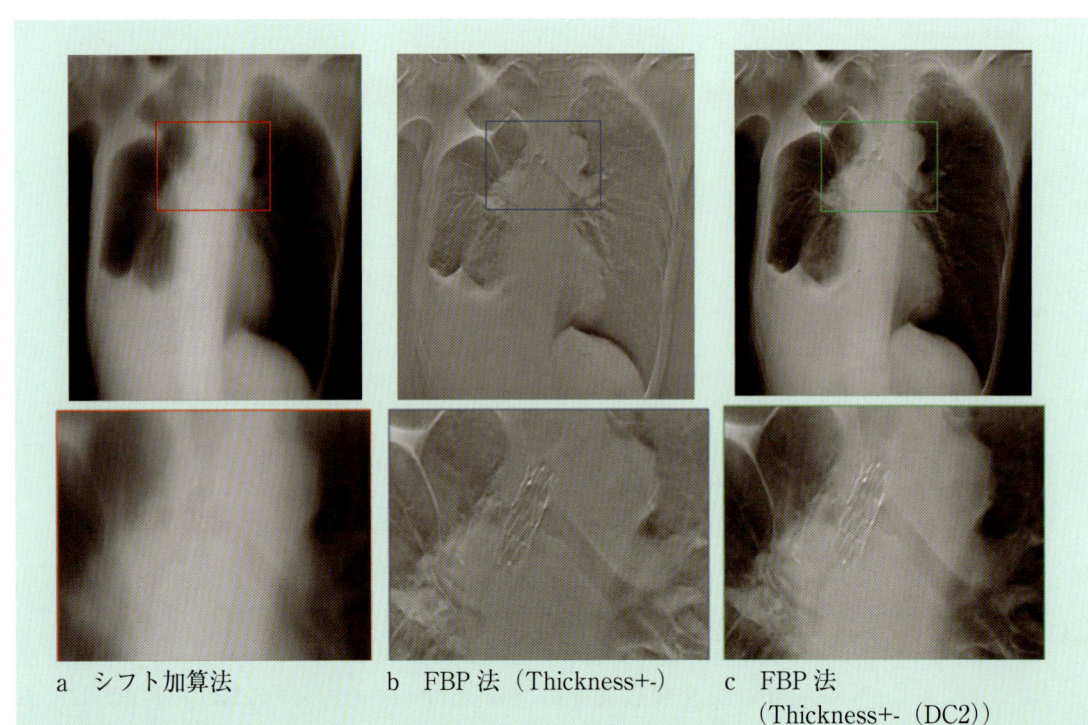

図9　再構成法や再構成関数によるトモシンセシス画像の比較
※気管支に金属ステントを挿入した症例。
a：シフト加算法
　従来の断層法と同様に投影画像を重ね合せることで断層像を作成しているため，肺野全体がボケており観察困難である。また，金属ステントも挿入されていることは観察できるが，詳細はわからない。
b：FBP法（Thickness+-）
　エッジの効いた再構成画像である。aと比較し，金属ステントが詳細に観察できる。また肺野の微細な血管も観察できる。
c：FBP法（Thickness+-（DC2））
　胸部単純X線画像に類似した再構成画像である。aと比較し，金属ステントが詳細に観察できる。また肺野の微細な血管も観察できる。

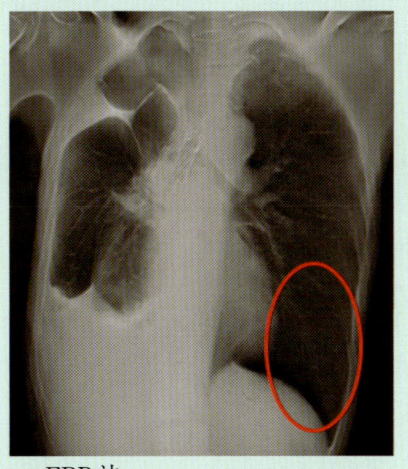

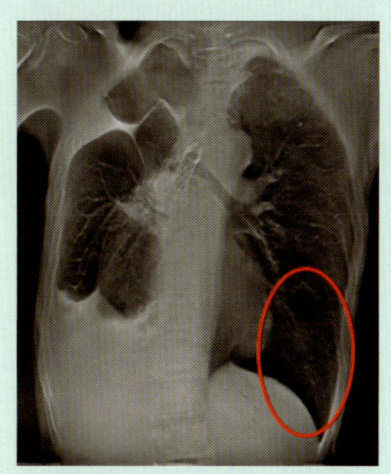

a　FBP法　　　　　　　　　b　IR法
図10　FBP法とIR法でのトモシンセシス画像の比較
IR法ではFBP法と比較して，肺野内の微細な血管の観察ができる。

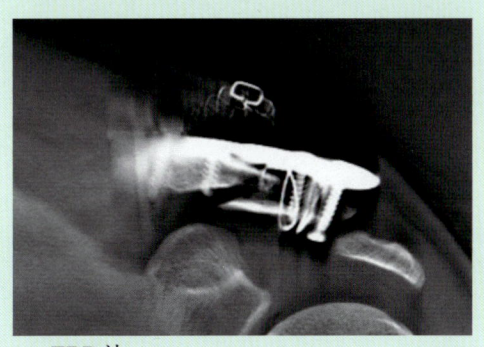

a　FBP法　　　　　　　　　b　IR法
図10　FBP法とIR法でのトモシンセシス画像の比較
※ 左鎖骨に金属入りの症例。
※ IR法ではFBP法と比較して，アーチファクトが減少しているのが観察できる。

　また最近では，今まで以上に金属アーチファクトの低減や被ばく低減が期待されている逐次近似再構成法（IR法）が出現してきた。再構成に時間がかかるなどの問題点[10]もあるが，今後は主流になると考えられる（図10，図11）。

◆参考文献
1) 志村一男：理想のX線画像を目指して―マルチ周波数処理について―．日本放射線学会誌，57（7）：796-802; 2001.
2) 平野浩志：蘇るトモシンセシス―トモシンセシスの開発から臨床応用に至るまでの歩み．INNERVISION，26（7）：2-7; 2011.
3) 出雲雄大・他：肺末梢病変に対するX線透視下経気管支肺生検の新たな試み．INNERVISION，29（4）：62-65; 2014.

4) 清水　薫：SONIALVISION safire による低線量トモシンセシスの技術的評価. INNERVISION, 25（6）: 82-84; 2010.
5) Macadams HP, Samei E, Dobbins JT 3rd, et al.: Recent Advances in Chest Radiography. Radiology, 241: 663-683; 2006.
6) Dobbins JT 3rd, McAdams HP: Chest tomosynthesis; Technical principles and clinical update. Eur J Radiol, 72: 244-251; 2009.
7) Vikgren J, Zachrisson S, Svalkvist A, et al.: Comparison of chest tomosynthesis andchest radiography for detection of pulmonary nodules; Human observer study of clinical cases. Radiology, 249: 1034-1041; 2008.
8) Johnsson AA, Vikgren J, Svalkvist A, et al.: Overview of two years of clinical experience of chest tomosynthesis at Sahlgrenska University Hospital. Radiat. Prot. Dosimetry.
9) 塩見　剛：トモシンセシスの原理と応用. 医用画像情報学会雑誌, 24（2）; 2007.
10) 鳥居　純：胸部領域における逐次近似法を用いた画質改善と被ばく低減. MEDICAL NOW, 75: 46-47; 2014.

MEMO

5. X線透視装置の品質管理

◆ 国立がん研究センター中央病院 放射線診断科　岩瀬　巧

Key Notes

- X線透視装置の安全を保障するには日常点検は必須事項である。また装置は常に患者と近接しており，点検項目として最も重要な動作確認は始業点検にて技師が毎日行っている。
- X線は目に見えないことから線量測定を行う必要がある。しかし日常的に線量計にて測定することは行っていない。ファントムを用いて，線量と画質の関係を把握している。
- ファントムを透視・撮影し描写される画像は，施設や装置により異なる。また，経年劣化など不変性を追跡することである程度，装置故障の時期が推定される。
- X線透視装置で行えるトモシンセシス検査は，上記の日常管理ファントムでは解析できず，専用のファントムが必要である。

1　はじめに

1）X線透視装置を使用する診療放射線技師は，安全に検査が行え，適正なX線量で，医師が必要とする画像を提供することが求められる。
2）その役目を果たすためには，日々の始業点検時に装置の動作確認はもちろんのこと，撮影条件や画像・画質評価を日常的に行っていくことで，装置劣化や装置異常の早期発見をすることが大切である。
3）撮影・透視の日常管理を簡便に行うことを目的に開発されたファントムにスポットを当て，その使用方法や解析方法を紹介していく。

2　X線透視・撮影品質管理ファントム

1）JSGI（The Japanese Society of Gastrointestinal Imaging）ファントム（トーレック株式会社）は，透視・撮影の日常管理用ツールとして日本消化管画像研究会によって開発されたファントムである[1]。
2）自施設における複数の透視装置間でこのファントムを用いて同条件で測定を行う場合に，装置評価の共通の"ものさし"として使用する。

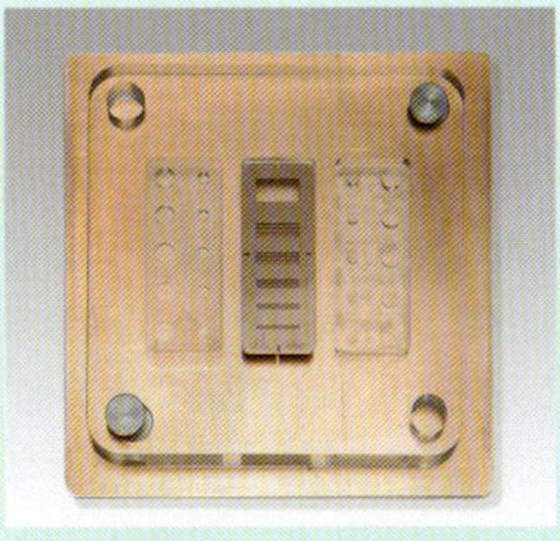

《仕様》
- アクリル，銅版，鉛を素材とし作成されたファントムである（図1）。
- ファントム仕様図を示す（図2）。
- 大きさは11.5cm × 11.5cm × 1.2cmと非常にコンパクトなサイズである。

図1　JSGIファントム

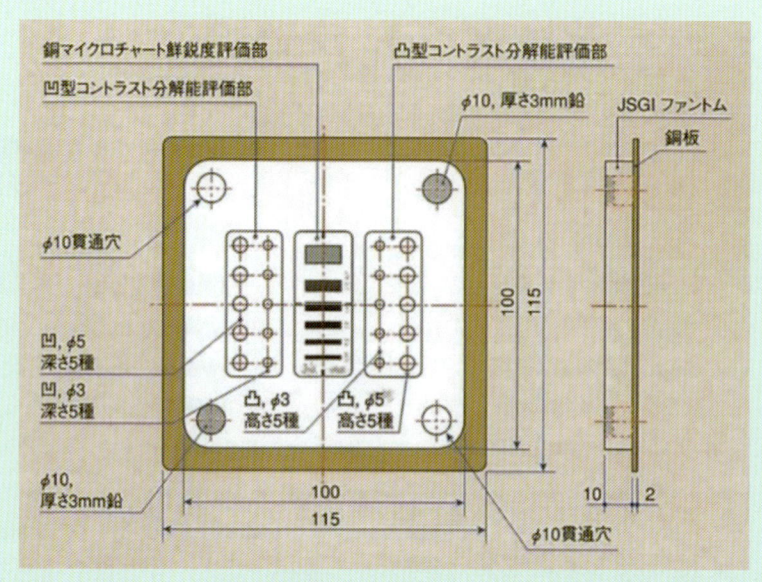

図2 JSGIファントム仕様図

《使用方法》
1) 写真のように撮影台の上に設置する（図3）。照射野サイズはアクリル部の外側で銅板の内部とする（115mm × 115mm）。
2) 透視像評価は，モニタに描出された透視像にてコントラストと鮮鋭度について5段階の官能評価を行う。この時の透視条件を日常管理シートに記録する。
3) 撮影画像評価は，日常使用する撮影条件で1曝射し，モニタに描出された画像にてコントラストと鮮鋭度について5段階の官能評価を行う。
4) 透視評価と同様に，撮影条件を日常管理シートに記録する。

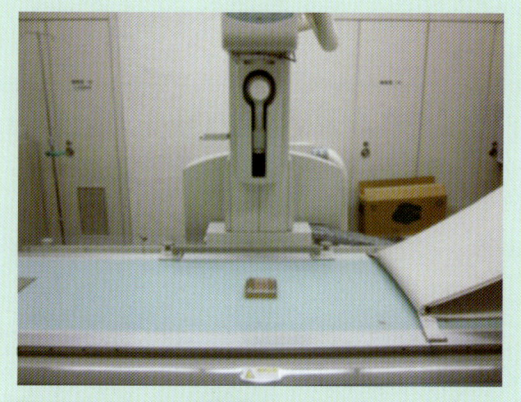

図3 ファントム配置図

《解析方法》
1) 図4にX線像を示す。透視および撮影において左右に内蔵されているアクリル凸凹部品：コントラスト分解能（黒斑の輪郭や大きさを認識）を評価する。
2) さらに円形の輪郭がボケていても円形様の画像が確認できれば良好とする。
3) 中央の銅板の矩形波マイクロチャート

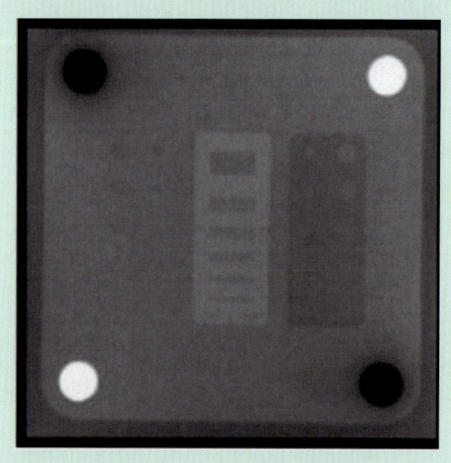

図4 JSGIファントム（X線像）

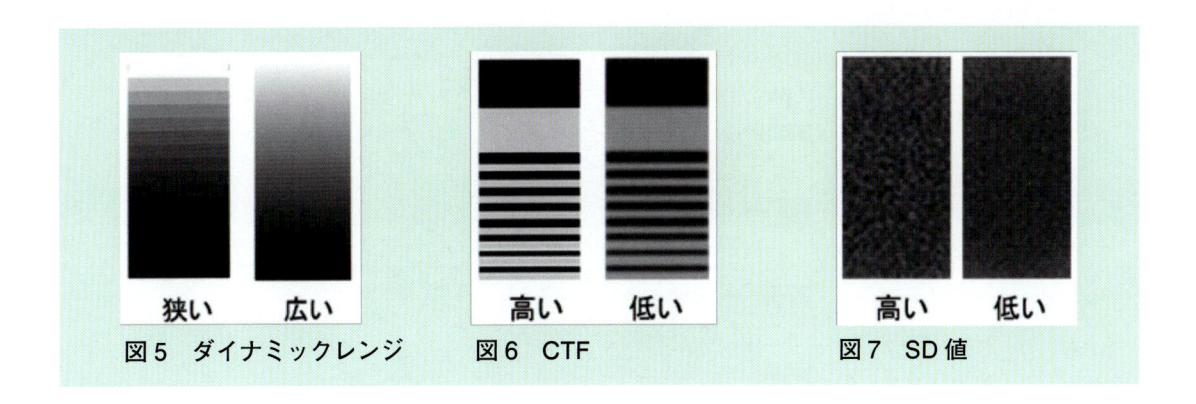

図5　ダイナミックレンジ　　図6　CTF　　図7　SD値

　部分で鮮鋭度（スリットが1本のラインとしてどこまで認識できるか）を評価する。
4）ここからは，データ解析として3種類の説明を行う。四隅の鉛および空洞部分からはダイナミックレンジの最大値・最小値が測定できる。
5）ダイナミックレンジとは，画像の濃淡（白と黒の間を何段階のグラデーションで表現しているか）を表すもので，ダイナミックレンジが広いほど，表示できる白～黒のステップが多く，なめらかになる（図5）。
6）中央のマイクロチャート部分からはCTF（コントラスト伝達関数）が得られる。CTFは，どれだけ細かい部分まで信号が伝達できているか，を表すもので，CTFが低いほどスリット部分がボケて見える（図6）。
7）アクリルが均一な部分ではSD値（標準偏差：指定した範囲内でのデジタル値のばらつき具合）の測定も行える。これはmAs値に依存するもので，mAs値が低いほどノイズ成分が多くなり画像がざらついて見える（図7）。

　以上のデジタル解析を行うことにより，始業点検で得られた画像の数値化が可能となり，官能評価において，わずかな差の画像であっても，細部の物理的な変化を知ることが可能となり，より明確な情報を取得することができ，経年的変化を知ることができる。
　ただし，デジタル解析に用いる撮影画像には，多種の画像処理が加わっているため，物理的解析から得る値は絶対値ではない。

3　Tomosファントム

　Tomosファントムはトモシンセシス専用の日常管理用ツールとして，島津ユーザー会（基礎特性研究班）によって開発されているファントムである。経年劣化や日常点検の際，簡便に機器精度の確認を行うために開発された。

《仕様》
・Tomosファントム一式である（図8）。
・aはファントム本体でアクリル製，大きさは7cm×15cm×25cmである。
・中は空洞で，5cm，10cm，15cm，20cmの高さに留め具が設置されており，そこにb，c，dの3種類の測定用の部品を入れ替えて使用する。
・測定用の部品の仕様はそれぞれ，

図8　Tomos ファントム

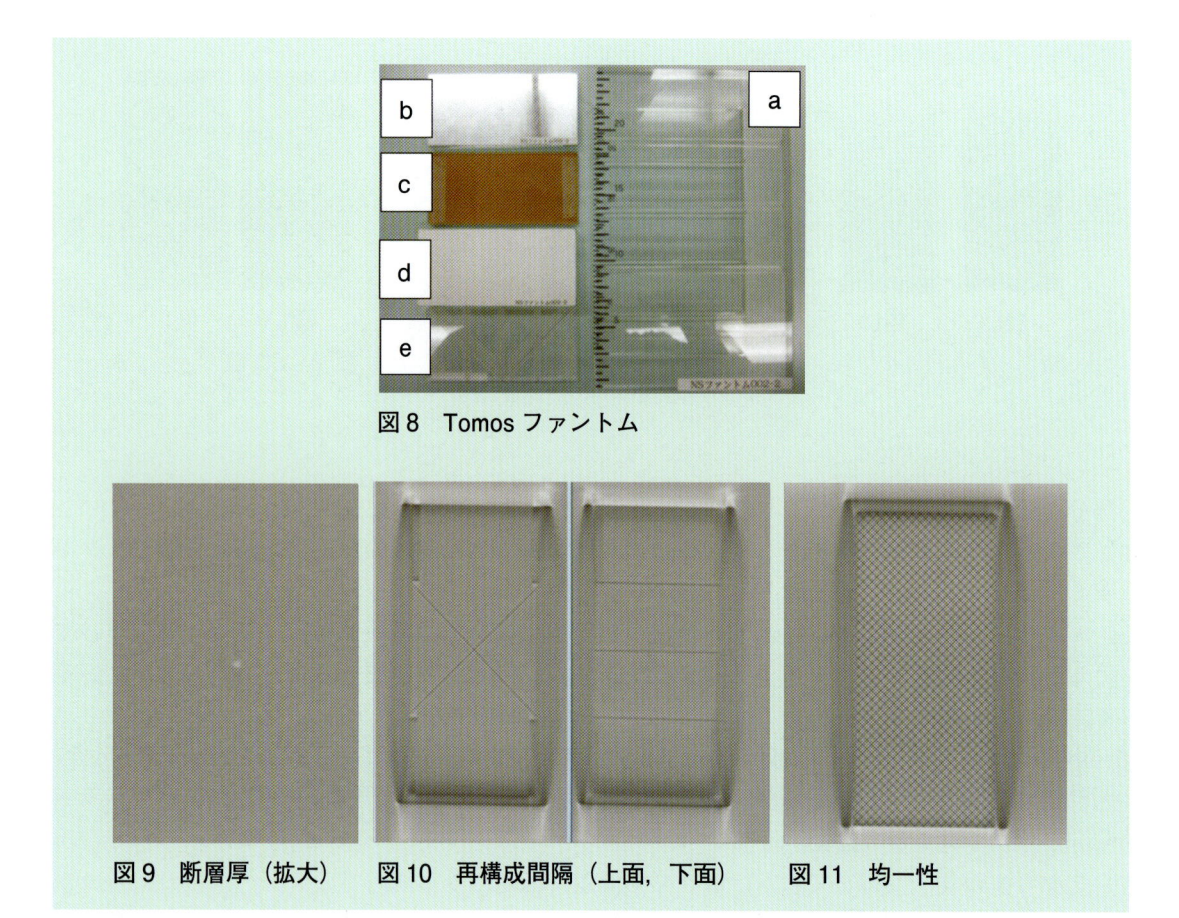

図9　断層厚（拡大）　　図10　再構成間隔（上面，下面）　　図11　均一性

　b：穴あきアルミ 0.5mm 厚（φ 1mm）＋アクリル 5mm 厚（断層厚測定用パーツ）
　c：格子板 1.5mm 厚＋アクリル 5mm 厚（均一性測定用パーツ）
　d：アクリル 20mm 厚の上下に 0.1mm 銅線が付着したもの（再構成間隔測定用パーツ）
　e：アクリル 5mm 厚
となっている。
　各部品の撮影から得られる再構成画像を示す（図9〜図11）。

《使用方法》
1）ファントムは写真のように寝台に縦長に設置する（図12）。
2）3つの部品は 10cm の高さで入れ替えて撮影を行う（通常使用時）。
3）照射野はファントムが入る一番小さなインチサイズを用い，ファントムが中心になるように合わせる（推奨 9 インチ）。
4）撮影条件は，47kV，1.25mAs，8.0msec，振り角 40 度，Slow（74 曝射）に近い条件で行う。

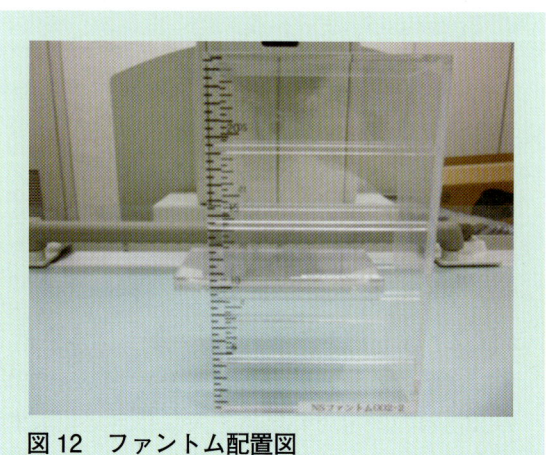

図12　ファントム配置図

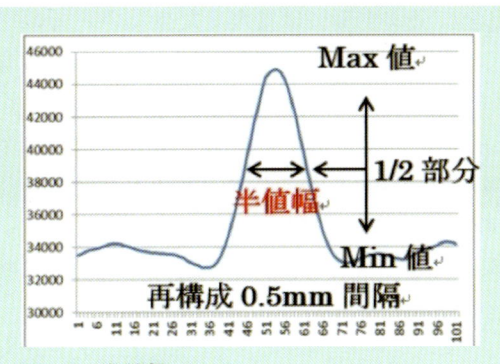

図13　半値幅

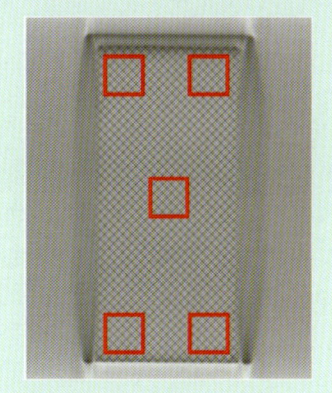

図14　均一性測定か所

図15　均一性結果まとめ例

《解析方法》
1) 部品 b の測定より，穴の部分の前後 100 スライス分程度の画素値データを取得する。
2) ピンホール法にて断層厚（輪切りの画像を作る際にその画像に何 mm 分のデータが使われているか）を算出しているので，画素値 |max-min| /2 となる部分の幅を半値幅と定義している（図13）。
3) 部品 d の測定より，アクリル上面・下面それぞれ画素値が最大となる高さを求め，その差が再構成間隔となる（ファントムの設計上，下面 100mm，上面 120mm となる）。
4) また上面，下面の画素値が最大となる点が 100mm，120mm となっていれば，寝台の高さがピッタリであることも確認できる。
5) 部品 c の測定より，赤四角の中心・四隅の最大画素値となる高さを調べる（図14）。
　均一性（5 か所の測定位置によって画素値にバラツキがどの程度あるか）の評価ができ，同時に寝台の傾きも評価が可能である（図15）。
　トモシンセシスにはどのくらいのズレまでなら大丈夫という明確な基準がなく，施設や他社装置でのバラツキ調査を行い，管理幅の考察を行った（表1）。

表1　管理幅

断層厚	再構成間隔	寝台高さ	均一性
Thickness ＋－ 6.5 ～ 9.0	0.5mm	0.5 ～ 2.5mm	Thickness ＋－ 0.0 ～ 0.5mm

現在，6施設の測定データであり，管理幅を完全に決定するにはまだまだ少ない。

今後，Tomosファントムが普及し，より多くの施設で測定されたデータを集計し，管理幅を定めていく必要があると考える（2015年4月に（株）京都科学より発売予定である）。

以上，紹介してきた2種類のファントムは軽量でコンパクトなサイズであり，取扱いやすく，設置も撮影寝台に置いて照射野を合わせるのみであり，日々の始業点検として素早く，簡易的に，再現性をもってX線出力の確認を行うことが可能である。

得られたデータを日常管理シートに残し積み重ねていくことで，装置異常の早期発見に繋がる。また，線量計と組み合わせることで，画質と線量の管理が可能である。

◆参考文献
1) 日本消化管画像研究会：JSGIファントム取扱説明書 Vol.7, 2012.

MEMO

第I部　診療放射線技師編

6. 気管支鏡ナビゲーションに必要なCT画像

◆ 国立がん研究センター中央病院 放射線診断科　長澤 宏文

Key Notes

- CT画像を用いた三次元（three-dimensional：3D）画像の方法や種類を理解する。
- CT画像より仮想内視鏡画像を作成し，気管支鏡前のシミュレーションを行う。
- 仮想気管支シミュレーションソフトの使用により，術者技量の影響を減少できる可能性がある。
- 3D画像作成のコツと注意点を理解する。

1　CT画像を用いた3D画像

1）近年のマルチスライスCTの性能向上により，高画質かつ薄いスライス厚でのCT画像（ボリュームデータ）を得ることが可能となった。また3D画像を作成する画像処理装置（ワークステーション：WS）の発展により，CT装置から得られた画像から，様々な画像処理や立体的表示ができるようになった。

2）WSを用いて作成する画像にはボリュームデータ（図1）を用いた以下のようなものがある。
- 任意の角度にカットした断面を表示するMPR（multi planar reconstruction）（図2）
- 血管や気管支等の曲面に合わせてカットした断面を表示するCPR（curved planar reconstruction）
- 奥行き情報を持った三次元画像を表現したボリュームレンダリング（volume rendering：VR）（図3a～c）

　これらのような多種にわたる画像を作成することができ，手術前シミュレーションや処置，

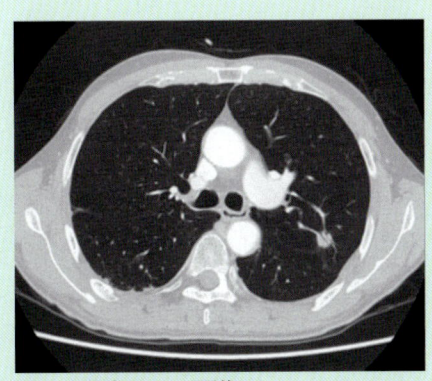

図1　通常のCT画像　　　図2　MPR

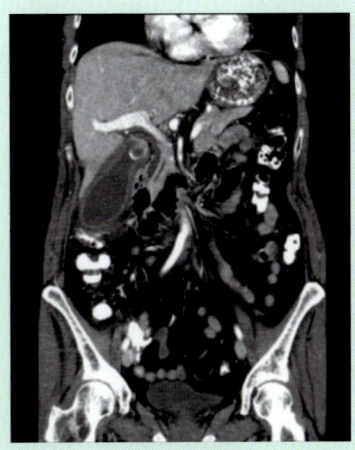

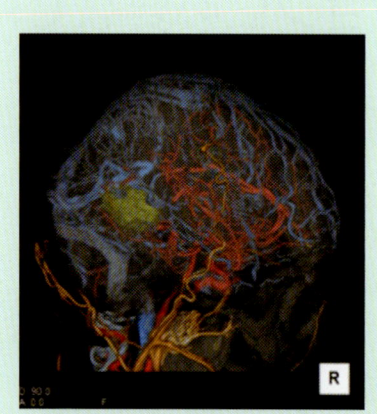

a 頭部術前 3DCT 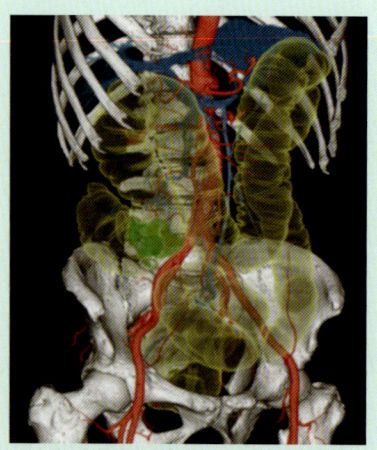　　b 大腸術前 3DCT

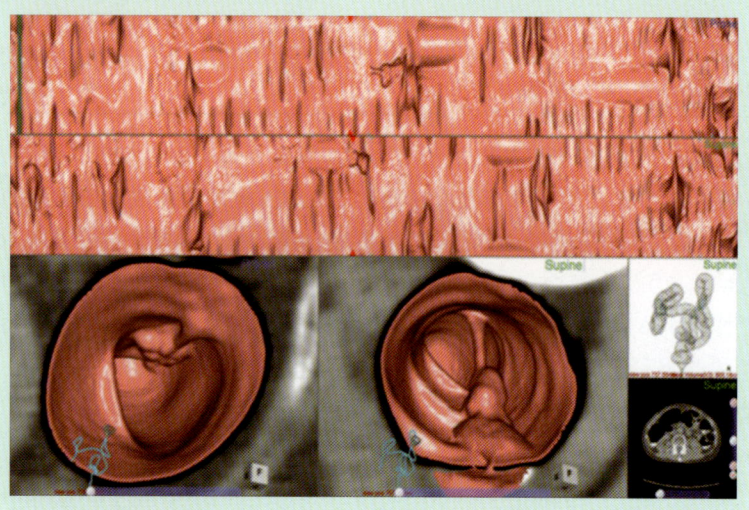

c 大腸見開き画像

図3　ボリュームレンダリングの例

緊急検査の読影に活用されている[1)～3)]。

2　仮想気管支鏡画像と利用法

1) 気管支鏡による病変の確認や生検を行うためには，気管支鏡がその病変に到達するまでの正確な気管支構造と周辺臓器との位置関係を把握する必要がある。
2) WSを用いてVR画像を作成することにより，気管支鏡カメラからの視点のような仮想気管支鏡画像を比較的簡便に作成することができる。これを活用することにより気管支鏡熟練者と初心者での手技レベルの差を少なくできる可能性がある。
3) 近年では生検のために気管支末梢の小病変へアプローチする機会も増加している。気管支鏡シミュレーションの役割を果たす仮想気管支鏡画像は，今後もさらに重要になると思われる。

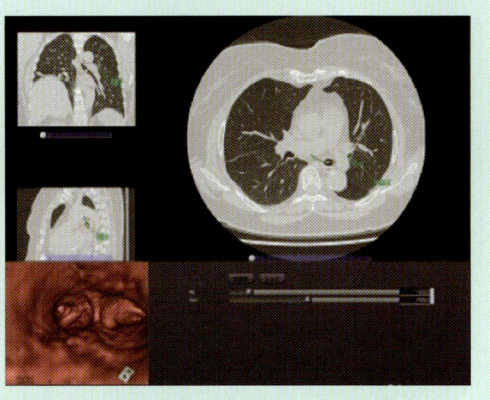

a　仮想気管支鏡画像　　　　　　b　仮想気管支シミュレーション画像

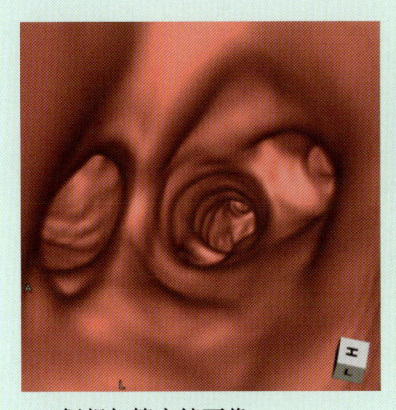

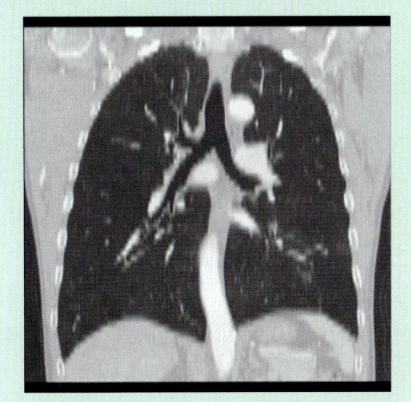

図4　仮想気管支鏡画像

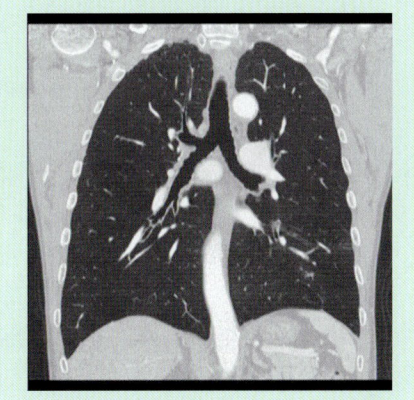

a　画像スライス厚 5mm - 再構成
　　間隔 5mm

b　画像スライス厚 1mm - 再構成
　　間隔 0.5mm

図5　画像スライス厚と再構成間隔の違いによる画質変化

4) 仮想気管支シミュレーションを行うことのできるWSは，様々なメーカーからリリースされており，実際の気管支鏡検査と同期して気管支内に内視鏡を進めていくような気管支鏡ナビゲーションができるものもある[4), 5)]。

3　3D画像作成に使用するCT画像撮影条件と注意点

1) マルチスライスCTの普及により，CTを撮影する診療放射線技師の習熟度に関わらず広範囲を薄いスライス（2mm以下）で撮影できるようになってきている。しかし，再構成するボリュームデータについても最適な画像を検討しておかなければ撮影データを最大限に生かすことができず，目的部位の描出が不十分となることもある。

2) **図5**は以下のような画像スライス厚と再構成間隔の違いによる画像の変化をMPR画像にて表したものである。
　・画像スライス厚 5mm - 再構成間隔 5mm（a）
　・画像スライス厚 1mm - 再構成間隔 0.5mm（b）

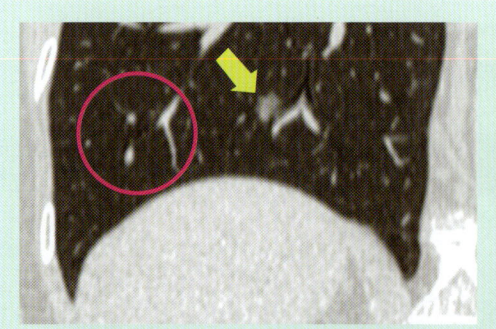

a 通常線量（150mAs）の胸部MPR　　b 低線量（10mAs）の胸部MPR

図6　撮影線量の違いによる画質変化

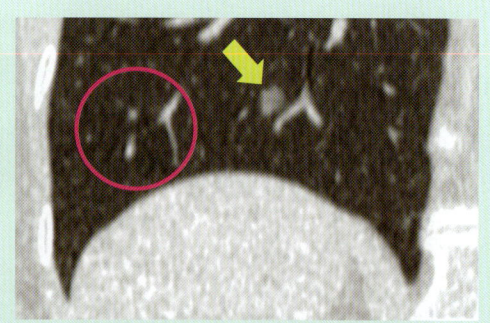

　画像スライス厚が薄いものの方が当然スムーズなMPR画像ができる。また再構成間隔も50％程度のオーバーラップ（スライス厚が1mmならば再構成間隔は0.5mm）をして画像作成することにより階段状のアーチファクト（偽画像）の発生を防ぎ，良好な画像を得ることができる。

3）仮想気管支鏡画像では，高濃度に造影された肺動脈の影響等のない単純CTでの画像作成が望ましい（気管支は肺動脈と並走しているため，造影CT画像で仮想気管支鏡画像を作成する場合気管支壁がボケる可能性がある）。

　しかし，診断上造影が必要な患者で可能な限り被ばく低減を行いたい場合は，造影で検査を行い画像作成することも可能である。その場合目的臓器や血管，病変の造影効果等を考慮した撮影条件も検討する必要がある[6),7)]。

4）その他に3D画像に影響を与える因子としては，患者の動きによるアーチファクトや撮影線量，再構成関数，近年普及し始めている逐次近似再構成の強度等がある。

　これらの条件によってはアーチファクトやノイズ等によって気管支構造が認識できなくなる（**図6a，b**）可能性も考えられるため注意が必要である。

　通常線量と低線量にて撮影された画像のMPRを比較すると，病変（矢印）は問題なく確認できているが，末梢気管支の低線量画像ではノイズ等の影響により認識が難しくなっている[8),9)]。

5）再構成関数については各社様々なものがある。基本的には，胸部CTの肺野条件で使用するような高分解能関数ではなく，ノイズの影響の受けにくい軟部関数を用いることが望ましい。

　WSによっては推奨されている再構成関数もあるため，あらかじめ確認が必要である。

　表1は各社で3D画像を作成する際に使用する再構成関数をあげた1例である。これら以外にも様々な種類があるため，各施設にて検討し使用していただきたい。

表1　3D画像にて使用する再構成関数

装置メーカー	東芝	GE	SIEMENS	PHILIPS	日立
再構成関数	FC10，FC13	Standard	B30f，B35f	B	F20，F33

◆**参考文献**

1) 甲田栄一，伊藤勝陽：3Dボリュームデータ―やさしく臨床に直結―．金原出版，7-24, 2006.
2) 辻岡勝美：マルチスライスCTを利用した［最善の］三次元画像作成法．画像処理マニュアル．産業開発機構，14-20, 2006.
3) 鈴木雅裕・他：CT Colonographyによる大腸がん検診クリニカルレポート　Case 2 国立がん研究センターがん予防・検診研究センターその1　施設紹介から前処置まで．INNERVISION, 26（1）: 64-67; 2011.
4) 安尾将法：バーチャル気管支鏡ナビゲーション．信州医誌，60（4）: 211-213; 2012.
5) 松元祐司，出雲雄大，笹田真滋：気管支鏡診断におけるCTおよびworkstationの活用．Rad Fan, 12: 69-71; 2014.
6) 長澤宏文：国立がん研究センターにおける造影CT検査の実際．アールティ，No. 60 11-14; 2012.
7) 関口隆三，中屋良宏，石原敏裕・他：マルチスライスCTによる肝細胞癌検索―自動撮影法―Real Prep.の実践的活用法―．映像情報（M）32: 916-919; 2000.
8) 長澤宏文：Aquilion PRIME Symposium 2013, 64列を超えるCTの技術と臨床　検診領域への応用．INNERVISION, 別冊付録7: 2013.
9) Muramatsu Y, Tsuda Y, Nakamura Y, et al.: The development and use of a chest phantom for optimizing scanning techniques on a variety of low-dose helical computed tomography devices. J Comput Assist Tomogr, 27: 364-374; 2003.

MEMO

第Ⅱ部
医師編

第Ⅱ部　医師編

1. X線透視下気管支鏡の透視／撮影条件設定

◆ 国立がん研究センター中央病院 放射線診断科　　永井 優一
◆ 国立がん研究センター中央病院 内視鏡科　　　　出雲 雄大

Key Notes

- X線透視・撮影条件は管電圧（kV），管電流（mA），撮影時間（sec），透視時間（f/s）など詳細な設定がある。いかなる患者体型にも適正な線量と画質が要求されるため，装置設置時には，サービスマンと技師は検査内容に応じて設定をしている。
- 患者被ばく線量低減と画質の担保については，パルスレート（f/s）とパルス幅（msec）が重要となる。長時間の処置は2グレイ（Gy）を超えてしまうおそれがあり，放射線障害をなるべく避ける手段のひとつである。
- 適正なX線条件で撮影された画像は瞬時に表示される。われわれ技師は表示モニタの動作，画質も管理することで臨床に有益な情報を提供している。

1　はじめに

1）診療放射線技師は常に画質とX線量のバランスを考慮しながら，患者および検査従事者への被ばく線量を意識している。その中で最も重要なのは，透視撮影条件である。もちろん設置機器メーカーが推奨の設定は行うが，その施設の使用用途によって異なることは言うまでもない。

2）たとえば，小児検査が多い場合，被ばく線量低減は優先項目であるが，検査（撮影）して画像を作成することが目的であるため，画像がブレないように撮影時間を短く設定することが優先である。

3）病変が良性，悪性かを判別するための検査であれば，被ばく線量低減よりも高画質を優先することもある。その場合は透視撮影線量を多く設定することもある。このように施設や検査によって透視撮影条件を設定しなければならない。

4）本項では気管支鏡検査について当施設の透視撮影条件を紹介する。また，解説に使用する機器は実際に気管支鏡検査で使用している撮影機器である（図1）。下記にそれぞれの意味を説明する。
　①透視に関する条件（kV, mA, f/s）
　②撮影に関する条件（kV, mA, mAs, sec）
　③パルス幅（msec）
　④被ばく線量（mGy）の表示

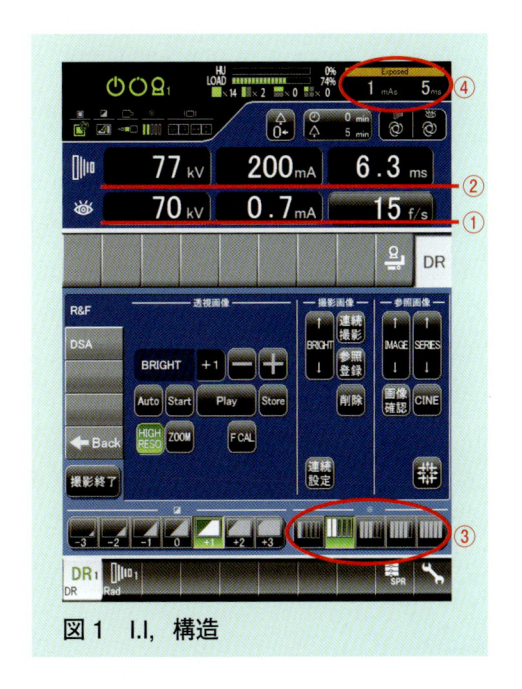

図1　I.I, 構造

2 透視条件設定

・管電圧（kV）とは，
1) X線の強さ＝X線のスピードであり，患者が痩せている場合は弱く（X線スピードは遅い），体格の良い方には厚みがあるため強く（X線スピードは速く）設定する。
2) 基準値として普通の体格では，75～85kVであり，体厚が増すほどに高いkVに設定する。低いkVではX線が体を貫通できないため画像化はできない。すなわち情報量が足りないからである。また，管電圧が高くなるほど画質は劣化する。
3) これは，管電圧上昇に伴うブルーミング効果（物理的現象）と被写体から放出される散乱X線の影響が要因とされる[1]。

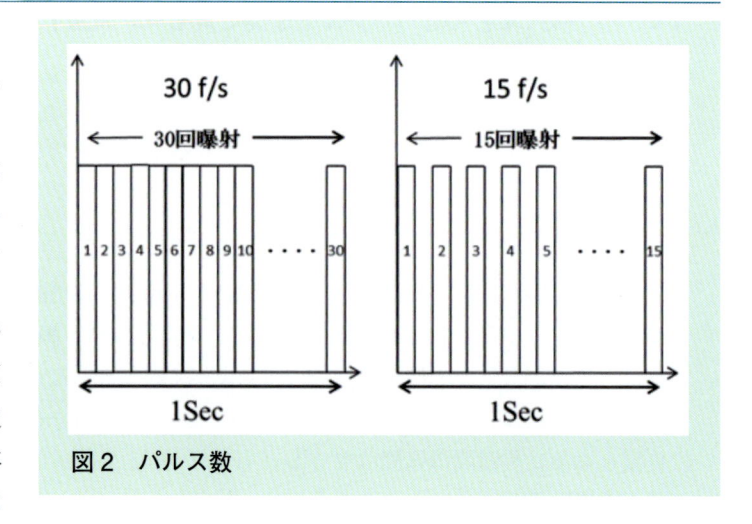

図2　パルス数

・管電流（mA）とは，
1) X線の量であり，被ばく線量や画質と密接に関わっている。
2) 現在，X線を画像化する媒体はflat panel detector（FPD）であるため連続X線は不可能である。したがって，パルスX線を曝射して画像化している[2]。
3) 通常30～50mAを使用しているが表示している数値は1/10ぐらいである。
　これには下記の式が介在している。
　　管電流mA表示＝パルスX線数×パルス幅×管電流mA
　ここで重要なことはパルス数とパルス幅である。

・パルス数（f/s）とは，
1) X線を曝射する数であり，1秒間1フレーム＝frame/secと表す。1秒間に30回曝射する場合30f/sと表示される。したがって1回の曝射時間は，60sec/30曝射＝33.333....msecとなる。原理を図2に示す。当然曝射数を半分にすれば，被ばく線量も半分である。
2) また，画質（ボケやざらつき）に変化はないが画像に変化が現れる。それは，X線透視像はリアルタイムに動画を映し出していることにより，表示する画像を減少させる（30f/s→15f/s）と残像（パラパラ漫画のようなザクザクとした描写）が現れる。
3) 一般的に動きが多い場合（造影剤の流れを観察する時，カテーテルの動きを観察する時）はパルス数を減らすことは行わない。処置などX線透視で観察しながら，かつ時間がかかる場合は，患者被ばく線量を考慮すると15f/s，7.5f/sを使用する場合がある。気管支鏡検査においてはデフォルトで15f/sを使用している。

・パルス幅（msec）とは，
1）1パルスの幅であり，上記で30f/sの場合の最大パルス幅は，33.333….msecである。すなわち1回に曝射する時間であり低値に設定することも可能である。
2）その場合，画質（粒状性）に影響を及ぼし，結果的に画像に影響を及ぼす。パルス幅を小さくするということはX線量を減少させるため，情報量不足により暗い画像を表示してしまう。よって観察しにくくなる場合がある（図3）。

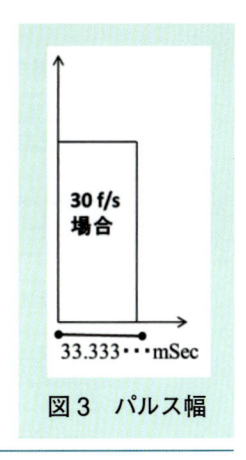

図3 パルス幅

3 撮影条件設定

1）他機種，他施設の異なる設定にもよるが，撮影するX線量は透視X線量の約10倍である。透視画像は動画表示であるため1曝射あたりのX線量は少ないが，撮影画像は静止画であり，検査中のマッピング画像や検査終了後にカンファレンス，患者説明で必要な役割を担っている。
2）当院では気管支鏡検査時，患者は静脈麻酔にて眠っているため，撮影時に息を止めることができない。そのため撮影時間の設定が重要である。
3）ボケやブレを防止するために撮影時間を極限に小さくすることが必要である。すなわちシャッタースピードを短くすることであり，それには管電流を増やすことが必要である。
4）肺野を撮影する場合には心臓の拍動も含まれるため，30msec以下の撮影時間が必須条件である。

4 画像表示モニタ

1）高画質で良好な画像を作成し，表示するまでが診療放射線技師の仕事である。この表示する媒体（現在は液晶白黒モニタが主流である）を日常的に管理しなければならない[3]。
2）この作業は気管支鏡検査だからではなく放射線検査に関する画像を表示する部門はすべてにおいて共通している（図4）。
3）検査室内には画像表示モニタが多数設置されているが，調整が管理されていないと同一画像に対して臨床画像の見え方が異なり，臨床検査や処置に支障をきたす。
4）図4はモニタテストパターン（SMPTEパターン）を表示させて測定している。白い部分から黒い部分を測定し，図5のシートで管理している。
5）液晶モニタは劣化すると，白い部分の輝度が低下する。当施設では最高輝度が$250cd/mm^2$を超えるように設定している。

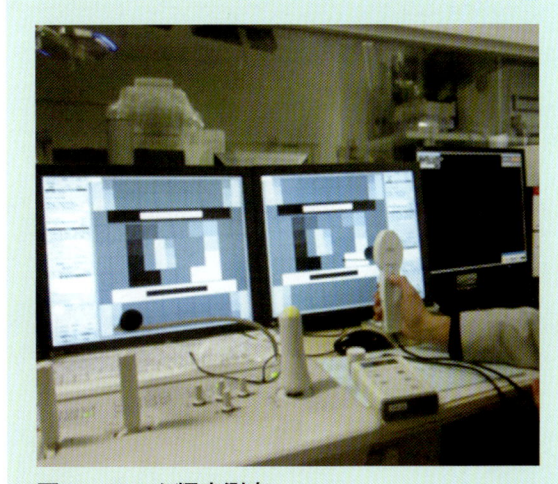

図4 モニタ輝度測定

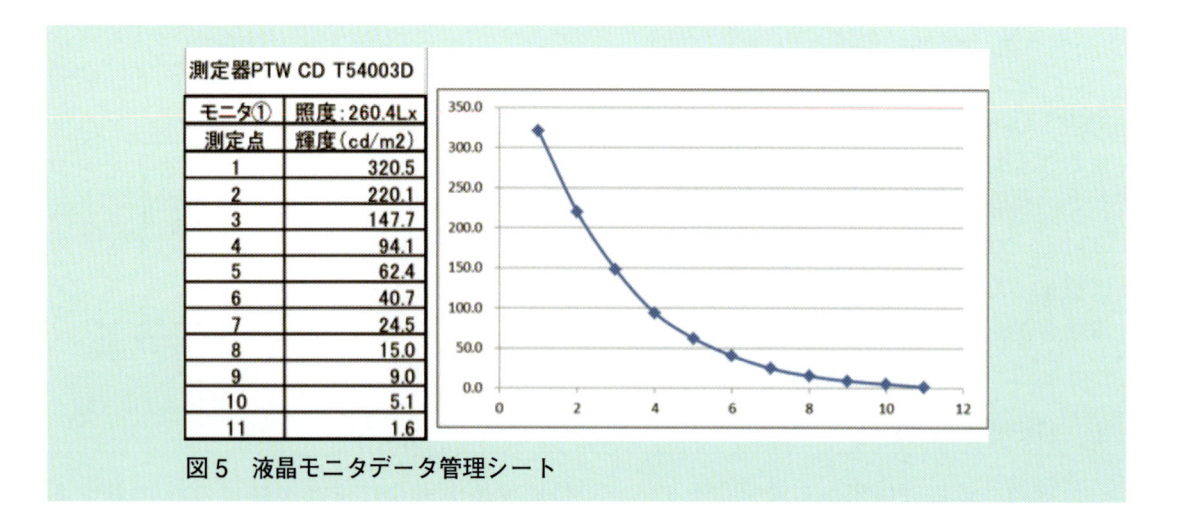

図5 液晶モニタデータ管理シート

◆参考文献

1) Jerrold T, et al.: The Essential Physics of Medical Imaging 3rd edition. Lippincott Williams & Wilkins, 2011.
2) 入門編画像処理標準テキストブック編集委員会・監：イメージプロセッシング：画像処理標準テキストブック．CG-ARTS協会，2004.
3) 日本医用画像管理学会：フィルムレスマスターブック　基礎から実運用・管理まで．日本放射線技師会出版会，2010.

MEMO

第Ⅱ部　医師編

2. 末梢病変における関与気管支の同定（CT枝読みの実際）

◆ 国立がん研究センター中央病院 内視鏡科　土田 敬明

Key Notes

- 孤立性肺末梢病変に対する経気管支生検を行う場合に，対象病変の関与気管支を同定するための枝読みは必須である。
- CT画像は，少なくとも2mm厚よりも薄く，対象病変から葉気管支に至るまで途切れなく描写されているものが望ましい。
- 各人が理解しやすいようにCT画像の向きを変更して枝読みを行う。

1 適応

1）孤立性肺末梢病変に対する経気管支生検を行う場合は，必ず事前に関与気管支の同定のための枝読みを行う。これを行わないと，いたずらに枝違いの気管支を探索し，余計な時間と不要な気管支の損傷を引き起こしてしまう。

2 準備するもの

- 少なくとも2mm厚より薄く再構成された，対象病変周辺から葉気管支まで切れ目なく気管支を追うことができるCT画像とそのビューアー
- 紙と筆記用具（鉛筆または消すことができるボールペンが便利である）

3 手技の実際

1）CT画像から内視鏡画像を手書きにより描写しやすいように，CT画像のビューアーを操作してCT画像の向きを変える。三次元空間認識には個人差があり，各人によって理解しやすい画像の向きがあるため，各々が理解しやすい画像の向きで枝読みを行ってよいが，以下に多くの人が理解しやすい画像の向きを示す。
　①右上葉に対象病変がある場合は，90度反時計回りに画像を回転させて枝読みを行う。このとき，右肺は下側に描出されることになる。
　②右中葉，右下葉，左下葉に対象病変がある場合は，画像を左右反転させて枝読みを行う。
　③左上葉に対象病変がある場合は，90度時計回りに画像を回転させて枝読みを行う。このとき，左肺は下側に描出されることになる。
　④S^6aに対象病変がある場合は，左右どちらの場合もオリジナルも画像のままで枝読みを行う。
2）枝読みを行う場合，まず対象病変に関与する気管支を見つけ，末梢側から枝読みをしていくと効率が良い。これも空間認識に対する個人差があるため，まず末梢から枝を追っていっ

て，葉気管支まで追ってから，再度中枢側から枝読みを行ってもよい。以下，例として，左下葉の病変を枝読みする。

3）左下葉なので，左右反転する。

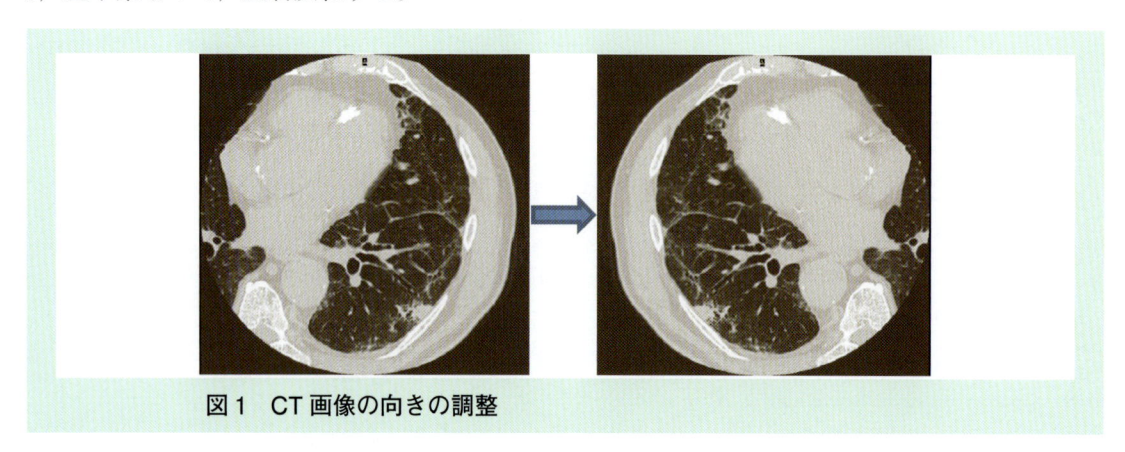

図1　CT画像の向きの調整

4）手書きでの仮想気管支鏡図の作成法
　①対象の位置に合わせて向きを調整したCT像から目的の分岐に注目する。

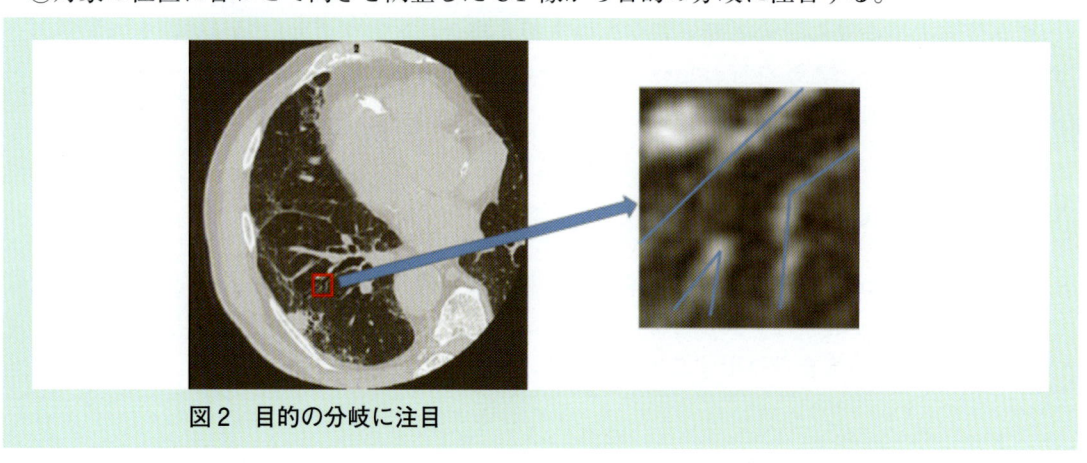

図2　目的の分岐に注目

　②分岐の末梢側の気管支を記入する。

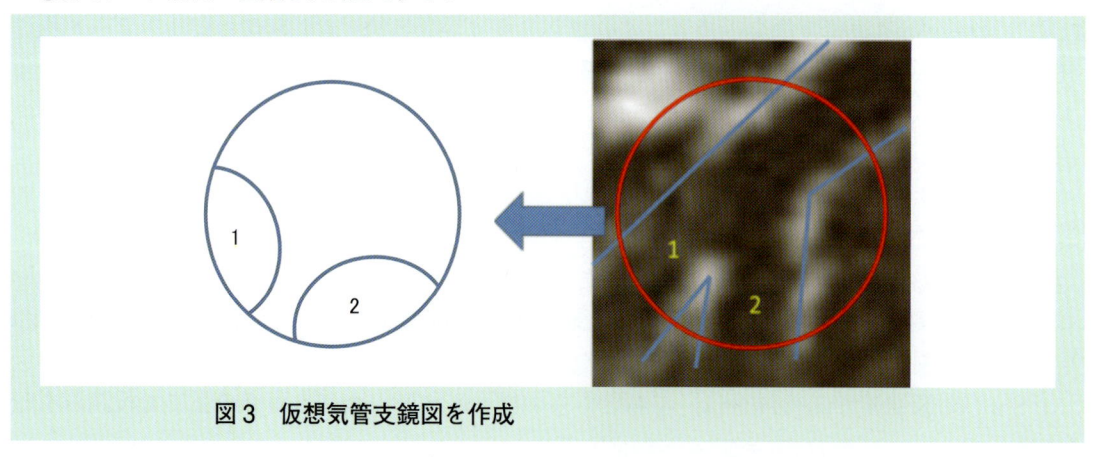

図3　仮想気管支鏡図を作成

　③気管支の分岐部が中心に来ない場合は，気管支鏡を回転させることをイメージして位置を調整する。

図4 気管支分岐の位置を調整

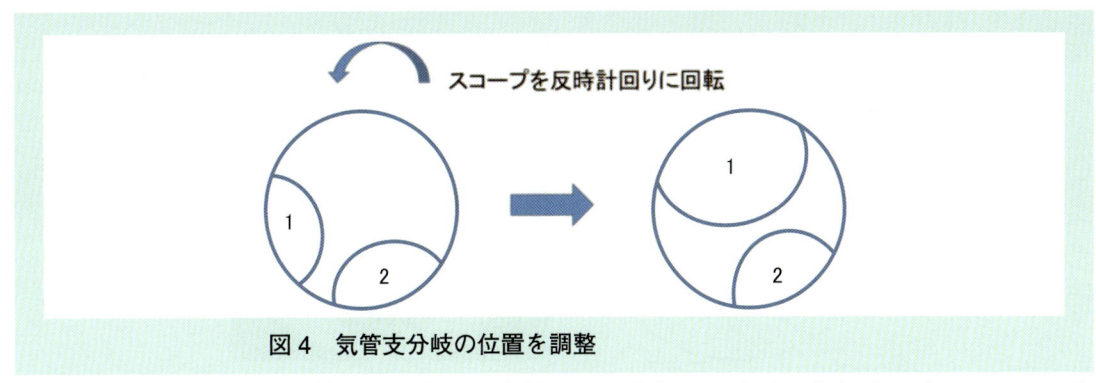

5) 対象病変に関与する気管支を同定し，末梢側から中枢側に向けて気管支を追っていき，分岐があれば，そこでシェーマを作成する。

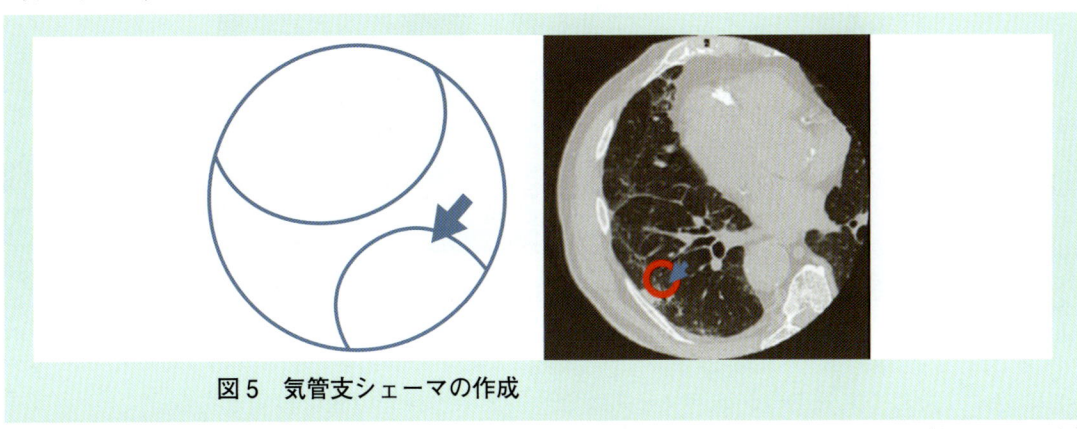

図5 気管支シェーマの作成

6) さらに中枢側に気管支を追っていき，分岐があればシェーマを作成し，葉気管支まで同様の作業を繰り返す。

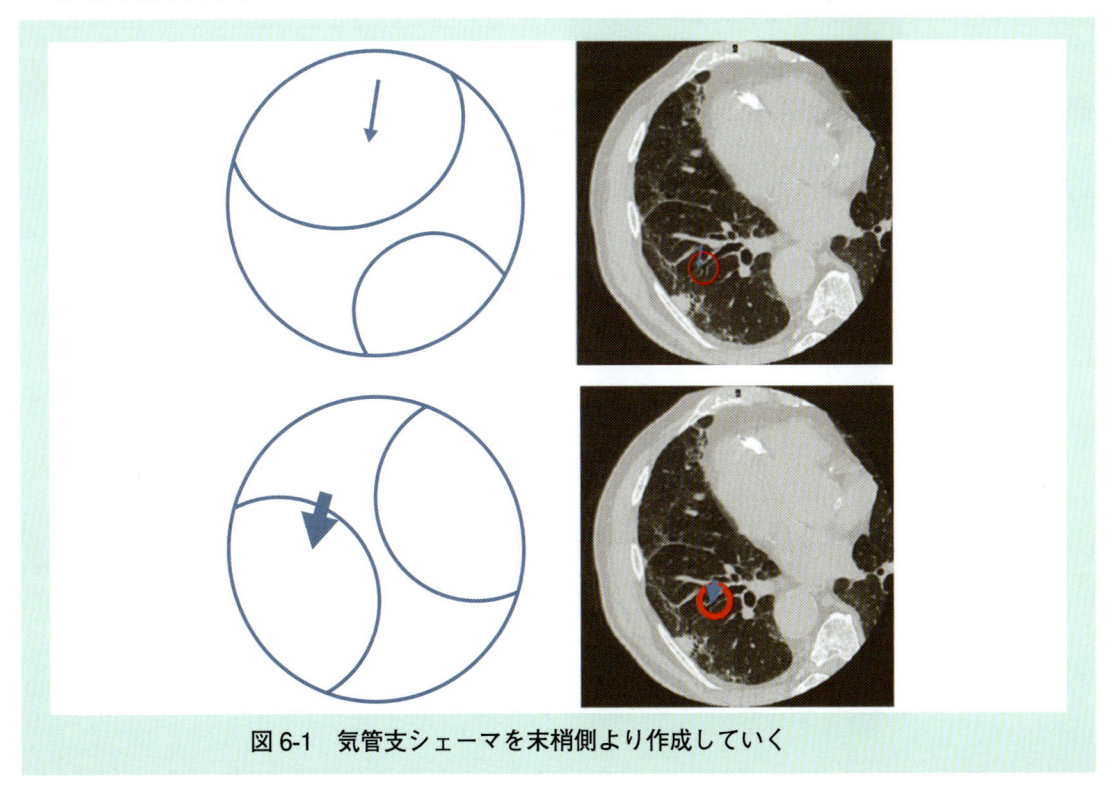

図6-1 気管支シェーマを末梢側より作成していく

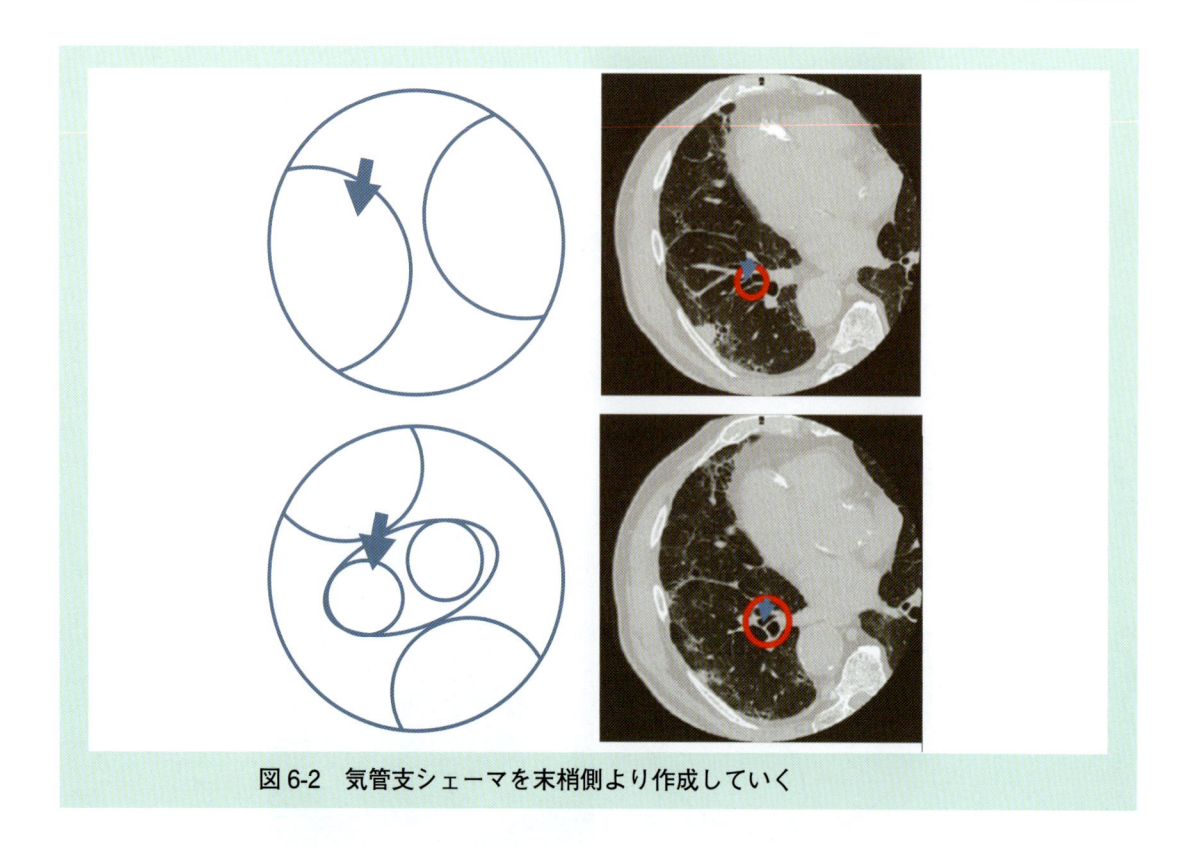

図 6-2 気管支シェーマを末梢側より作成していく

7）このようにして気管支のシェーマを完成させ，実際の検査の際に参考とする。

4 限界と対策

対象病変に関与する気管支が同定できない場合も少なくない。その場合は，対象病変に最も近い肺動脈を中枢側に追っていき，併走する気管支が確認できればそこから枝読みを行う。

5 成績

枝読みを行うことにより経気管支生検の成績が良くなる，経気管支生検の所要時間が短くなるなどのエビデンスは今のところない。しかし，図までは描かないものの，経気管支生検の際にはターゲットまでの気管支を事前に確認する必要があり，頭の中では枝読みを行っているはずである。慣れてくれば脳内で枝読みができるようになるかもしれないが，シェーマを作成する方が確実で間違いが少ないことは比較試験を行うまでもないことと考えられる。

第Ⅱ部 医師編

3. 気管支鏡検査時の麻酔法

◆ 亀田総合病院 呼吸器内科　　　　桂田 雅大
◆ 国立がん研究センター中央病院 内視鏡科　出雲 雄大

> **Key Notes**
> ・前処置の良好な咽頭喉頭麻酔がスムーズな気管支鏡の咽頭・声帯通過に重要である。
> ・ほぼすべての気管支鏡検査で静脈麻酔による鎮静を行うことが勧められる。静脈麻酔は逆行性健忘作用もあり，検査の苦痛を覚えていないという利点がある。

1 適応

1) すべての気管支鏡検査において気管支鏡の声帯通過の苦痛を減らすために，必須の手技である。
2) 咽頭喉頭麻酔の施行方法・薬剤量は各施設によって異なる。本書では当施設における麻酔法を示す（**表1**）。
3) リドカイン（キシロカイン®）のアレルギーがある場合は非適応であり，代替手段を検討する（限界と対策を参照）。

表1　麻酔法の実際

前投与	塩酸ペチジン（35mg/1mL オピスタン®）を静注。投与量は以下の通りである。 体重＞50kg → 0.5mL 体重＜50kg → 0.25mL 年齢＞80歳 → 0.25mL 年齢＜80歳 → 0.5mL
局所麻酔	咽頭スプレーによる咽頭・喉頭麻酔 4%リドカイン 5mL を咽頭・喉頭に噴霧。
鎮静	ミダゾラム（ドルミカム®）は1アンプル（10mg/2mL）＋生食8mL＝全量10mLにして2～3mLを静注。投与量は以下の通りである。 体重＞50kg → 3mL 体重＜50kg → 2mL 年齢＞80歳 → 2mL 年齢＜80歳 → 3mL
検査中	咳嗽が強い時は，2%リドカイン1～2mLを気管支鏡鉗子口より注入，または上記の希釈したミダゾラム1mLを追加投与。

2 準備するもの

1) リドカイン噴霧による咽頭喉頭麻酔（図1）
　・4%リドカイン 5mL
　・ジャクソン型噴霧器
　・ガーゼ
　・膿盆，またはコップ

2）鎮静・鎮痛
　・塩酸ペチジン
　　（35mg/1mL オピスタン®）
　・ミダゾラム
　　（10mg/2mL ミダゾラム®）
3）気管支鏡検査時の麻酔
　・2%リドカイン

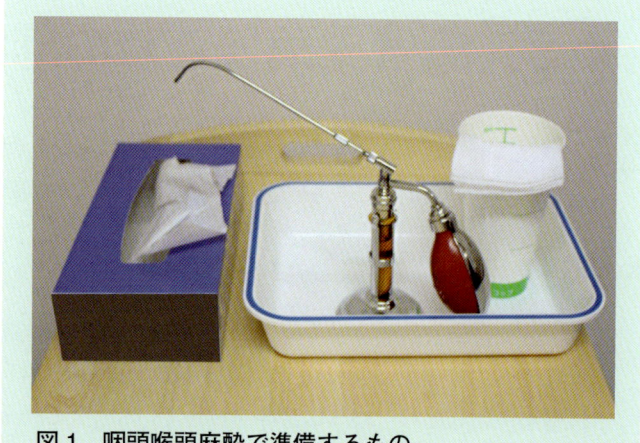

図1　咽頭喉頭麻酔で準備するもの

3　手技の実際

1）まずはリドカイン，塩酸ペチジン，ミダゾラムのアレルギー歴がないかどうかを問診で確認する。
2）生検は出血などの危険が伴い，塩酸ペチジン，ミダゾラム投与ルート確保のために咽頭喉頭麻酔の前に必ず生理食塩水点滴などでルートを事前に確保しておく。検査4時間前から絶食を指示する。
3）患者が内視鏡室に入室したら，椅子に座ってもらいリドカイン噴霧による咽頭喉頭麻酔をする。咽頭から喉頭・声門まで十分に麻酔をするためには，咽頭部の視野が十分に確保され，ジャクソン型噴霧器ノズル先端が咽頭深部まで届くようにする必要がある。患者に顎を少し前に突き出してもらい，やや上向きにしてもらう。気道確保と同様のイメージで考えればよい。咽頭の視野を確保するため，舌を前に出してもらう。噴霧による咽頭刺激とリドカインの苦い味により被検者は舌を引っ込めようとするため，術者は患者の真正面に立ち，ガーゼを使って被検者の舌を軽く持っておく。最初の噴霧で咽頭反射や咳嗽反射が強く出る被検者もいるため，最初から深部を麻酔しようとするのではなく，咽頭浅部をやさしい噴霧で麻酔を始める。体内のリドカイン吸収量を減らすことと，口腔内にリドカインがたまって咳嗽が誘発することを防ぐために，2，3回麻酔を行ったら口腔内にたまったリドカインを膿盆または，コップに出してもらう。「息を軽く吸って，吐いて」の掛け声とともに，息を吸ったときに噴霧を行う。咽頭浅部の麻酔に慣れてきたら，徐々に咽頭深部，喉頭，声帯付近へとノズルを進めていく（図2a〜c）。
　咽頭喉頭麻酔は患者の協力が必須である。麻酔をかける前に，咽頭喉頭麻酔がスムーズな気管支鏡検査に必須であると共に，この手技が最も苦痛であることを説明するべきである。噴霧麻酔の前に噴霧麻酔の練習をしてから，実際に噴霧麻酔を行う。リドカインを半分程度噴霧したところで，麻酔がかかってきたことを患者に認識もらうため，喉の違和感や嗄声，嚥下しづらさが出現することを説明し，実感してもらう。麻酔は2，3時間持続するため，唾を飲み込みづらくなっていること，無理に飲み込もうとすると誤嚥で咳が出ることを説明する。
4）咽頭喉頭麻酔が終わったら，被検者を透視台に移動する。透視台に横になってもらい，SpO_2モニタ，自動血圧モニタを装着する。マウスピースの装着，経鼻カニュレ（酸素投与量は2L/minの流量を追加する，具体的には室内気であれば2L/minから始め，2L/minを吸っ

3. 気管支鏡検査時の麻酔法　49

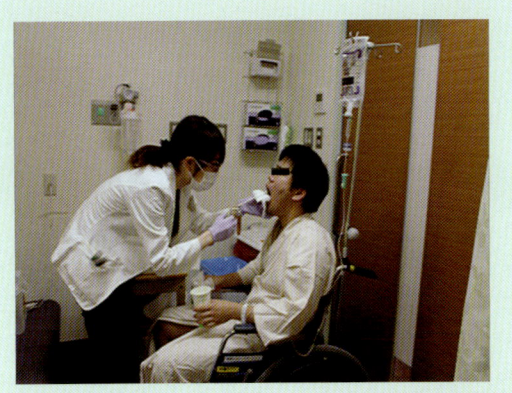

図2a　咽頭喉頭麻酔時の施行医と被検者の位置

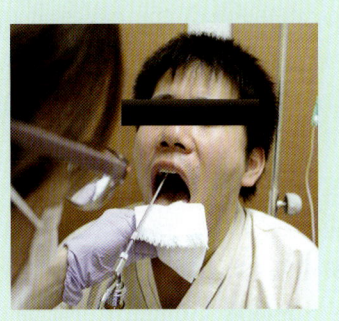

図2b　麻酔時の施行医目線

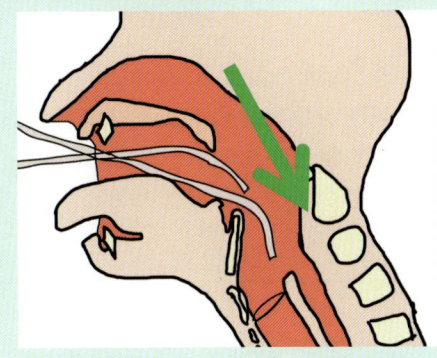

図2c　咽頭喉頭麻酔時のジャクソン型噴霧器ノズル位置
最初は浅い咽頭部に麻酔を行い，矢印のように徐々にノズルを傾けて後頭部，声帯に麻酔を行う。

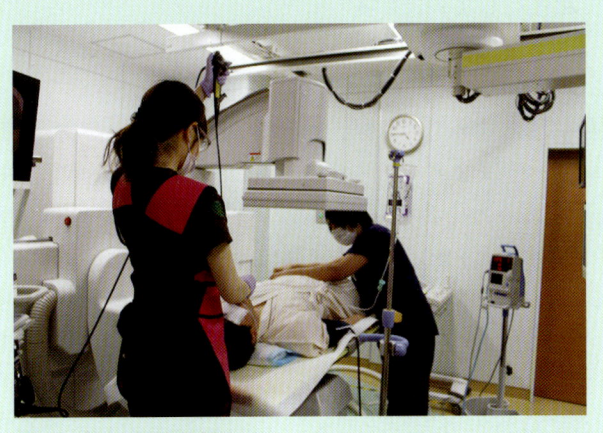

図3　静脈麻酔薬投与
SpO₂，血圧モニタをつけて，検査直前に静脈麻酔を行う。

ている被検者であれば4L/minから始める）の装着，リドカインが目に入らないためのガーゼを目に当てる。
5) これらの準備が済んだ後に，塩酸ペチジン（35mg/mL），ミダゾラム（10mg/2mL）を下記表に従って投与する（図3）。ミダゾラムは投与量を調節しやすくするために，ミダゾラム10mg/2mLを生理食塩水8mLに溶解し，全量で10mg/10mL（1mg/1mL）になるように調

節したものを当院では使用している。
6）気管支鏡を挿入する。咽頭喉頭麻酔が効果的に行えている場合は，声帯が開いているため，挿入が容易である。気管支鏡を挿入したら，シリンジに入れた2%リドカイン液を気管支鏡から噴霧して気管支全体に麻酔をかける。気管支鏡内にリドカインが残らないように10mLシリンジに2%リドカイン液を1mL吸い，残りの9mLはエアを引いて，リドカインの噴霧および，エアの後押しをする。

　鎮咳のためにリドカインを噴霧するのだが，粘膜にかかるリドカインの刺激ではじめは咳嗽が誘発される。被検者はパニックになることも多いため，あらかじめリドカイン噴霧で最初は咳嗽が誘発されることを説明しておくことが重要である。また，噴霧カテーテルを使用してリドカインを噴霧すると，シリンジで噴霧したときに比べて咳嗽の誘発が少なくなる。気管支の上葉から麻酔をかけるが，下葉は重力で自然に麻酔がかかるため，追加の麻酔は不要であることが多い。

7）気管支鏡終了後，フルマゼニル®0.5mg/5mLを2.5mL静注してミダゾラムに拮抗させるが，注意としてフルマゼニル®は半減期が短いため，ミダゾラムの鎮静が予想より遷延しているときは，残存したミダゾラムによる鎮静が再度かかることがある。

4　限界と対策

1）硫酸アトロピンについて
　硫酸アトロピンは気管支分泌物の抑制，気管支収縮予防に有用と考えられていたが，近年のstudyにより有用性は示されず，頻脈を惹起する理由から使用についてはBTSガイドラインやACCPのconsensus statementでは否定的である[1,2]。わが国においても使用頻度は減少してきており，当院では使用していない。

2）リドカイン中毒について
　リドカイン過量投与による中毒症状で，応答性の低下，意識障害，振戦，血圧低下，徐脈，心筋収縮力低下，心室性不整脈などでの中枢神経系，心血管系の症状として現れる。リドカイン使用量が7mg/kgを超えると中毒症状が起こりうると述べられており[2]，体重50kgの人間であれば，2%リドカインは17.5mLまでの使用量となるため，リドカインの使用量が過量にならないように常に注意する必要がある。中毒症状が出現したら検査を中止し，酸素吸入，血管確保，補液を行う。振戦やけいれんが顕著であればジアゼパムも使用する[3]。

3）リドカインアレルギー患者の麻酔について
　リドカインアレルギーについての問診をするように勧められているものの，実際にリドカインアレルギー患者の麻酔についての記述は少ない。わが国では咽頭喉頭麻酔はリドカインで行われていることがほとんどであるが，ACCPのconsensus statementによるとコカイン，ベンゾカイン，テトラカインなども使用されている[2]。当院ではリドカインアレルギー患者に対しては，1%プロカイン5mLを前処置として咽頭喉頭麻酔に使用し，気管支鏡からの気管内の麻酔にリドカインと同様の方法で1%プロカインを1mLずつ使用している。

5 成績

リドカインの局所麻酔のstudyは少ないが，気管支鏡下でリドカイン噴霧と生食噴霧を比べたランダム化比較試験ではリドカイン使用群で検査中の咳嗽頻度，鎮静剤の使用量が有意に減少したとの報告がある[4]。

◆参考文献

1) British Thoracic Society Bronchoscopy Guidelines Committee, a Subcommittee of Standards of Care Committee of British Thoracic Society: British Thoracic Society guidelines on diagnostic flexible bronchoscopy. Thorax, 56 Suppl 1: 11-21; 2001.
2) Wahidi MM, Jain P, Jantz M, et al.: American College of Chest Physicians consensus statement on the use of topical anesthesia, analgesia, and sedation during flexible bronchoscopy in adult patients. Chest, 140 (5): 1342-1350; 2011.
3) 大崎能伸：麻酔と基本手技．気管支学，35 (4): 448-449; 2013.
4) Antoniades N, Worsnop C: Topical lidocaine through the bronchoscope reduces cough rate during bronchoscopy. Respirology, 14 (6): 873-876; 2009.

MEMO

第Ⅱ部 医師編

4. 気管支鏡採取検体の処理

◆ 国立がん研究センター中央病院 内視鏡科　土田 敬明 / 出雲 雄大

Key Notes

- 検体処理の方法によっては，検体採取が有効であっても診断に不適となってしまう場合がある．
- 細胞診検体では，乾き気味の検体は擦り合わせをしない．
- 液状成分が多い検体でも，擦り合わせでなく引き伸ばしの感覚で検体プレパラートを作成する．

1 検体処理の目的

最近では，遺伝子変異の検索を行う場合が多く，組織診が可能な検体採取につとめる．

2 準備するもの（図1）

- ホルマリン入り検体瓶
- 先細の鑷子
- ニトロセルロース紙（細かく切っておく）
- プレパラート
- 固定用アルコール入りプレパラート瓶
- 生理的食塩水を3mL入れたスピッツ
- ガーゼ

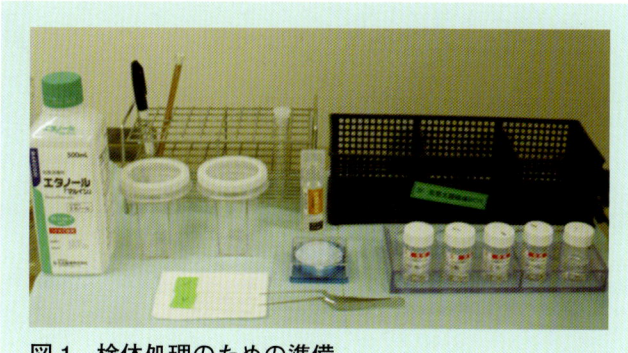

図1　検体処理のための準備

3 手技の実際

1）生検検体の処理
　①鉗子で採取した検体は，先の細い鑷子で摘んで細かく切ったニトロセルロース紙の上に置く．

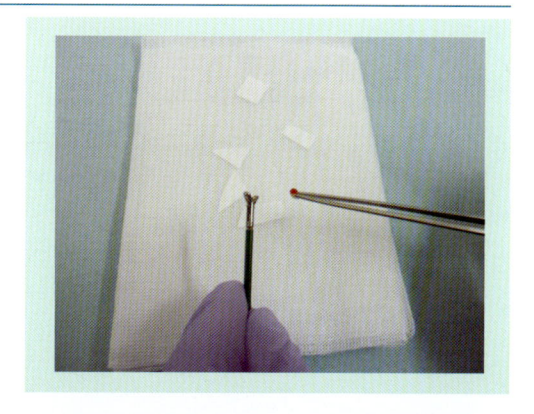

②ニトロセルロース紙ごと検体固定用のホルマリン瓶に入れる。

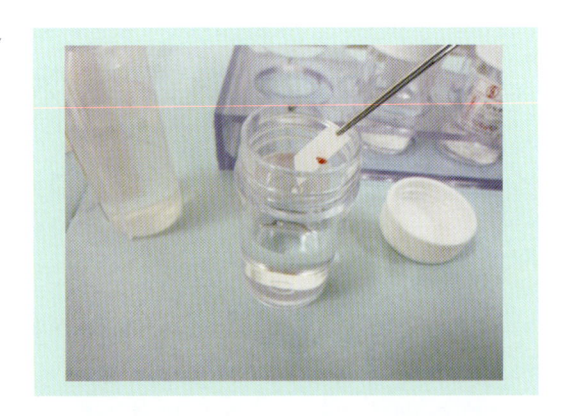

2) ブラシ検体の処理
　①プレパラートにブラシ先端を塗抹する。

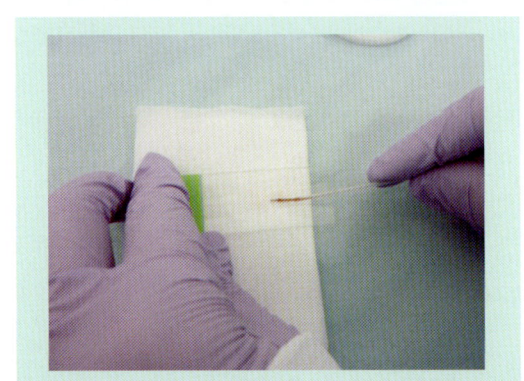

　②一枚は素早く固定用アルコールが入ったプレパラート瓶に入れる。

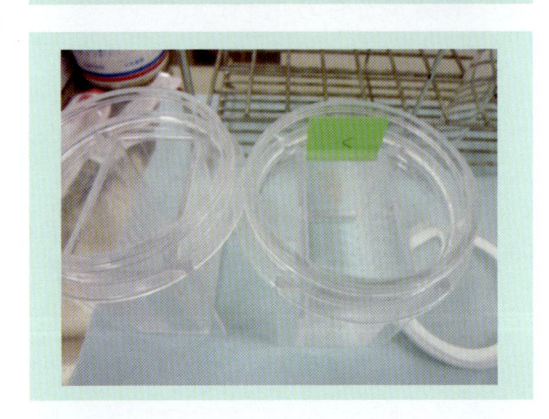

　③一枚は迅速細胞診用に乾燥標本とする。

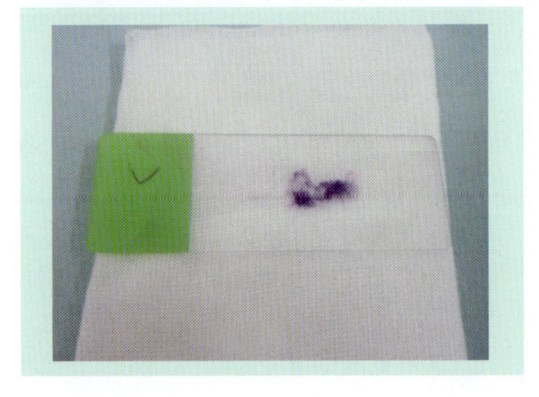

④ブラシ先を生理的食塩水が入ったスピッツに浸けて洗い，液状検体として提出する。
⑤迅速細胞診が不要な場合は，液状検体のみを作成する場合もある。

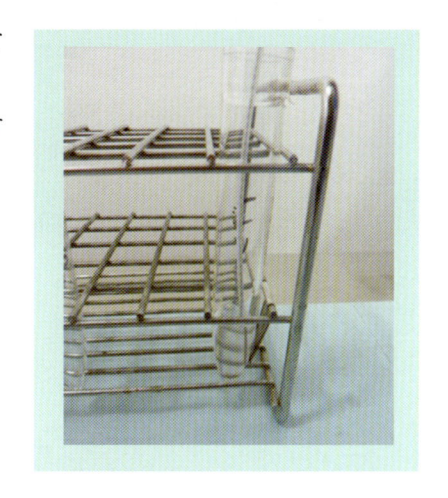

3）TBNA検体の処理
① プレパラート上に針吸引検体を吹き付ける。
② 固形検体があれば，先の細い鑷子で摘み生検検体処理と同様にする。 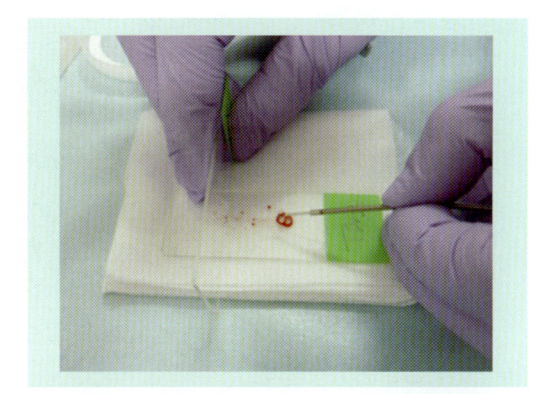
③ 固形検体を採取した後，別のプレパラートと張り合わせを行う。
④ 張り合わせたプレパラートからはみ出た液状成分は，ガーゼに吸わせて除去する。
⑤ 検体の液状成分が少ない場合は，引き延ばしをせずにそのままそっとプレパラートを剥がす。
⑥ 液状成分が多い場合は，すりつぶさないように引き延ばしつつ2枚のプレパラートを分離する。 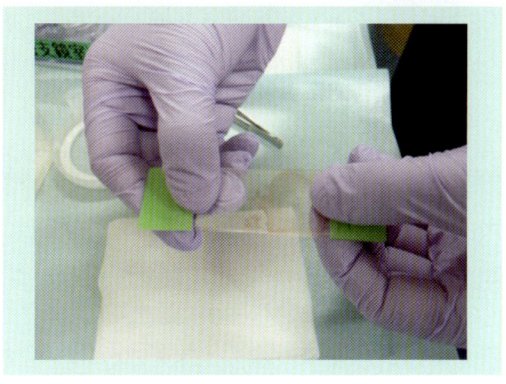
⑦ 剥がしたプレパラートは素早く固定用アルコールが入ったプレパラート瓶に入れるが，迅速細胞診を行う場合は，一枚は乾燥標本とする。
⑧ プレパラート検体採取後の穿刺針は，生理食塩水3mLで後押しして内部に残った細胞をスピッツに洗い出し，液状検体として提出する。

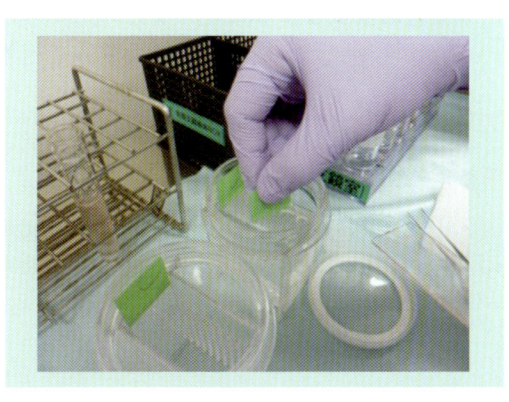

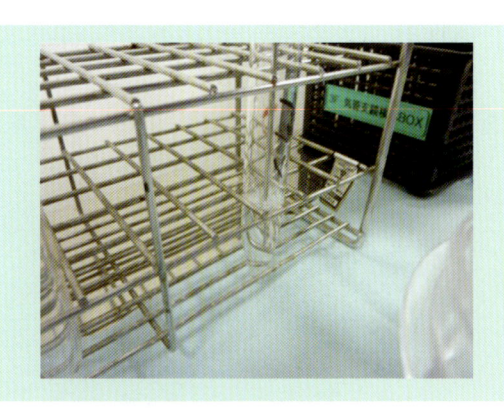

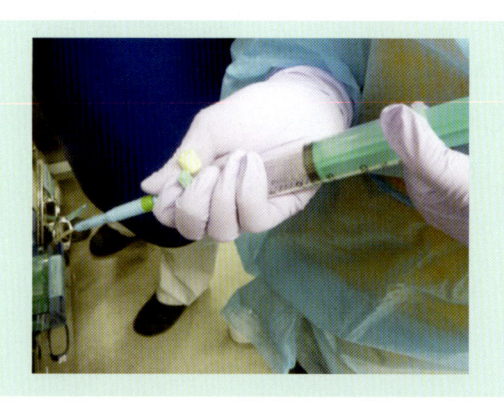

4 限界と対策

1) 検体処理の仕方によっては，検体採取が適切に行われても検体不良により診断困難となることがある。
   ①小さな経気管支生検検体では，固定用の瓶の中でふたの裏などに張り付いたりして重要な検体が診断に使用されないことがある。これは，小さく切ったニトロセルロース紙に検体を貼り付けることである程度防止することができる。 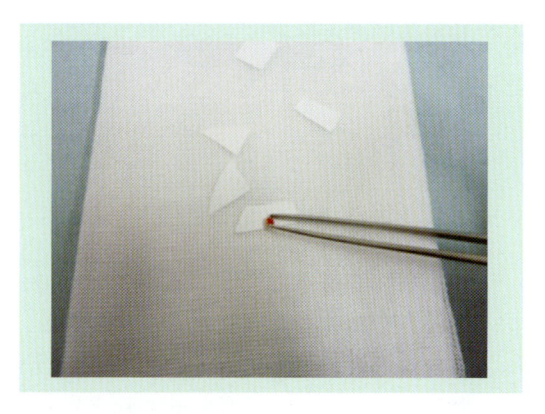
   ②プレパラート検体では乾燥しやすく，乾燥するとパパニコロウ染色の場合は診断困難となる。ブラシ塗抹では，固定瓶の直上ですばやく塗抹を行い，速やかにアルコールに浸けることを心がける。プレパラートの張り合わせを行う場合は，プレパラートを剥がす作業は固定瓶の直上で行い，速やかにアルコールに浸ける。
2) 塗抹検体と液状検体にはそれぞれ利点と欠点がある。
   ①塗抹検体は乾燥しやすく，パパニコロウ染色で診断困難となることがある。
   ②塗抹検体では，強く塗抹したり擦り合わせを行ったりすることにより細胞がクラッシュし診断困難となることがある。
   ③液状検体では，細胞膨化により診断困難となることがある。

◆参考文献

　　Izumo T, Sasada S, Matsumoto Y, et al.: Radial endobronchial ultrasound and guide sheath for peripheral pulmonary lesions. J Jpn Soc Respir Endoscopy, 36: 392-397; 2014.

第Ⅱ部 医師編

5. 気管支鏡検査における迅速細胞診

◆ 国立がん研究センター中央病院 内視鏡科　土田 敬明 / 出雲 雄大

Key Notes

- オンサイトでの迅速細胞診は良悪性判定が目的ではないことを細胞診担当者と共有する。
- 迅速細胞診の所見によって検体採取デバイスの選択に有用な場合がある。

1　目的

1) 採取した検体が細胞診断に不足なく採取されているかどうかの判定。
2) 採取した検体が目的とした病変に由来するかどうかの判定。
3) 検体採取のためのデバイスを選択するにあたって、参考所見とする。

2　準備するもの※

1) Diff-Quik®染色
   - Diff-Quik®染色キット
   - 洗浄水（水道水でよい）
   - 染色用の瓶
   - ドライヤー
   - 顕微鏡

※当院では Diff-Quik®染色を使用している。

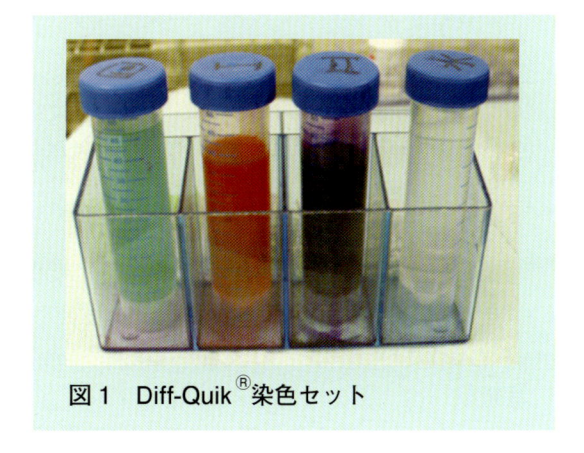

図1　Diff-Quik®染色セット

2) 迅速パパニコロウ染色
   - 95%アルコール
   - 100%アルコール
   - 塩酸水
   - ギルのヘマトキシリン
   - OG-6
   - EA50
   - キシレン
   - 封入剤
   - カバーグラス
   - 顕微鏡

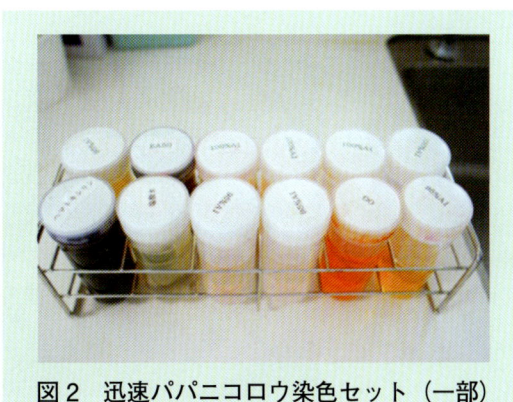

図2　迅速パパニコロウ染色セット（一部）

3 手技の実際

1) Diff-Quik®染色
   ①塗沫・捺印後乾燥（冷風ドライヤーの使用可）
   ②キット固定液（アルコール）で10秒固定
   ③キット染色液Ⅰで20秒染色
   ④キット染色液Ⅱで20秒染色
   ⑤水洗後，よく水を切って乾燥（温風ドライヤーの使用可）
   ⑥鏡検

図3　Diff-Quik®染色標本

2) 迅速パパニコロウ染色
   ①95％アルコールで1分以上固定
   ②軽く流水で水洗
   ③ギルのヘマトキシリンで90秒染色
   ④流水で水洗
   ⑤塩酸水に10回出し入れ
   ⑥流水で水洗
   ⑦95％アルコールに軽く浸ける
   ⑧OG-6で60秒染色
   ⑨95％アルコール2セットで余分なOG-6を落とす
   ⑩EA50で90～120秒染色
   ⑪100％アルコール3セットで余分なEA50を落としつつしっかり脱水
   ⑫キシレン3セットで透徹
   ⑬封入（カバーグラスの装着）
   ⑭鏡検

図4　迅速パパニコロウ染色標本

3) 迅速細胞診における実際の流れ（症例提示）
   ①右 S^2a から S^6a にまたがる腫瘤に対して確定診断目的に経気管支生検を行った。

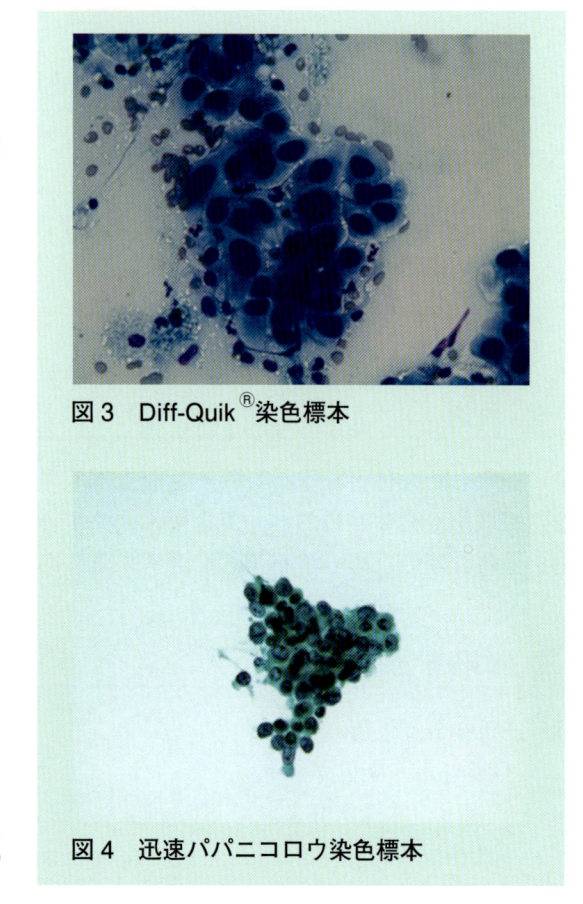

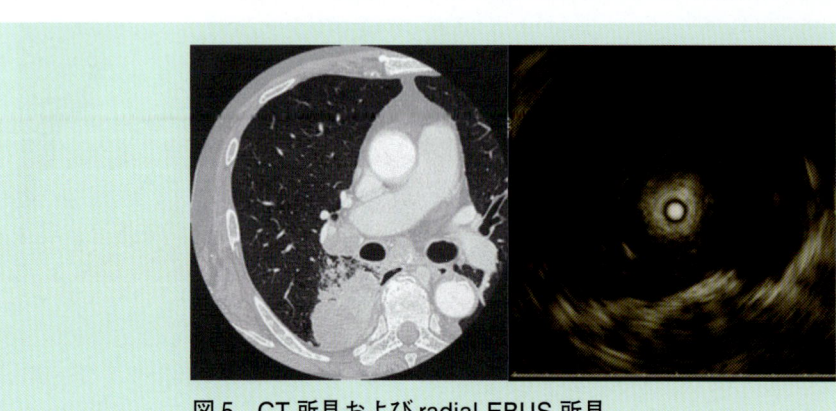

図5　CT所見およびradial EBUS所見

② Radial EBUS（endobronchial ultrasound）では，within であった。
③まず，擦過細胞診を行ったが，Diff-Quik®染色所見では多数の線毛円柱上皮を認めるのみであった。
④以上の radial EBUS 所見と迅速細胞診所見より，腫瘍はガイドシースが誘導された気管支壁外に存在すると推定し，検体採取デバイスとして吸引生検針（TBNA）を選択した。

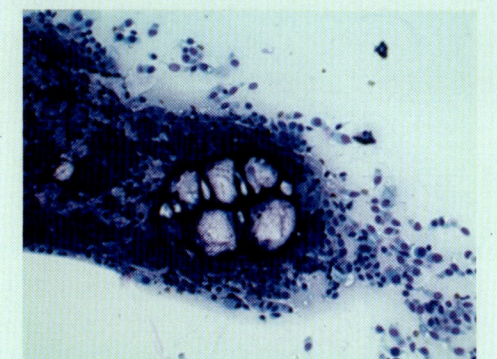

図6　擦過細胞診の Diff-Quik®染色所見

⑤TBNA の迅速細胞診では，小細胞がんを疑う異型細胞を検出した。
⑥本症例では，鉗子による生検および擦過細胞診では陰性で，TBNA でのみ小細胞がんの診断であった。この症例のように，radial EBUS で within であっても，病変が気管支壁外に存在する場合には，鉗子による生検やブラシでは病変から正しく材料を採取することができない場合がある。radial EBUS で within であり，迅速細胞診で線毛円柱上皮ばかりが採取

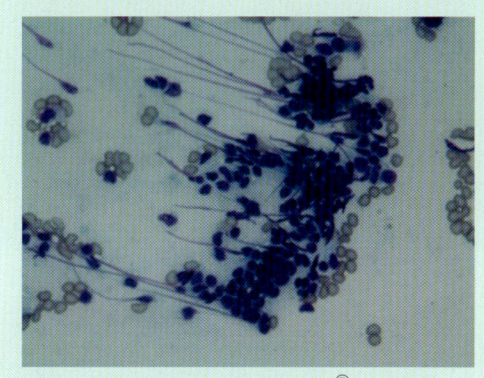

図7　TBNA 検体の Diff-Quik®染色所見

される場合は，より太い鉗子を使うことのできる太径のガイドシースを用いることやTBNA を選択するなどの方法を検討する。

4　限界と対策

1）Diff-Quik®染色と迅速パパニコロウ染色ではそれぞれに利点および欠点がある。Diff-Quik®染色では染色手順が少なく，薬品の管理も楽である一方で，細胞質の所見を読みにくく，また，粘液や血球で見にくくなるという欠点を持つ。迅速パパニコロウ染色では細胞質，核共に所見を読みやすく，粘液や血液の影響を受けにくい一方，手順が多く複雑であり，薬品の管理も厳重にしなくてはならない。また，揮発性の高い溶剤を用いるため，換気にも注意が必要である。これらのことから，オンサイトの迅速細胞診の場合は Diff-Quik®染色を用いることが多いが，その欠点を補うため，より良好な検体を採取し，検体処理にも注意を払う必要がある。
2）迅速細胞診は，単にヒットしたかどうかの判定だけでなく，検体採取のためのデバイスを選択するうえでも重要な役割を果たす。細胞検査士や病理医が迅速細胞診を行う場合，単に『陰性』とのみコメントすることが多いと思われるが，末梢から採取されているのか気管支上皮主体なのかを確認することが重要である。また，EBUS-TBNA でリンパ節を穿刺する場合

は，正しくリンパ節から検体が採取されているかどうかの判定（多数のリンパ球を認め，かつマクロファージが採取されているなど）も依頼する必要がある．また，サルコイドーシスやサルコイド反応などを疑う場合も，その旨を事前に迅速細胞診の判定者に伝えることも重要である．いずれにしても，日頃から病理医や細胞診検査士と合同カンファランスを行うなど連絡を密にしておくことでより有効な迅速細胞診を行うことができる．

5 成績

Uchida ら[1]によると，657 例における前向き試験で，オンサイトの迅速細胞診を行うことにより，経気管支生検の診断率を 16％（74.4％から 90.3％）向上させたとしている．

◆参考文献
1) Uchida S, Imamura F, Takenaka A, et al.: Improved Diagnostic Efficacy by Rapid Cytology Test in Fluoroscopy-Guided Bronchoscopy. J Thorac Oncol, 1: 314-318; 2006.

MEMO

第II部 医師編

6. 気管支鏡の種類と選択

◆国立がん研究センター中央病院 内視鏡科　笹田 真滋

Key Notes

・肺末梢病変における診断的気管支鏡はいまだ確立しておらず，検査医の好みによって方法が異なっているのが現状である。
・細径1Tスコープは到達性と検体採取性を兼ね備えた新しい気管支鏡である。

1 気管支鏡の開発

　気管支鏡の原型は1897年にGustav Killian（ドイツ）によって硬性の喉頭鏡を使用して気管支異物の摘出を行ったというものである[1]。その後，1907年にChevalier Jackson（アメリカ）によって現在の硬性気管支鏡の形に改良され[2]，現在でも気管支内異物摘出や気管気管支ステント留置などに使用されている。なお現在，診断的気管支鏡にはフレキシブル気管支ファイバースコープが一般的に使用されているが，これは1966年に国立がんセンター（当時）の池田茂人らによって開発された[3]。初期の気管支ファイバースコープは，3〜6mmの柔軟性のチューブに約10μmのグラスファイバーを束にしたものの両側にレンズを付けたものであった。その後改良を重ね，先端を上下に屈曲させるための操作装置や生検鉗子やブラシを挿入するワーキングチャンネル，観察窓が付いたフレキシブル気管支ファイバースコープへと発展した。フレキシブル気管支ファイバースコープは，本体が柔らかくかつ先端を上下に強く屈曲できるため，右B^1，B^2や左B^{1+2}，下葉B^6など，角度をつけないといけない到達困難な気管支へのアプローチが可能となった。

2 フレキシブル気管支鏡ファイバースコープの種類

　フレキシブル気管支ファイバースコープには様々な種類が存在し，病変によって使い分ける。用途により大きく分けると，気管支内に腫瘍などが露出している可視病変に対する高解像度（ハイビジョンなど）の太径気管支鏡，肺末梢病変の生検のために開発された細径（極細径）気管支鏡，そして肺門縦隔リンパ節の生検を目的としたコンベックス走査式超音波気管支鏡などとなる（表1）。

3 肺末梢病変診断の現状

　近年，気管支鏡による肺末梢病変の診断率に関するメタアナリシスが報告されている[4]。これは気管支腔内超音波断層法（radial endobronchial ultrasound：R-EBUS）[5]や仮想気管支鏡ナビゲーション（virtual bronchoscopic navigation：VBN）[6]などを併用した気管支鏡診断の成績を集計したもので，pooled sensitivityは70％程度で各種診断モダリティを導入すること

表1 気管支鏡の種類

	先端部外径 (mm)	軟性部外径 (mm)	チャンネル内径 (mm)	備考
オリンパス電子スコープ260シリーズ				
BF-260	4.9	4.9	2.0	標準
BF-1T260	5.9	6.0	2.8	太径
BF-6C260	5.9	5.7	2.0	高画質
BF-P260F	4.0	4.4	2.0	細径
BF-XP260F	2.8	2.8	1.2	極細径
BF-F260	5.5	5.4	2.0	蛍光観察
BF-UC260FW	6.9	6.3	2.2	コンベックス式超音波
オリンパス電子スコープ290シリーズ				
BF-Q290	4.8	4.9	2.0	標準
BF-1TQ290	5.9	6.0	3.0	太径
BF-H290	6.0	5.7	2.0	高画質
BF-P290	4.2	4.1	2.0	細径
BF-XP290	3.1	2.8	1.2	極細径
ペンタックス電子スコープ				
EB-1572K	5.5	5.1	2.0	標準
EB-1972K	6.3	6.2	2.8	太径
EB-1170K	3.8	3.7	1.2	細径
富士フイルム電子スコープ				
EB-530H	5.4	4.9	2.0	標準
EB-530T	5.8	5.9	2.8	太径
EB-530P	3.8	3.8	1.2	細径
EB-530US	6.7	6.3	2.0	コンベックス式超音波
開発機（オリンパス）	5.1	5.2	2.6	細径1Tスコープ

で診断率が向上したと結論づけられている。しかし，もし自分が患者の立場になった場合を考えると，この検査はなかなか受け入れがたい（10人のうち3人は失敗する！？）。私見であるが，70％というデータの示すところは検査医の熟練度によって成功したり失敗したりという世界である。つまりフレキシブル気管支ファイバースコープが登場した時代と現在ではまだどんぐりの背比べをしているような状況である。

4 汎用されている気管支鏡

　現在市販されている気管支鏡の中で肺末梢病変の生検に対し汎用されているものは，外径6mm前後（チャンネル内径2.8-3.0mm）の太径気管支鏡（BF-1T260/BF-1TQ290，オリンパス），外径4mm前後（チャンネル内径2mm）の細径気管支鏡（BF-P260F/BF-P290，オリンパス）などである。太径気管支鏡は吸引力が強く太いデバイスが使用できるため生検に有利であるが，末梢気管支への挿入に制限がある。一方細径気管支鏡は，より末梢の気管支に進入でき操作性に優れているが，内径が細いため使用できるデバイスが制限され生検量に限りがある。外径5mm前後の気管支鏡も存在するがチャンネル内径は2.0mmと細く，細径気管支鏡とのすみ分けが困難でほとんど使用していない。これらの気管支鏡の中から検査医の好みによって選択されているのが現状であろう。

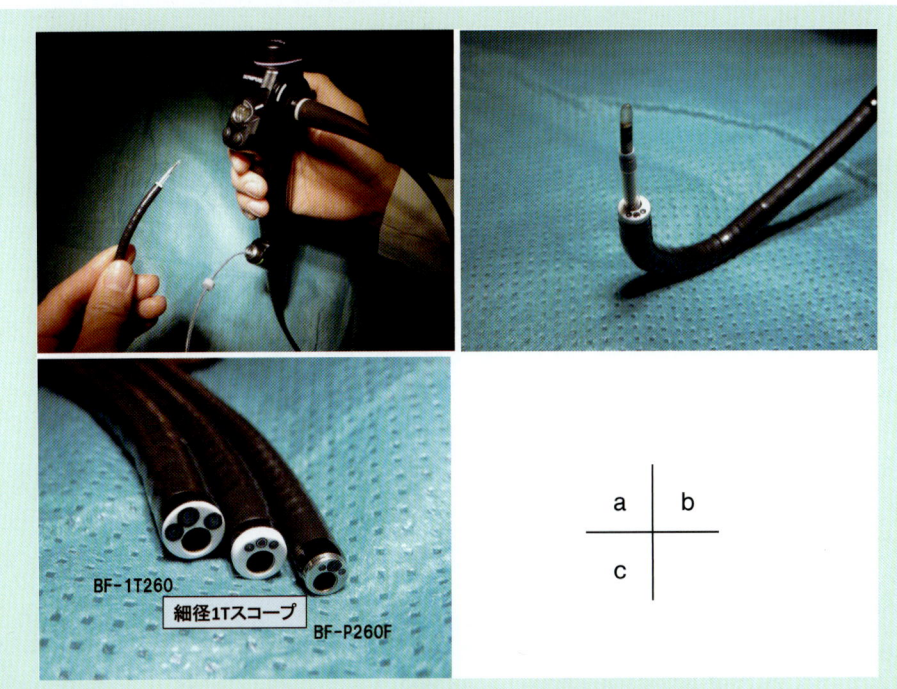

図1 細径1Tスコープ（オリンパス，文献8）より改変して引用）
a　ハンドル部および先端部。
b　先端部。ラジアル式超音波プローブを挿入した太径ガイドシースが挿入されている。
c　先端部の比較。左がBF-1T260（外径5.9mm，内径2.8mm），中央が細径1Tスコープ（外径5.1mm，内径2.6mm），右がBF-P260F（外径4.0mm，内径2.0mm）。細径1Tスコープの先端はわずかにテーパー型となっている。

5　肺末梢病変の診断に最適な気管支鏡とは

　肺末梢病変の診断（生検）において，どのような気管支鏡が最適なのかという疑問はきっと誰もが日常臨床の中で抱いている。なぜなら診断できなければたちまち診療が滞るからである。われわれの知る限りでは，この問題を証明するための前向き比較試験はほとんど存在せず，十分な議論がなされてきたとは言い難い。当然，肺末梢病変の局在やサイズ，検査医の熟練度や気管支鏡の好みなどという多数の要素が加わるため，証明が難しいのは理解できる。

　近年，ドライバー遺伝子変異（変異型EGFR遺伝子，ALK融合型がん遺伝子など）による肺がんの増加に伴い，病理診断のみならずmolecular diagnosisに必要な組織検体を要求されるケースが急速に増えてきた[7]。さらにEGFR変異陽性例では新たな耐性機序の解明（T790M，c-MET増幅，HGF活性化）により次世代EGFR-TKI，MET阻害薬なども登場してきており，再発後の腫瘍サンプル採取が必要となる。

　当院では，どうすればこの要求に答えられるかを研究してきた。その課題に対しては，「可能な限り病変に接近し，組織を確実に採取する」ことが答えであり，そのために何をしなければならないかを考えてきた。つまり「外径が細く，チャンネル内径が太い」気管支鏡の開発が必要であり，大口径チャンネルを有するミドルレンジ新型気管支鏡をオリンパスと共同開発した[8]（図1）。新型気管支鏡の光学系はハイブリッド式を採用，外径5.1mm，チャンネル内径2.6mmで太径ガイドシース（GS）キット（K-203®，オリンパス）を使用でき，先端の屈曲角

度は up 180 度，down 130 度である。新型気管支鏡をその性質より，「細径 1T スコープ」と呼んでいる。

6　細径 1T スコープの成績，特徴

　2013 年 9 〜 11 月にかけ，肺末梢病変に対し EBUS-GS（endobronchial ultrasound with a guide sheath）を併用した細径 1T スコープでの気管支鏡検査を行った。選択基準は，明らかな bronchus sign を有しない病変，スリガラスを伴う腫瘍性病変，臨床上転移性病変を疑う病変，上葉や S^6 に局在している病変，など一般的に診断が困難と考えられる 70 病変[8]。平均サイズ（長径）は 25.5 ± 13.1mm, ziostation2® による仮想気管支鏡シミュレーション下に行った。最終診断は肺がん 56 例，転移性肺腫瘍 4 例，炎症性肉芽腫 3 例，非特異的炎症 6 例，塵肺 1 例で診断率は 87.1％（61/70 例）であった。特記すべきは背景因子（病変サイズ，病変の性質，病変部位，EBUS 到達度，検査医の熟練度など）による診断の差が見られなかったことである。つまりどのような病変においても，検査医の熟練度によらず同等の成績を残すことが可能な気管支鏡検査と考えられた。

　印象としては，太径気管支鏡よりも 1 〜 2 次分岐奥まで進入できることにより，責任気管支の選択性および X 線透視下での操作性が BF-1T260 などと比較し格段に良い。さらに X 線透視下に病変を探っている間にスコープ自体が奥へ奥へと進入していく傾向が見られ，肺尖部の病変に対しても過不足ないアプローチが可能であった（図 2）。この効果は細径 1T スコープ先端のテーパー構造によるものと考えられた。合わせて細径 1T スコープは標準鉗子が使用できることより，細径 GS キット（K-201®）付属の小型鉗子のように生検時の空打ちがほとんどない。つまり症例 1 のように EBUS での到達度が辺縁（adjacent to）であっても検体採取量の多さによりそれを補える。またスリガラス陰影においても採取検体サイズが大きいことにより病理診断に有利であった（図 3）。さらに，詳細は他項に譲るが，当院で開発した手技である太径 GS に通した経気管支穿刺吸引針生検（transbronchial needle aspiration through a guide sheath：GS-TBNA）が併用でき，転移性病変も含めた到達困難例の診断的上乗せ効果も得られる（図 4）。

　以上のように，細径 1T スコープを用いた気管支鏡検査は肺末梢病変の近傍から多くの検体を採取可能である（図 5）。またミドルレンジ 5.1mm という外径は，スコープが程良く奥へ入っていく太さであり，扱いやすい。

7　肺末梢病変の種類によるスコープ選択の実際

　肺末梢病変の種類はサイズや性質などによって千差万別である。われわれは診断難易度別に肺末梢病変を下記のように大きく 3 つに分類した[8]（表 2）。
1) Peripheral-small lesions：長径 30mm 以下で臓側胸膜に接するもの。長径 15mm 以下の pure GGO，長径 10mm 以下の solid nodule も含む（胸膜浸潤は問わない）。
2) Central-small lesions：長径 30mm 以下で臓側胸膜から離れているもの。
3) Large lesions：長径 30mm を超えるもの（胸膜浸潤は問わない）。

　細径 1T スコープ＋太径 EBUS-GS ± GS-TBNA による診断成績はそれぞれ① 72.0％（18/25 例），② 96.3％（26/27 例）③ 94.4％（17/18 例）（p = 0.021, chi-square test）であった。本結

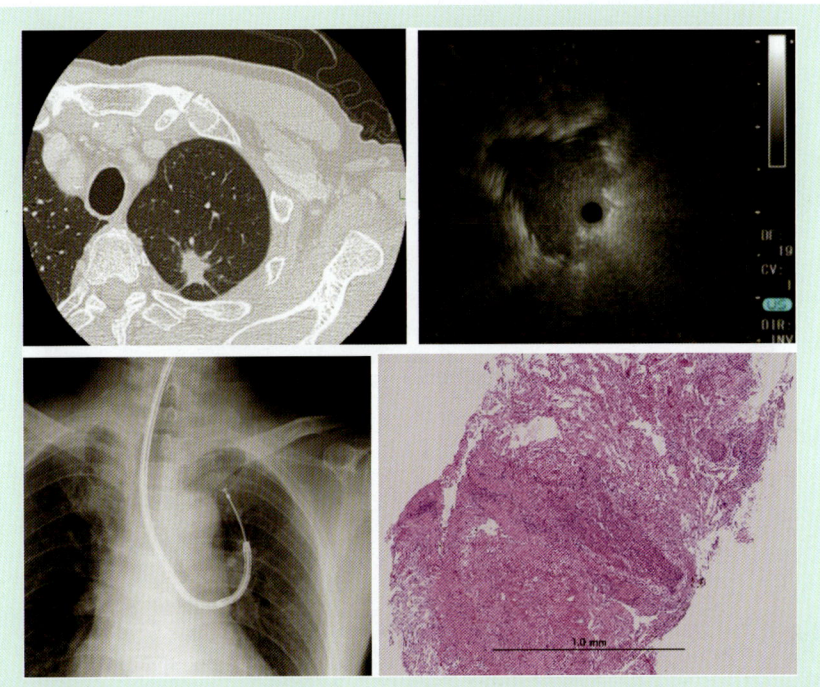

図2 症例1　EBUS-GS にて診断した肺扁平上皮がん症例（文献 8）より引用）
EBUS で辺縁（adjacent to）への到達であったが，標準鉗子による生検で十分量のがん組織が得られた。

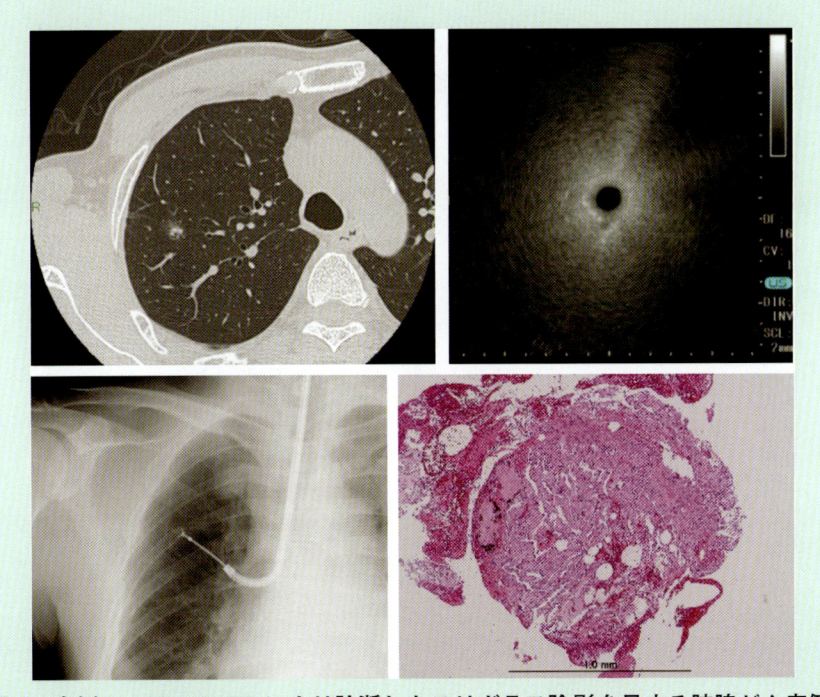

図3 症例2　EBUS-GS により診断したスリガラス陰影を呈する肺腺がん症例（文献 8）より引用）
EBUS 所見は blizzard sign[9] を呈し，生検材料は肺胞上皮置換性の腫物が観察でき病理診断に有用であった。

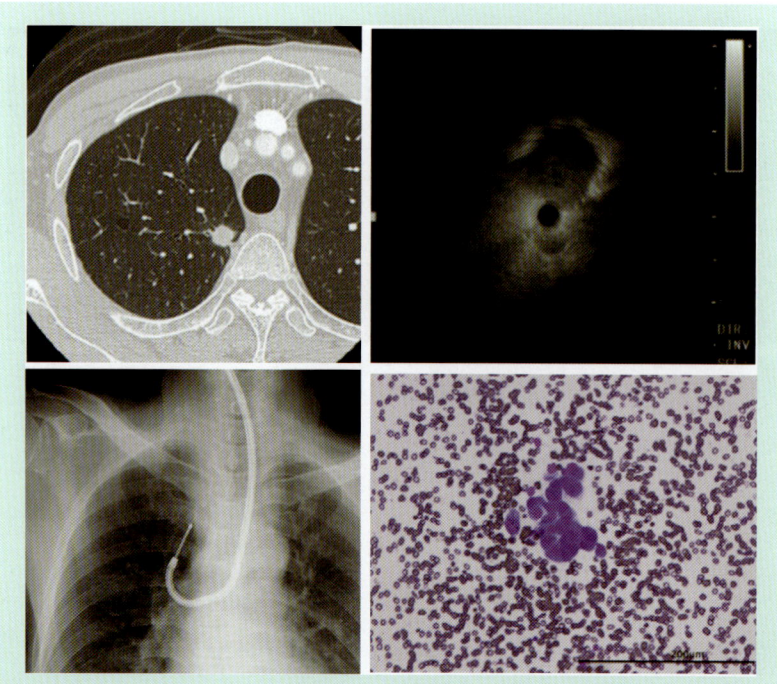

図4 症例3 GS-TBNAにより診断した肺腺がん症例（文献8）より引用
縦隔胸膜に接する小型充実性病変であったがスコープをウエッジし縦隔側へのアプローチが可能となった。

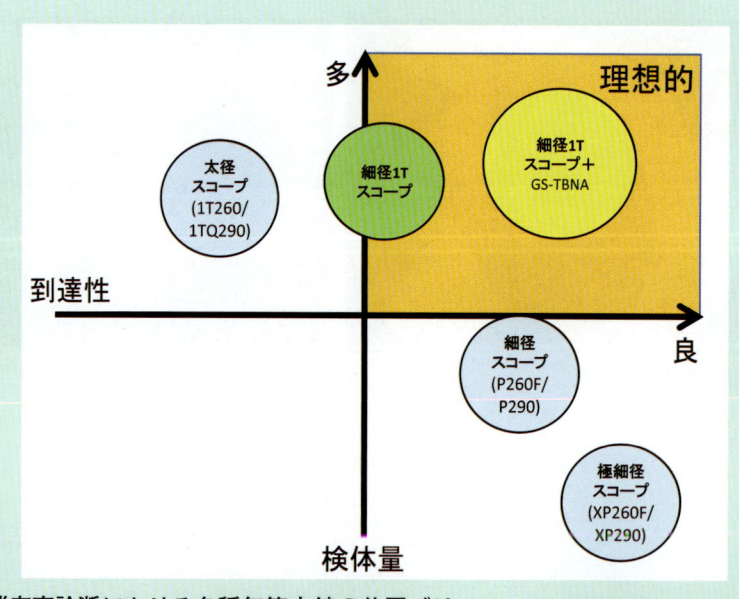

図5 肺末梢病変診断における各種気管支鏡の位置づけ
肺末梢病変の診断にとって理想的な気管支鏡とは到達性と十分な検体採取量を兼ね備えたものである。BF-1T260（太径気管支鏡）とBF-P260F（細径気管支鏡），BF-XP260F（極細径気管支鏡）とは相反する性質を持つため，病変の性質によって慎重に使い分けなければならない。細径1Tスコープはそれらの中間的な機能を持ち，到達性と検体採取能を兼ね備えているため，もしすべての症例に使用したとしても目的から大きく外れることはない。またガイドシースを通した経気管支穿刺針吸引（GS-TBNA）の併用によって到達性はさらに向上する。

表2 肺末梢病変の分類と気管支鏡および生検デバイスの選択基準

分類	①Peripheral-small lesions	②Central-small lesions	③Large lesions
条件	長径30mm以下で臓側胸膜に接するもの 長径15mm以下のpure GGO，長径10mm以下のsolid noduleも含む（胸膜浸潤は問わない）	長径30mm以下で臓側胸膜から離れているもの	長径30mmを超えるもの（胸膜浸潤は問わない）
細径1Tスコープでの診断率（文献8）より引用）	72.0%	96.3%	94.4%
推奨	BF-P260F or BF-P290 細径GSキット(K-201®)	細径1Tスコープ or 太径気管支鏡 太径GSキット(K-203®) GS-TBNA	細径1Tスコープ or 太径気管支鏡 太径GSキット(K-203®) GS-TBNA

果より②③の群は細径1Tスコープにより相当数（90％以上）診断に至れる可能性が示された。胸膜から離れた病変での診断率が高いということは，経皮的針生検や外科的肺生検とのすみ分けという点で重要である。つまり胸膜から離れた病変は細径1Tスコープの良い適応であるため気管支鏡を第一選択とし，胸膜に接する病変や超小型病変はCTガイド下生検などの経皮的針生検，外科的肺生検，気管支鏡の中から主治医ごと，施設ごとの判断で選択してよいと考えられる。

　現在，当院では病変の種類（分類）に応じて表2のような気管支鏡およびデバイス選択を行っている。なお細径1Tスコープで診断困難であったperipheral-small lesionsに対しては細径気管支鏡（BF-P260F）と細径GSキット（K-201®）を積極的に使用し妥当な結果を得ている。本基準は，われわれが長らく肺末梢病変診断の研究を行ってきた結論であり，細径1Tスコープが一日でも早く市販化されることを願ってやまない。

◆参考文献

1) Killian G: Meeting of the Society of Physicians of Freiburg Dec. 17, 1897. Munchen Med. Mschr. 45: 378; 1898.
2) Jackson C: Foreign bodies in the trachea, bronchi and esophagus. Laryngoscope, 15: 527; 1907.

3) 池田茂人, 柳井 登・他：フレキシブル気管支ファイバースコープ. 日気食会報, 19: 54; 1968.
4) Wang Memoli JS, Nietert PJ, Silvestri GA: Meta-analysis of guided bronchoscopy for the evaluation of the pulmonary nodule. Chest, 142: 385-393; 2012.
5) Kurimoto N, Miyazawa T, Okimasa S, et al.: Endobronchial ultrasonography using a guide sheath increases the ability to diagnose peripheral pulmonary lesions endoscopically. Chest, 126: 959–65; 2004.
6) Ishida T, Asano F, Yamazaki K, et al.: Virtual bronchoscopic navigation combined with endobronchial ultrasound to diagnose small peripheral pulmonary lesions: A randomised trial. Thorax, 131: 549–553; 2007.
7) Lindeman NI, Cagle PT, Beasley MB, et al.: Molecular testing guideline for selection of lung cancer patients for EGFR and ALK tyrosine kinase inhibitors: guideline from the College of American Pathologists, International Association for the Study of Lung Cancer, and Association for Molecular Pathology. J Thorac Oncol, 8: 823-859; 2013.
8) Sasada S, Izumo T, Chavez C, et al.: A new middle-range diameter bronchoscope with large channel for transbronchial sampling of peripheral pulmonary lesions. Jpn J Clin Oncol, 44: 826-834; 2014.
9) Sasada S, Izumo T, Chavez C, et al.: Blizzard Sign as a specific endobronchial ultrasound image for ground glass opacity; a case report. Resp Med Case Rep, 12: 19-21; 2014.

MEMO

TOPICS

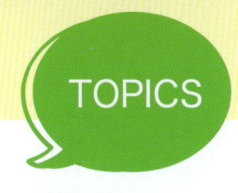

挿入部回転機能付き気管支鏡とハイビジョンスコープ

◆ 国立がん研究センター中央病院 内視鏡科　出雲 雄大

Key Notes

- 挿入部回転機能を使用することで気管支の選択がこれまでよりも容易となる。
- 挿入部回転機能により高周波スネアやEWS® (Endobronchial Watanabe Spigot) などの処置が容易となる。
- ハイビジョンスコープの登場により，これまでよりも鮮明な白色光およびNBI (narrow band imaging) での観察が可能である。

1 はじめに

これまで気管支鏡検査において気管支鏡自体はアップダウンが操作部レバーにより可能で，その他の動作は手首を時計回りまたは反時計回りに回転させることで操作をしてきた（検査者が立つ位置を変えることを含む）。しかしながら，肺末梢病変の診断を気管支鏡で行うためには，正確に気管支を選択する必要があるが，特に左右のB^{6}や左B^{1+2}, B^{10}a, B^{10}cなどにアプローチをする場合においては検査者が手首を大きくひねったり，体勢を反転させたりと不自然な体勢をとらなければならないことがあり，さらに気管支を選択した後にradial EBUSやガイドシース，生検鉗子などの処置具を挿入することが体勢として困難な場合があった。新しく市販化された気管支ビデオスコープBF-290シリーズ（オリンパス，図1a, b）では挿入部回転機構が搭載された。また消化器のビデオスコープでは当然のように使用されていたハイビジョンがBF-H290（オリンパス）に搭載され使用可能となっている。

2 挿入部回転機能付き気管支鏡

BF-290シリーズに新規に搭載された機能である（図1c）。挿入部回転リングを使用することで時計回りおよび反時計回りにそれぞれ120度回転することができる（図1d）。挿入部回転機構を使用することでスコープの向きの微調整が可能であり，関与気管支の選択に有用と考えられる。また，BF-1TQ290以外のスコープ（BF-H290, BF-Q290, BF-P290, BF-XP290）ではアップアングルが210度となり（BF-1TQ290のみアップアングルは180度），これまでのスコープよりもアップアングルがかかりやすいことでさらに操作性が向上している。EWS®などを用いた気管支充填術では目的とする気管支にEWS®を充填するためにはEWSの軸と目的気管支の軸を合わせる（直線にする）ことが重要であるが，軸が合わずに難渋することがある。そのような際にも挿入部回転機能を使用することで軸のずれを修正することが可能な場合があり有用であると考えられる。

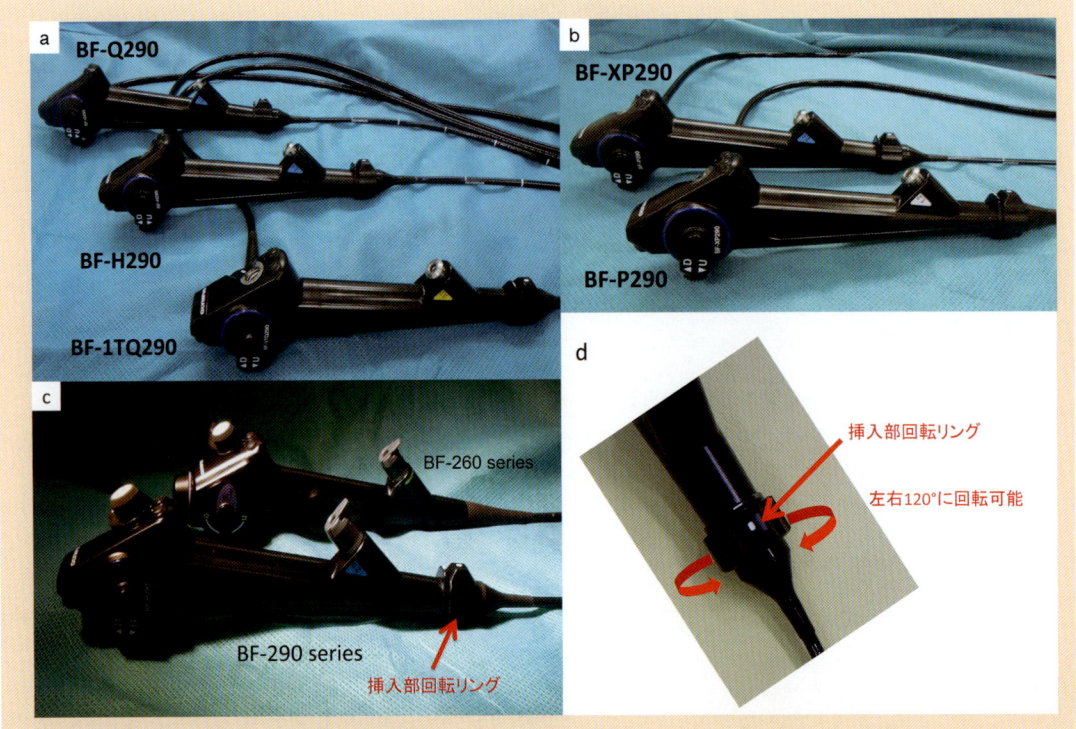

図1　BF-290シリーズ（オリンパス）
a　BF-Q290, BF-H290, BF-1TQ290
b　BF-XP290, BF-P290
c　BF-260シリーズとBF-290シリーズ。BF-290シリーズには挿入部回転リングが新たに備わった（矢印）。
d　挿入部回転リング。左右に120度回転することが可能である。

3　画質の向上

　BF-290シリーズではBF-H290に初めてハイビジョンが搭載された。白色光やNBI（narrow band imaging）の画質がこれまでのスコープよりも向上した（**図2**）。また，BF-290シリーズが接続するEVIS LUCERA ELITE（オリンパス）では，ビデオシステムセンサーの改良や光量の増加により，BF-260F（オリンパス）を用いたAFI（autofluorescence imaging）での観察においてもこれまでのビデオシステムセンサーであるEVIS LUCERA SPECTRUMと比較しノイズが抑えられ，解像度に優れた画像となりより病変の進展範囲の確認が容易となると考えられる（**図3**）。特筆すべきはBF-P290およびBF-XP290の画質と画面サイズが向上したことである。これまでこれらの細径スコープはハイブリッドスコープであったため画質と画面サイズが見劣りしていたが，ビデオスコープとなったことで著明に改善した（**図4**）。これらの向上により，末梢での気管支鏡操作がさらにストレスなく行えるようになったと考えられる。

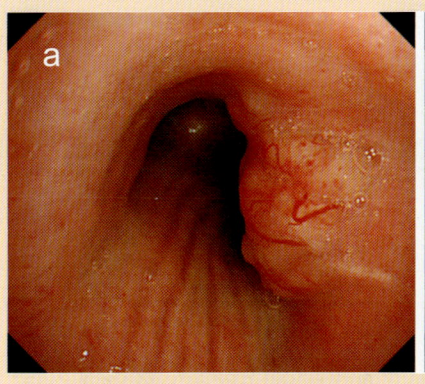

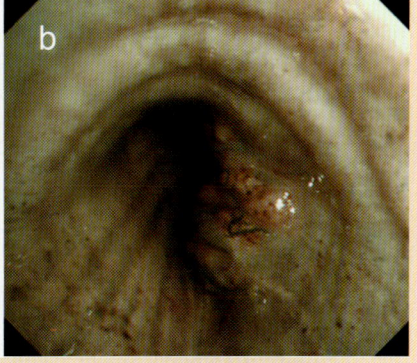

図2　BF-H290によるハイビジョンでの観察。気管MALTリンパ腫症例
a　ハイビジョン画質での観察（白色光）。病変のより詳細でクリアな観察が可能である。
b　aと同一症例のNBI（narrow band imaging）。粘膜表層の血管走行のクリアな観察が可能である。

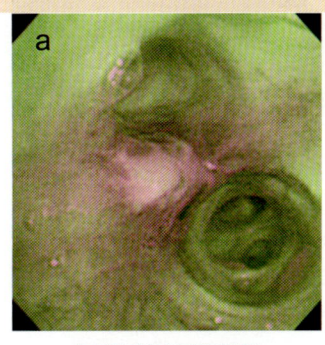

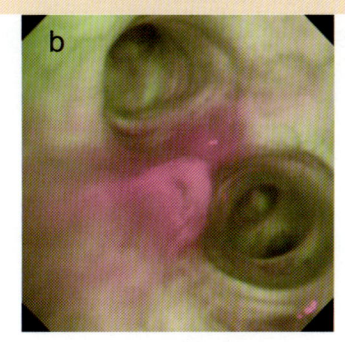

図3　新旧システムでのAFI画質の違い。左上区扁平上皮がん症例
a　旧システム（EVIS LUCERA SPECTRUMU）での観察。
b　新システム（EVIS LUCERA ELITE）での観察。旧システムと比較しノイズが抑えられ，解像度に優れた画像となりより病変の進展範囲の確認が容易である。

4　挿入部回転機能の注意点

挿入部回転機能は使用後に自動でニュートラル位には戻らないため，処置終了後は必ず回転機構をニュートラル位に戻すことを忘れないようしなければならない。

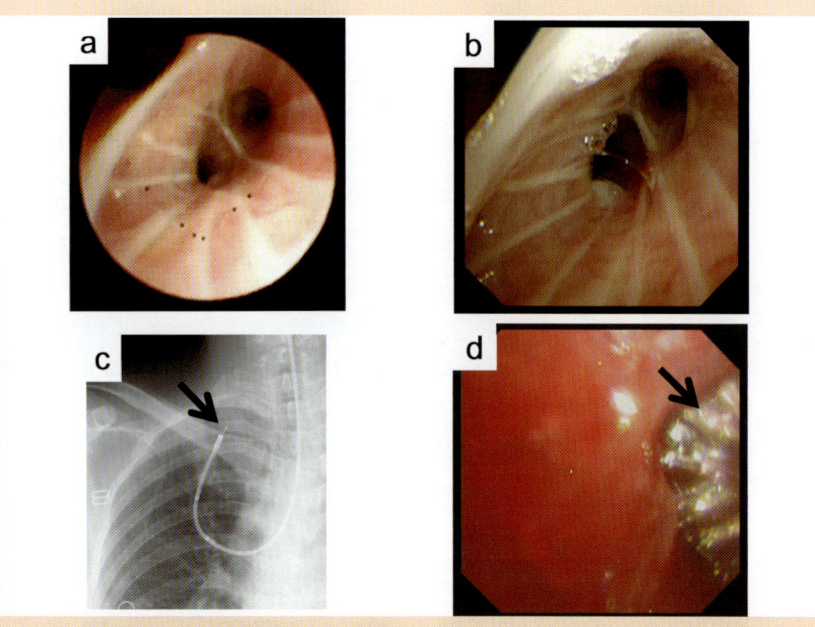

図 4 BF-XP260F と BF-XP290 の比較
a　BF-XP260F の内視鏡像。
b　BF-XP290 の内視鏡像（同一症例）。BF-XP260F と比較し画質と画面サイズの大幅な向上が見られる。
c　X 線透視像（同一症例）。X 線透視下に擦過細胞診を施行（矢印）。
d　ブラシ施行時の BF-XP290 内視鏡像。画質および画面サイズが向上したため末梢にスコープを挿入した際でも処置具の観察（矢印）が容易になった（同一症例）。

MEMO

第Ⅱ部 医師編

7. Basic bronchoscopy

◆ 国立がん研究センター中央病院 内視鏡科　笹田 真滋

Key Notes

- あらゆる新規技術は basic bronchoscopy の延長線上に存在していることに留意する。
- スコープ回転を理解しマスターすることが上達の近道である。

1　経気管支生検（transbronchial biopsy：TBB）

1）基本手技の重要性

近年，肺末梢病変へのアプローチのために仮想気管支鏡ナビゲーションやガイドシース併用気管支腔内超音波断層法（EBUS-GS）などの新規技術が開発され普及している。これらは病変までの進入ルートを誘導したり，生検部位を決定するなどといったサポートツールであり，診断率の向上に寄与する。しかし最終的には診断をつけるためには，適切な検体を十分量採取することが必要であり，誘導することと検体を採取し診断をつけることとは違う次元での話であることを肝に命ずるべきである。つまり今日の新規技術は先達が行ってきた気管支鏡技術の延長線上に存在しているということを決して忘れてはならない。

2）気管支鏡の基本操作

気管支鏡検査は常に患者の苦痛やリスクを伴い複数回の実施は困難な場合が多く，検査としての安全性，確実性を担保する必要がある。気管支鏡検査に臨むにあたり，まず適切な前投薬の投与，十分な咽頭喉頭麻酔，鎮静剤使用で患者の苦痛を最小限にとどめることで，実施困難な患者においても目的を完遂することができる。同時に止血処置も余裕を持って行える体制でなければならない。

気管支鏡の基本手技であるが，よく遭遇するのは up-down のみで一生懸命操作しようとしている，という場面である。気管支鏡操作は車の運転に似ている。人は直線道路を運転する時，ハンドルを固定していない。つまり車線を外れないよう無意識にハンドルを動かし微調整している。気管支鏡もこれと同じ原理であり，あらゆる操作はまず手首を左右に捻って（rotation）スコープ先端を行くべき方向に向けることからスタートする。その次に up-down である。具体的には rotation：up-down の割合を 7：3 位にイメージするとうまくいく。

一般的に屈曲の強い気管支（右 B^1, 左 B^{1+2}, 左右 B^6a など）へのアプローチは難しい。その際，スコープのウエッジ，ハンドル保持部分の調整，右手への持ち替え，などで到達可能になる場合がある（図1a, b）[1]。また肺末梢病変へのアプローチを行う際には角度の大きい up angle でデバイスを接近させられるよう，スコープを回転させ方向を調整すべきである。再び車に例えると，up angle は前進（アクセル），down angle は後退（バック）を意味し，肺末梢病変へのアプローチは通常難しいので高速道路を走るようなものである。つまり高速道路ではバックで走れないので前進すべきであり（up angle で気管支を選んでアプローチ），目的地

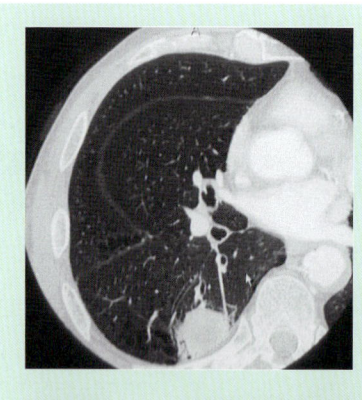

図1a 肺腺がん症例の胸部CT
右S^6の腫瘍性病変が見られる。

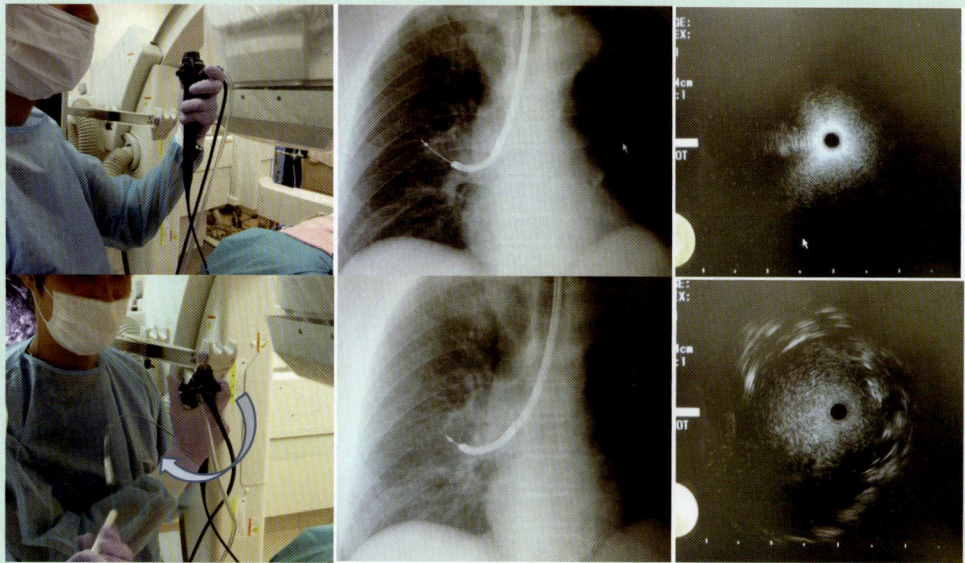

図1b 透視下生検におけるスコープ回転の重要性（文献1）より改変して引用）
90度のスコープ回転（上段）において，X線透視では病変に到達しているように見られたが，EBUSで病変検出されず。180度のスコープ回転（下段，右手に持ち替え）において，腫瘍性病変を検出し診断可能であった

に着いたら駐車場に入れるためバックしてもよい（down angle も使って微調整）。

3）助手の役割

透視下生検には必ず処置具を操作する助手が必要であり，検査医との呼吸が成功の鍵となる。局所麻酔下での気管支鏡は時間的制約があり，生検のチャンスは限られているため，助手の不適切な操作ひとつが診断を左右したり，思わぬ合併症を引き起こす可能性があることを知っておくべきである。

4）透視下生検の実際

肺末梢病変に対する透視下生検において到達度の判断は重要である[2]。生検デバイス（ブラシ，鉗子など）を挿入し正面，側面のX線透視で「到達可能」「到達困難」「到達不能」など，到達度を判断し，それぞれの状態に合った処置を考慮する（図2）。その際，前述のように十

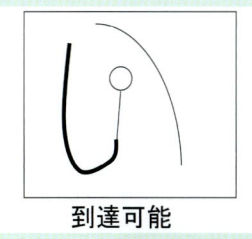

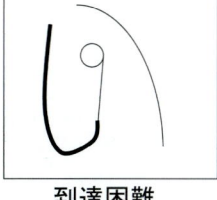

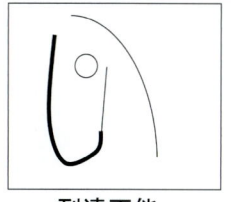

図2　X線透視下での到達度判定（文献2）より引用

到達可能　　到達困難　　到達不能

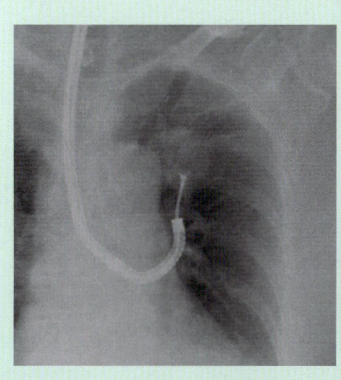

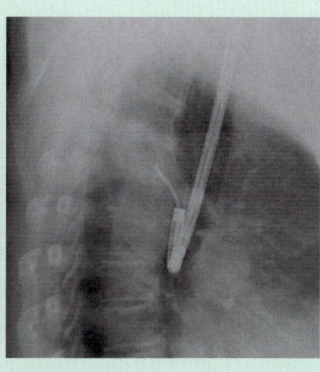

図3　不適切なスコープ操作（文献2）より引用
スコープ回転が足りないため，側面像にて気管支鏡の先端が病変の方を向いていない。

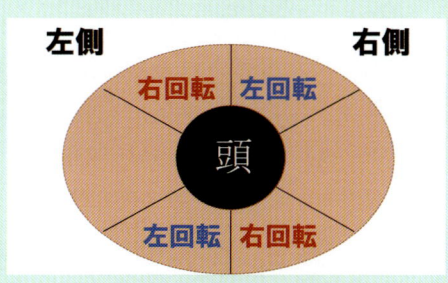

図4　検査前のシミュレーション（文献1）より改変して引用
病変部位によって左右のどちらに，どの程度スコープを回転させる必要があるのかを検査前にイメージしておくことが大切。例えば右前方エリア（右S^3bなど）に病変が存在する場合にはスコープを左回転する，など。

分なスコープの回転により先端がきちんと病変の方を向いていることが条件である。つまりスコープの回転が不十分であるため，実は「到達容易」な症例であっても「到達困難」と判断してしまうことがあり，初学者がよく遭遇する現象である（図3）。また，病変の局在によってどの方向にどのくらいスコープを回転するかを事前にシミュレーションすることも大変重要である（図4）。ルーチンの気管支内腔観察のスコープ回転操作が不十分だと，その応用ともいえる肺末梢病変へのアプローチに影響を及ぼす。普段から意識して手技に臨むことが大切である。また麻酔の効いている時間は限られており，デバイスの変更などは可能な限り迅速に行い，無駄な時間を減らす努力も必要である。

①透視下で到達可能な場合
　透視下に容易に到達できる場合である。ブラシでの擦過細胞診を先行し，擦過時に病変が透

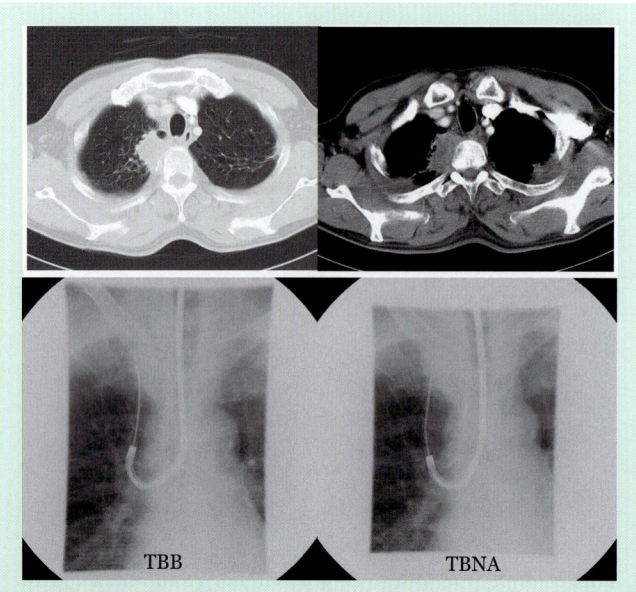

図5 線維化の強い肺尖部腫瘍に対する経気管支穿刺針吸引(TBNA)
鉗子生検では線維化を伴う炎症性変化のみであったが,TBNAにて腺がんを検出した。

視下に動いているかどうかを確認しながら行う。特に肺尖の病変や,濃度の淡い病変では正側面での到達確認が困難な場合があり,この作業がその後の鉗子生検を行ううえでの参考となりやすい。また肺尖に発生した腫瘍で時々経験されるが,透視では容易に到達できているのだが,腫瘍周囲の炎症,線維化が高度のため,鉗子が全く腫瘍内に進入できない症例が存在する。このような場合には経気管支穿刺針吸引(TBNA)を併用する(図5)。

②到達困難な場合
(1) 病変の辺縁にしか到達できない場合

　キュレットを用いて責任気管支の同定を試み,病変の近傍までアプローチできたら擦過を行う。またキュレットの抜去の際には気道出血に注意する。キュレットの後に鉗子生検を行う。この順に行うことで,こぼれた悪性細胞などを鉗子で拾ってくることができる場合がある。笹田式屈曲型生検鉗子(STAF)が有用な場合もある(図6)[3]。

(2) 鉗子が病変の手前で弾かれる場合

　このような病変では気管支との交通が乏しく,かつ気管支が圧排されていることが多いため,通常の鉗子生検では確定診断に至らないことが多い。よって気管支と病変に交通を作る目的でまずTBNAを行うのがよい。その後に細めの生検鉗子やブラシを挿入すると容易に到達できる場合がある[2]。

③到達不能の場合

生検鉗子が病変の方向を全く向かない場合であり,前述のようにキュレットやTBNAを検討するが,手を尽くしても診断がつかない場合が多く,仮想気管支ナビゲーションやEBUSなどを考慮する。

5) 確実な組織採取のために
　以下のように生検を行う。

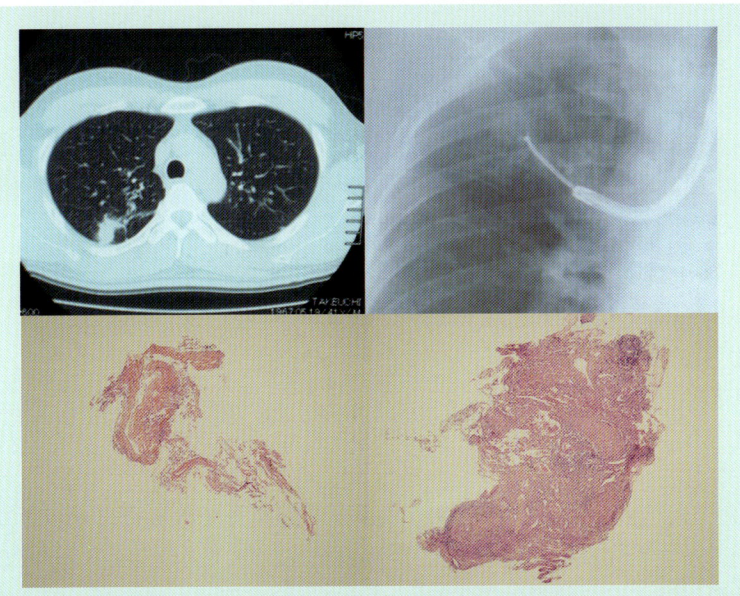

図6 到達困難な結核腫に対する笹田式屈曲型生検鉗子（STAF）による経気管支生検
標準鉗子での生検（下左）では気管支壁のみであったが，STAFによる生検（下右）ではランゲルハンス巨細胞を伴う肉芽腫性病変を検出し確定診断可能であった。

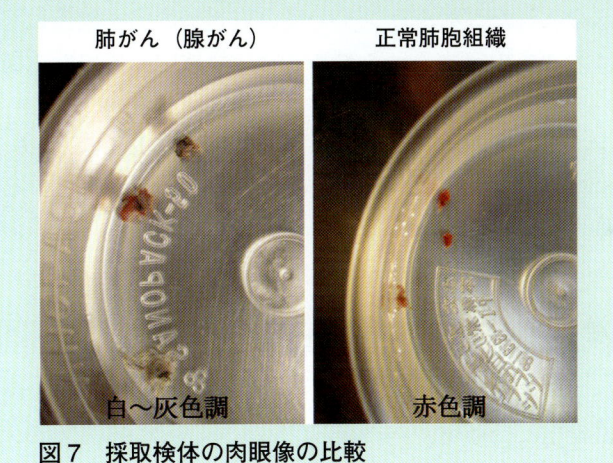

図7 採取検体の肉眼像の比較

①胸部CTで腹側〜背側のどのあたりに病変が存在しているかをシミュレーション，つまりどの程度スコープを回転させるのか事前にイメージしておく（図4）。
②生検鉗子を挿入し，スコープの左右への回転，およびアングルのup-downをしながら（緩徐に），病変の感触および透視での動きを確認し，生検部位を決定する。
③デバイス先端で病変を軽く押し（jabbing），生検部位を再確認する。
④生検鉗子を開き，病変の抵抗を感じながらゆっくり閉じる。
⑤2〜3秒数えてからゆっくりと鉗子を引く。
⑥採取した検体の肉眼像を見て，予想される疾患（肺がん，炎症など）に矛盾がないか検査医と助手で確認する（図7）。

2 経気管支肺生検（transbronchial lung biopsy：TBLB）[2]

　TBLB は胸膜に近い末梢の細気管支〜肺胞レベルの組織を採取する手技である。TBLB の適応疾患は広く，悪性疾患，肉芽腫形成疾患，各種肺炎，肺線維症などのびまん性肺疾患の診断に用いられる。実際の手技は，
　①透視下で鉗子を閉じたまま胸膜直下まで進める。
　②鉗子を 2 〜 3cm 引き戻し，患者に息を吸わせて鉗子を開く。
　③息をゆっくり吐かせながら鉗子を開いたままゆっくり押し戻す。
　④胸膜痛の有無を確認しながら鉗子を閉じる。
　⑤ゆっくり鉗子を引き抜く。
　⑥直後の気管支内出血や気胸の発生に注意する。
　以上の手順で行う。

　生検は B^2, B^3, B^8, B^9 で行うことが多く，透視で胸膜とできるだけ垂直となる気管支を選択するべきである。また生検部位は胸膜より約 1cm のところが好ましいが，びまん性汎細気管支炎や閉塞性細気管支炎では細気管支レベルでの生検が好ましく，約 1.5cm のところが好ましい。また下葉は呼吸性移動が大きいためで吸気は軽くさせる方がよい。生検個数は上葉，下葉各 3 つくらいが適切であり，鉗子は組織の挫滅を最小限に抑えるため孔付を使用する。採取した組織は生理食塩水を入れた注射シリンジで吸い取り，内筒を陰圧にして検体を膨らませたのち，ホルマリン液に入れて固定する。このことで，生検時に虚脱した肺胞を再膨張させることができる。

　当院では太径ガイドシースキット（K-203®）を用いた EBUS-GS での TBLB を行うようにしている。びまん性肺疾患においても EBUS で所見が得られるので，その部位から正確に生検を行うことができる[4]。

3 気管支肺胞洗浄（bronchoalveolar lavage：BAL）[5], [6]

1）BAL の手技
　①前投薬や検査中の対応について

　BAL において良い検体を得るためには咳のコントロールが重要である。基本的に通常の気管支鏡に準じた方法でよいと思われるが，検査中に強く咳込む場合にはミダゾラムなどを用いた鎮静を行う。またびまん性肺疾患では低酸素血症を来たしやすく，BAL の処置中 SpO_2 は数％低下するため酸素吸入を併用することが望ましい。

　②気管支鏡の挿入と局所麻酔

　気管支鏡挿入時，口腔内の常在菌や分泌物の BAL 液での混入を避けるため，不用意に口腔内を吸引しない。気管支鏡を挿入しながらリドカインを噴霧し，吸引しながら局所麻酔を追加する。ウエッジする部位の気管支粘膜にもリドカインを追加噴霧するが，洗浄前に余分なリドカインは吸引する。

　ウエッジする気管支は通常亜区域〜区域支であるため，気管支鏡の太さは直径 5 〜 6mm 前後が最適と考えられるが，細すぎると吸引時気管支虚脱が生じ，また太すぎると挿入密着が困難となり，漏れた洗浄液で咳を誘発し，気管支成分の混入も多くなる。

　③洗浄部位

　びまん性肺疾患では，中葉あるいは舌区（S^4, S^5）の洗浄で肺全体を代表しうるとの考えが

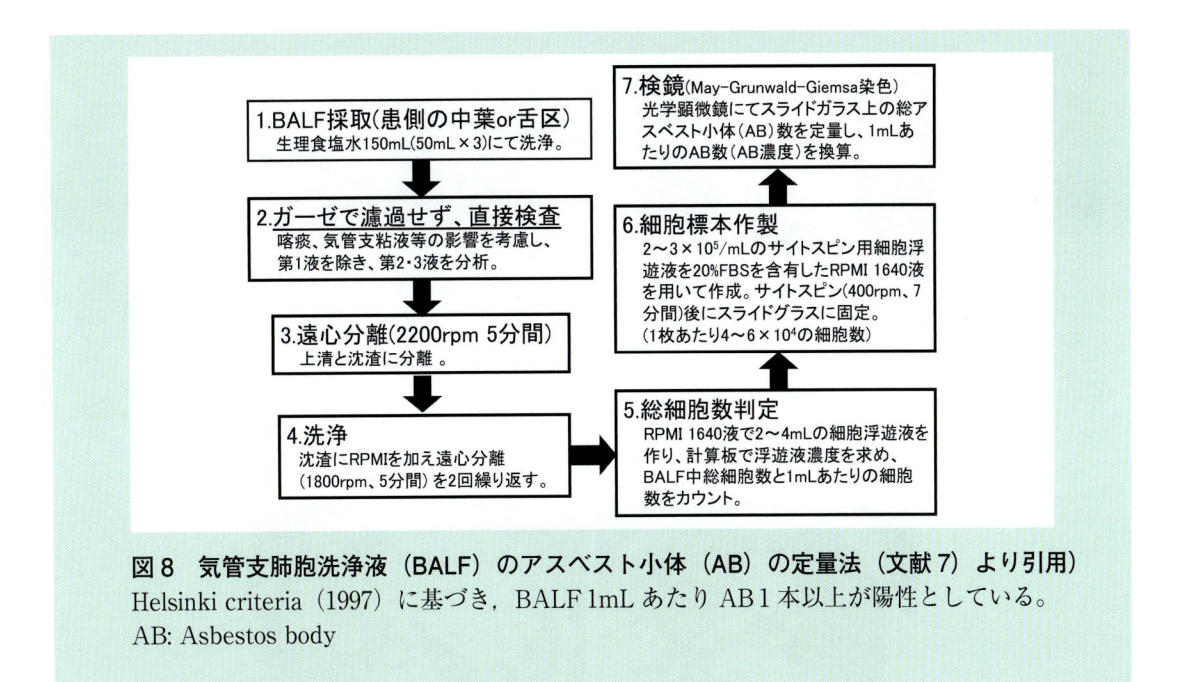

図8 気管支肺胞洗浄液（BALF）のアスベスト小体（AB）の定量法（文献7）より引用）

```
1. BALF採取（患側の中葉or舌区）
   生理食塩水150mL（50mL×3）にて洗浄。
        ↓
2. ガーゼで濾過せず、直接検査
   喀痰、気管支粘液等の影響を考慮し、
   第1液を除き、第2・3液を分析。
        ↓
3. 遠心分離（2200rpm 5分間）
   上清と沈渣に分離。
        ↓
4. 洗浄
   沈渣にRPMIを加え遠心分離
   （1800rpm、5分間）を2回繰り返す。
        → 5. 総細胞数判定
             RPMI 1640液で2～4mLの細胞浮遊液を
             作り、計算板で浮遊液濃度を求め、
             BALF中総細胞数と1mLあたりの細胞
             数をカウント。
                 ↑
             6. 細胞標本作製
                2～3×10$^5$/mLのサイトスピン用細胞浮
                遊液を20%FBSを含有したRPMI 1640液
                を用いて作成。サイトスピン（400rpm、7
                分間）後にスライドガラスに固定。
                （1枚あたり4～6×10$^4$の細胞数）
                 ↑
             7. 検鏡（May-Grunwald-Giemsa染色）
                光学顕微鏡にてスライドガラス上の総ア
                スベスト小体（AB）数を定量し、1mLあ
                たりのAB数（AB濃度）を換算。
```

Helsinki criteria（1997）に基づき、BALF 1mLあたりAB 1本以上が陽性としている。
AB: Asbestos body

あり、同部位で洗浄することが多い。中葉、舌区のB[4]、B[5]は通常の仰臥位ではウエッジ固定しやすくかつ回収も良好である。一方下葉では回収率は20%ほど少なくなる。洗浄部位を選択する際に、安易に気管支鏡の先端を気管支に挿入、抜去を繰り返さない。気管支粘膜を傷つけ血液成分の混入の原因となる。

　④洗浄液の注入、回収

　洗浄液の量と回数については、日本の場合、中葉舌区の亜区域容量から、1回50mL、3回洗浄、総量150mLで洗浄する方法が標準的とされている。洗浄液は通常無菌生理食塩水（0.9%）が用いられる。温度刺激による咳反射や気管支攣縮を避けるため、36℃程度に温めて用いられることが多い。

　実際の手技は、吸引チューブをクランプした後、気管支鏡のチャンネルを通して、用手的に注射用シリンジを用いて洗浄液を50mLずつ、ゆっくりかつスムーズに注入する。注入の最後には数mLの空気を入れると効率が良い。注射用シリンジと気管支鏡チャンネルの間に延長チューブをつけ陰圧をかけ洗浄液を回収する。過度な陰圧は気管支の虚脱を招き回収率が低下する。回収中は不用意に気管支鏡とその先端を動かさないことが重要である。また患者が咳き込み始めても、あわてず患者に声をかけ安心させ咳を鎮める。

　なお、平均的な回収率は総注入量の50～70%程度である。回収率が25%以下の検体では解析結果の評価は困難である。

　⑤回収洗浄液の処理

　通常1回目の回収率は少なく、気管支上皮や好中球などの気道成分が多く含まれている。そのため1回目の洗浄を分ける報告もあるが、びまん性肺疾患の場合、1回目の回収液を含めて3回分を一括混和して解析するのが一般的である。注射シリンジに入った検体は、粘液様物質を除去するため、滅菌ガーゼ1～2枚を通して濾過し、プラスチック容器、あるいはシリコンコーティングされたガラス容器に移す。この濾過された検体を用いて、総細胞数算定、細胞分

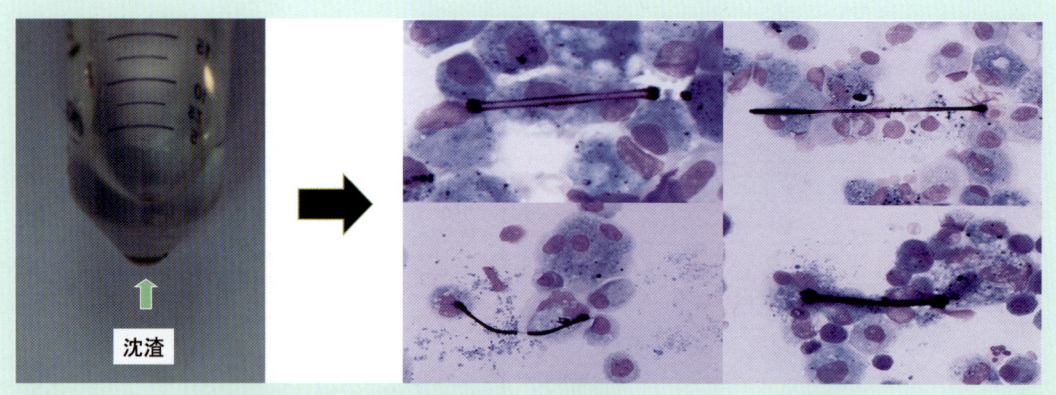

図9 BALF中アスベスト小体の検出（文献7）より改変して引用）

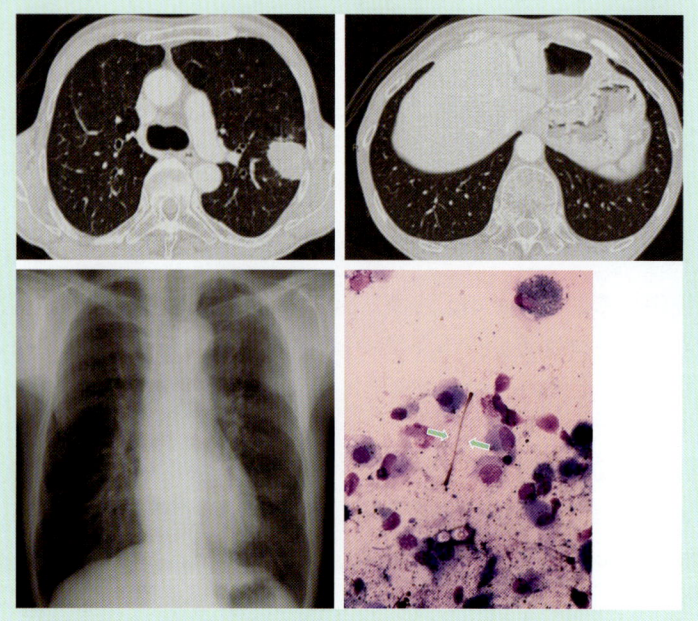

図10 58歳男性　肺腺がん
職業：鉄工所勤務，壁材製造17年以上
胸部HRCT上明らかなアスベストーシス所見は見られなかったが，BALF中AB陽性（8.4本/mL）であった。

画，細胞表面マーカー検体，非細胞成分の解析を行う．回収後の検体は4℃に保ち，1時間以内に速やかに処理する．

ただし，アスベスト小体の検出を目的とした場合，ガーゼで濾過すると検出できなくなることがあるので注意が必要である（図7〜図9）[7]．

2）BALの適応（図10〜図17）

BALが診断に特に有効と思われる疾患としては，好酸球性肺炎，肺胞蛋白症，ニューモシスチス肺炎，肺胞出血，肺胞上皮がんやがん性リンパ管症などである．特に肺胞蛋白症，肺胞出血はBAL液の色調のみでほぼ診断に至れる．その他，リンパ球増多を示すことのある疾患

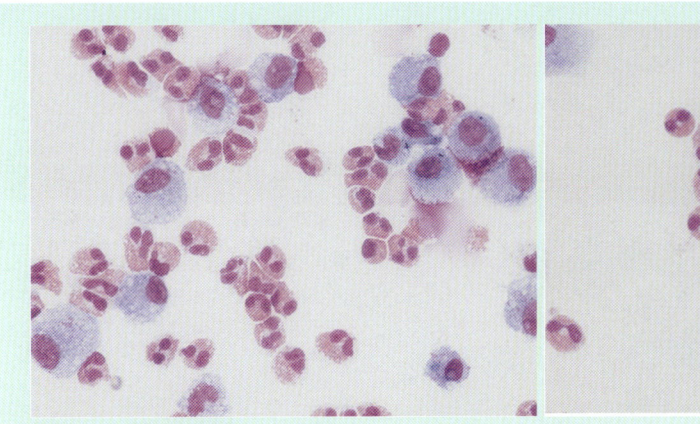

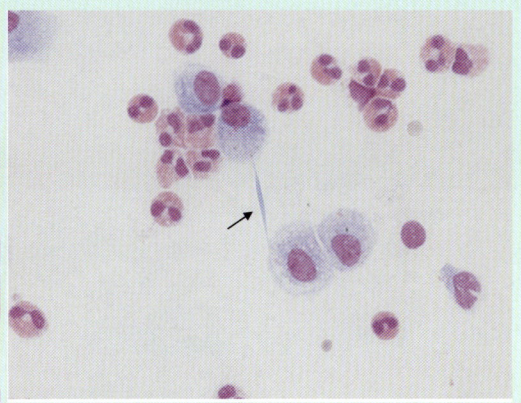

図11 好酸球性肺炎
矢印：シャルコーライデン結晶　好酸球分画 78.7%（上昇）CD4/8 1.69

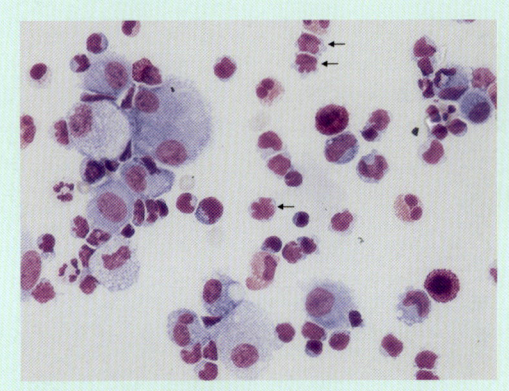

図12 過敏性肺臓炎
矢印：活性化リンパ球（花びら状リンパ球）
リンパ球分画 67.7%（上昇）CD4/8 0.29（低下）

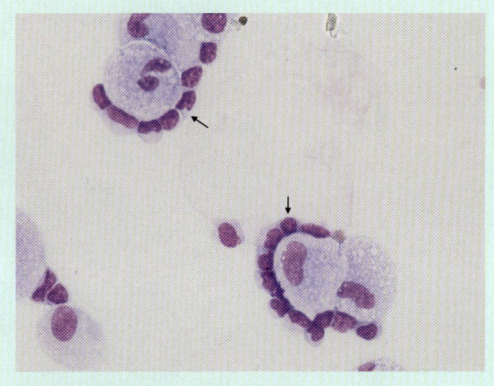

図13 サルコイドーシス
矢印：ロゼット状リンパ球
リンパ球分画 45.5%（上昇）CD4/8 6.93（上昇）

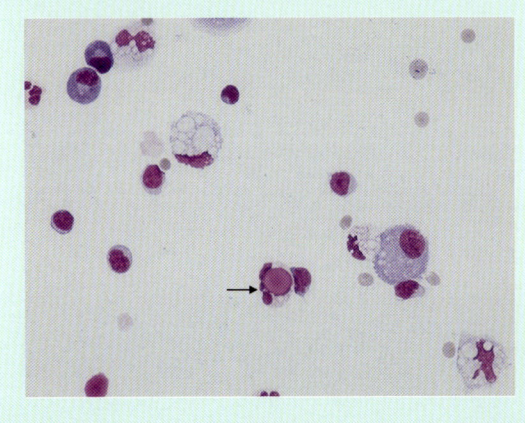

図14 SLE
矢印：LE細胞
リンパ球分画 33.5%（上昇）CD4/8 0.95

にサルコイドーシス，過敏性肺臓炎，特発性器質化肺炎，リンパ球性間質性肺炎，悪性リンパ腫などがあり補助診断に有用である．また好酸球増多を示すもののなかでも，好酸球性肺炎，Churg-Strauss症候群は補助診断に有用であるが，気管支喘息やアレルギー性気管支肺アスペルギルス症，薬剤性肺炎などは非特異的である．好中球増多に関しては急性呼吸促迫症候群で

図 15 ニューモシスチス肺炎
矢印：菌体（右　グロコット染色）　リンパ球分画 36.0％（上昇）

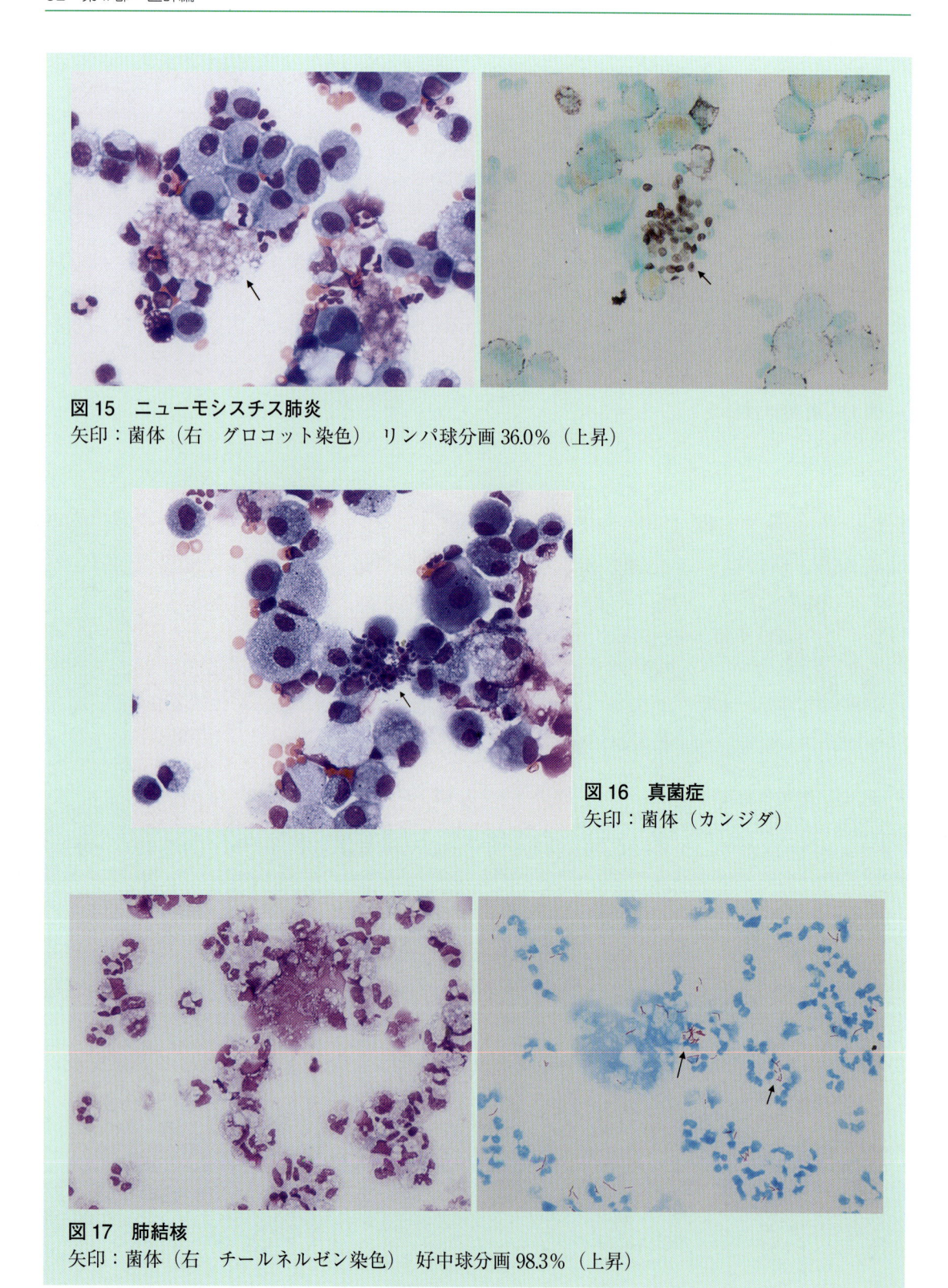

図 16 真菌症
矢印：菌体（カンジダ）

図 17 肺結核
矢印：菌体（右　チールネルゼン染色）　好中球分画 98.3％（上昇）

特に見られることは知られている。特発性肺線維症（idiopathic pulmonary fibrosis：IPF）での好中球増多は非特異的であり一定の評価は得られていない。また治療的なBALとしては肺

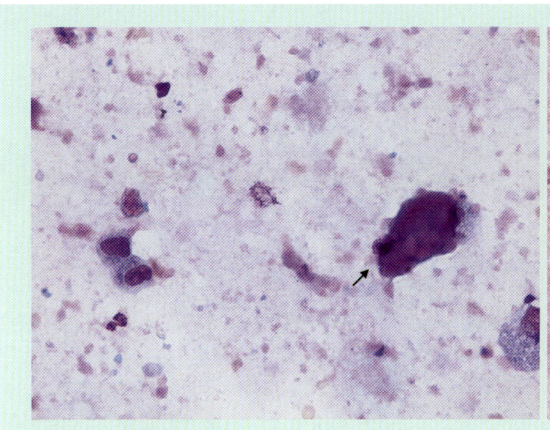

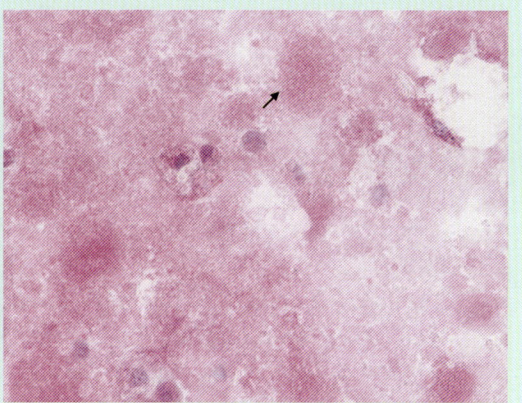

図18　肺胞蛋白症
矢印：foamy macrophage（右　PAS染色）

胞蛋白症に対する全肺洗浄がある。
3) BALの合併症，禁忌
　①BALと急性増悪
　間質性肺炎，なかでも特発性間質性肺炎の中，最も頻度の高いIPFでは，その予後不良の原因のひとつとして急性増悪があげられる。病理学的にはIPFは通常型間質性肺炎の所見を呈する疾患であり，その急性増悪時には，びまん性肺胞障害が加わった所見となる。IPFでのBAL施行後の急性増悪はよく知られているが，実際の頻度は明らかではない。
　②BALとその他の合併症
　BAL施行中に低酸素血症を生じる場合があるが，ほとんどは検査中の酸素投与により問題なく経過する。また呼吸機能検査では肺活量，1秒量などの低下を一過性に認める。さらにBAL施行後数時間で発症する発熱，悪寒がみられることがあり，一過性の浸潤影が検査後24時間で認められることがある。これらは必ずしも感染ではなく，化学的肺炎（chemical pneumonia）と考えられるとの記載もみられ，抗菌剤の予防投与は有効でない。その他，出血，気管支攣縮，狭心症，不整脈，気胸，血圧低下，高炭酸ガス血症などがみられる。多くは軽微なものであり，頻度は5％前後である。
　③BALの禁忌
　・明らかな膿性痰がみられ，BALによる感染症の悪化が危惧される場合
　・心筋梗塞後6週間以内の患者
　・重篤な不整脈，全身状態が極めて悪い場合
　・出血傾向のある患者
　また，注意すべき疾患として以下のものがある。重篤な呼吸不全患者で増悪が予測される場合は慎重に実施を検討する。実施する場合には十分な酸素を投与しSpO_2を90％以上に保ちながら検査を進める。Ⅱ型呼吸不全では高濃度酸素投与によるCO_2蓄積にも注意をする。すでに気管内挿管を行っている場合には，十分な酸素化を行えば禁忌とはならない。また気管支喘息がある患者では前処置として短時間作用型気管支拡張剤を検査前に吸入すると安全に施行できる。

◆**参考文献**

1) Izumo T, Sasada S, Matsumoto Y, et al.: Radial endobronchial ultrasound and guide sheath for peripheral pulmonary lesions. J Jpn Soc Respir Endoscopy, 36: 392-397; 2014.
2) 笹田真滋：生検や気管支肺胞洗浄などの手技と適応　気管支学．31: 251-256; 2009.
3) Sasada S, Ogata Y, Kobayashi M, et al.: Angled forceps used for transbronchial biopsy in which standard forceps are difficult to manipulate: a comparative study. Chest, 129: 725-733; 2006.
4) Izumo T, Sasada S, Nakamura Y, et al.: Endbronchial ultrasonography with a guide sheath (EBUS-GS) for the diagnosis of interstitial lung desease. scienceMED, 2012.
5) British Thoracic Society Bronchoscopy Guidelines Committee: British Thoracic Society guidelines on diagnostic flexible bronchoscopy. Thorax, 56 Suppl 1: 11-21; 2001 Mar.
6) 日本呼吸器学会びまん性肺疾患学術部会，厚生労働省難治性疾患克服研究事業びまん性肺疾患調査研究班・編：気管支肺胞洗浄（BAL）法の手引き．克誠堂出版，2008.
7) 河原邦光，川澄浩美，永野輝明・他：光学顕微鏡を用いた気管支肺胞洗浄液中の石綿小体の簡便な計量方法について—肺癌を含めた肺腫瘍35症例での検討．臨床病理，56（4）：290-296; 2008.

MEMO

TOPICS

デジタルトモシンセシス（断層撮影）ガイド下経気管支生検

◆ 国立がん研究センター中央病院 内視鏡科　出雲 雄大

Key Notes

- X線透視に加え断層撮影を同時に行うことで，病変と処置具の位置関係（前後方向，A-P）の確認が容易である。
- スリガラス陰影など通常の透視では確認しにくい病変に対する新たな方法として期待される。

わが国で行われてきた肺末梢病変に対する経気管支生検（TBB）はもっぱらX線透視下に行われてきた。しかしながらTBBの診断率は40〜50％程度であり，小型病変に対してはCTガイド下に経皮的生検（CTNB）を行う傾向が強い[1]。これは肺末梢病変に対するTBBでは病変に到達する関与気管支をCTから枝読みを行うのが困難であったという点以外に，最終的に生検鉗子や擦過細胞用のブラシなどの処置具が病変にあたっているかどうかが，平面のX線透視では困難であったからである。X線透視下にTBBを行った場合，病変に処置具があたったかどうかは，処置具を前後に動かした際に病変が一緒に動く，生検後出血するなど間接的な要素で判断していたために，結局は病変にあたっていなかったことが多くそのため診断率が低かったわけである。これらの問題を解決する方法のひとつがradial EBUSやガイドシースを用いる方法である。もうひとつはX線を平面でのみの確認ではなく断層撮影を気管支鏡施行中に撮影することで，病変と処置具の位置を前後方向（A-P）も確認するという方法である（リアルタイムトモシンセシスガイド下経気管支生検[2]）。

1　手技の実際

使用装置：断層撮影（トモシンセシス）が撮影できるX線透視装置（SONIALVISION safire®，島津製作所，日本，図1）。トモシンセシス，X線装置，CTとの違いを表1に示す[3]。

1) 気管支鏡を病変の関与気管支に挿入する。
2) 次に，処置具を気管支鏡の鉗子口より挿入しX線透視下に病変に誘導する。処置具が病変に到達したと考えられたらトモシンセシス撮影を行う。
3) 病変と処置具が同一断面に存在していることを確認する。確認後に処置具にて組織

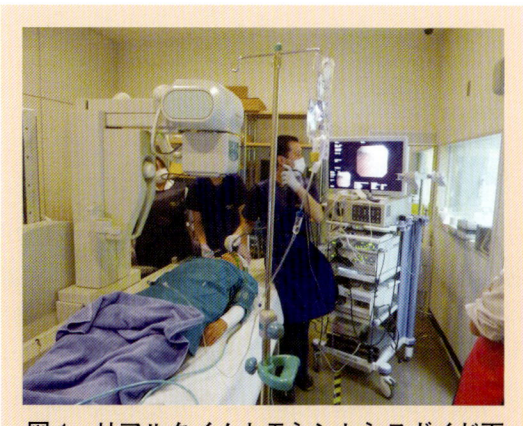

図1　リアルタイムトモシンセシスガイド下気管支鏡（文献2）より引用）

表1　各モダリティの特徴（文献3）より引用

	胸部単純X線	胸部トモシンセシス (SONIALVISION safire®シリーズ)	胸部CT
検査時間	数秒	数十秒	数分
病変見え方 (描出困難部位)	小結節やスリガラス影の描出困難（縦隔や横隔膜などに重なる病変）	小結節やスリガラス影の描出可能（CTには劣る）（視野範囲の端部分）	小結節やスリガラス影の描出可能
機器コスト	低	中	高
機器設置スペース	小	中	大
画像再構成と表示	撮影方向のみ表示	任意の冠状断の再構成が可能	任意の断層面での再構成が可能
画像再構成専用装置（ワークステーション）	なし	専用ワークステーション	専用（多機能）ワークステーション
被ばく線量	低	～中	～高 (low dose CT=中)
撮影範囲	中	中（やや狭い）	広い
金属アーチファクト	ない	少ない	多い
気管支鏡手技における用途	マップ画像表示のみ	X線透視が可能（リアルタイムの手技が可能）	CTガイド下気管支鏡

を採取する。

　症例を提示する。X線透視下において処置具の先端と病変が一致しているように観察できるが，トモシンセシス撮影を行うことにより，体の前後方向（A-P）で病変と処置具の先端がずれていることがわかる（図2）。一方，X線透視下において処置具の先端と病変が一致しているように観察できる異なる気管支においてトモシンセシス撮影を行うと，体の前後方向（A-P）で病変と処置具の先端が一致していることがわかる（図3）。このように処置具が病変に対してずれている場合でもどのようにずれているのかがわかることで処置具の向きの訂正も容易である。トモシンセシスの画面では処置具が病変の内部にあるのかないのかが背中から胸への連続断面を再構成することで確認できる[2),3)]。

2　今後の改良すべき点

　トモシンセシスでは管球が頭尾側方向に動き，通常気管支鏡を行う時のように患者の頭に術者が立つことができないため，図1のように患者の横側に立たねばならず，気管支鏡の操作がやや困難となる。今後もこのリアルタイム性を活かした手技のさらなる発展が必要であるが，トモシンセシスを撮影するための管球の動く方向が頭尾側のみではなく，左右方向に動くことが可能となればより自由度の増す手技になると考えられる。現時点でのリアルタイムトモシンセシスガイド下経気管支生検の問題点を以下に述べる。

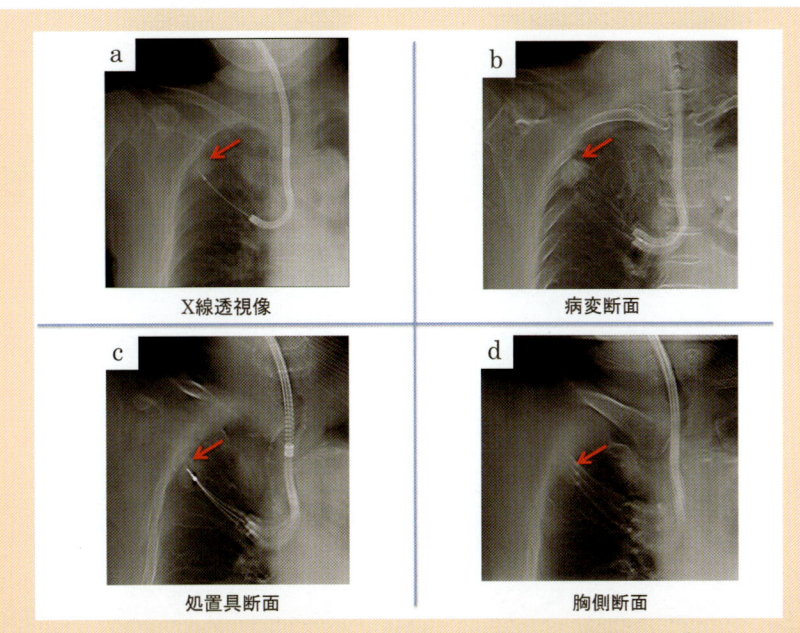

図2　リアルタイムトモシンセシスガイド下気管支鏡（病変と処置具がずれている例）（文献2）より引用）
a　X線透視像では処置具は完全に病変内に位置するように見える。
b　病変が明瞭に描出されるトモシンセシスの断面では病変内に処置具は描出されていない。
c　処置具が明瞭に描出されるトモシンセシスの断面では病変の描出が明瞭ではなくなっている（処置具は病変の胸側（前側）の端に位置する）。
d　病変が確認できない断面でも処置具が観察され，処置具は病変の胸側（前側）に存在することが容易に確認できる。

1）患者を寝かせる位置
　トモシンセシス撮影では断層角度（40度）が必要である。そのため，寝台の端に観察部位がある際，撮影ができない場合がある。上肺野等を観察する場合，患者を寝台の中心の方に寝かせる必要があり，撮影許容範囲を把握しておく必要がある。

2）再構成にやや時間を要する
　単純X線撮影の場合，撮影した画像を即座に観察可能であるが，トモシンセシス画像の場合，再構成が必要なため時間を要する。照射野サイズにより多少時間は異なるが，約30秒かかる。そのため術者は画像を確認するまでの間，気管支鏡を維持したまま待つ必要がある。

3）術者・患者の被ばくが増える
　1回のトモシンセシス撮影における被ばく線量は，日本診療放射線技師会の単純撮影のガイドライン値との比較で，単純撮影の数枚程度となっている。そのため，トモシンセシス撮影を行うことで，従来の気管支鏡検査より被ばく量が増加する。トモシンセシス撮影をする際は，不必要な撮影は減らし，最小限にすることが重要である。しかし，最近ではCT分野で特に注目されている逐次近似法がトモシンセシスの再構成にも使用可能となった。逐次近似法を使用することで，従来と同等の画質を維持しながら線量低減が可能である。当院の研究では，単純撮影の1.46倍程度まで線量低減可能であった。しかし再構成にさらに時間がかかるためリアルタイムトモシンセシスガイド下経気管支生検への応用は現時点では難しいと考えられる。

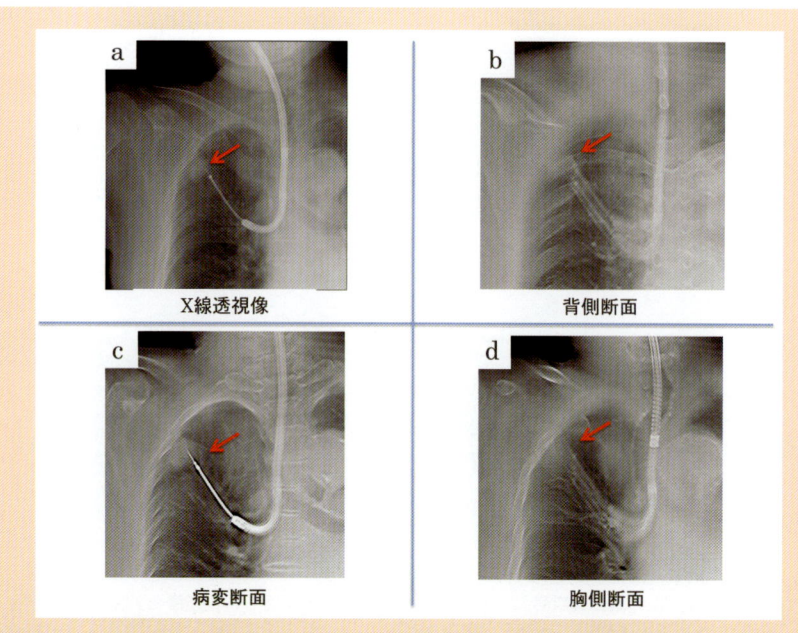

図3 リアルタイムトモシンセシスガイド下気管支鏡（病変と処置具位置が合致している例）（文献2）より引用）
a　X線透視像では処置具は完全に病変内に位置するように見える。
b　トモシンセシスの背側断面では病変および処置具が同じようなイメージで描出されている。
c　トモシンセシスの病変が最も明瞭に描出される断面にて，処置具も病変内に明瞭に描出されている（処置具が病変の前後（胸‐背）方向の位置にも合致していることがわかる）。
d　トモシンセシスの胸側断面では背側断面と同じように描出されおり，病変と処置具が同じ断面にあることがわかる。

3　おわりに

　肺末梢病変に対してリアルタイムにトモシンセシスを用いるリアルタイムトモシンセシスガイド下経気管支生検について述べた。今後，再構成時間の短縮，被ばく量の低減についてさらに改善が必要ではあるが，肺末梢病変の診断における有用な方法のひとつであると考えられ，さらなる発展が期待される。

◆参考文献

1) Rivera MP, Mehta AC, Wahidi MM: Establishing the Diagnosis of Lung Cancer: Diagnosis and Management of Lung Cancer, 3rd ed; American College of Chest Physicians Evidence-Based Clinical Practice Guidelines. Chest, 143: e142S-165S; 2013.
2) 出雲雄大，鳥居　純，永井優一・他：肺末梢病変に対するX線透視下経気管支肺生検の新たな試み─リアルタイムトモシンセシスガイド下経気管支肺生検. インナービジョン, 29: 62-65; 2014.
3) 出雲雄大：呼吸器領域におけるトモシンセシス. MEDICAL NOW, 75: 11-18; 2014.

第Ⅱ部　医師編

8. Radial EBUS 所見

◆ 国立がん研究センター中央病院 内視鏡科　**出雲 雄大 / 土田 敬明**

Key Notes

- Radial EBUS の典型所見を知ることは生検部位の決定に重要である。
- Radial EBUS を使用する前にコントラストやゲイン，走査方向を設定することは画像の解釈をする際に重要である。
- スリガラス陰影（GGO）の radial EBUS 所見は正常肺の所見と比較することが重要である。

1　超音波観測装置の基本設定

　Radial EBUS（気管支腔内超音波断層法，R-EBUS）を行う場合は，まず超音波観測装置を以下のように設定する（表1，図1）。これは得られた R-EBUS 所見を比較するためにはそのバックグラウンドを一定にしておく必要があり，特にスリガラス陰影（GGO）の R-EBUS 所見は正常からの変化が小さいために設定が重要である。走査方向の INVERSE（INV）はデフォルトの設定では NORMAL になっているがこれは CT 画像と同様に超音波プローブ先端から近位部の方向に向いてみた画像である（足下から頭方向を見る方向）。気管支鏡下で行う場合は R-EBUS 画面と病変の方向を合わせるために INV にしておく[1), 2)]。

表1　超音波観測装置の設定（EU-ME1®，オリンパス）

ゲイン値（G）	9/19
コントラスト値（C）	4/8
画質（I）	画質1
走査方向（DIR）	Inverse（INV）

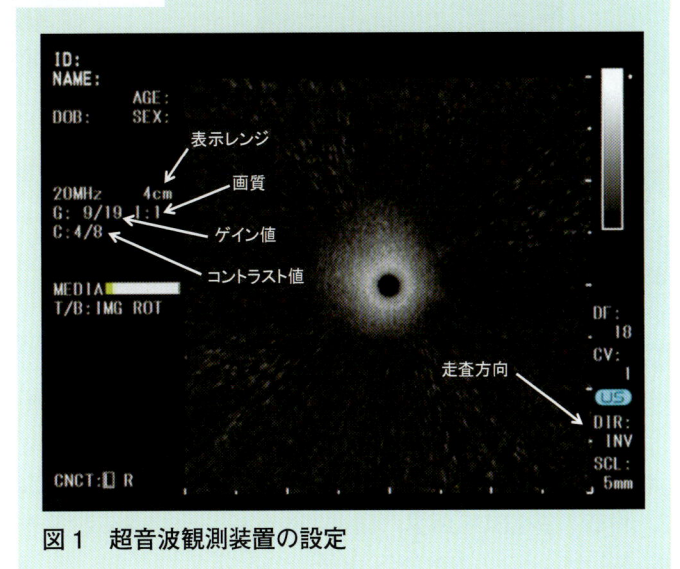

図1　超音波観測装置の設定

2　R-EBUS の典型所見 [3)〜8)]

　R-EBUS は病変の位置を確認するためのものであるが，その典型所見を知らなければ病変の位置確認は困難である。基本的に solid は不均一なネズミ色つまり heterogeneous に描出される（一部の病変は homogeneous に描出されたり，病変内部に含気の多い病変は高輝度エコーが内部に散在したりする）。GGO は高輝度エコーが増強する blizzard sign や heterogeneous

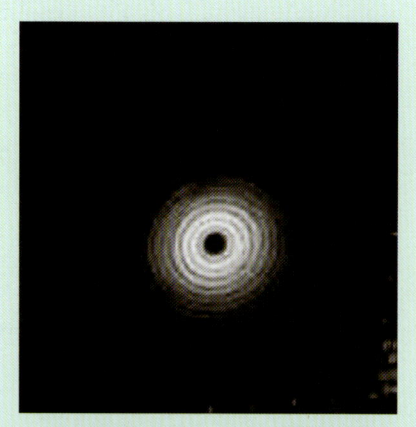

図2 正常作動している R-EBUS 所見

図3 故障した R-EBUS 所見

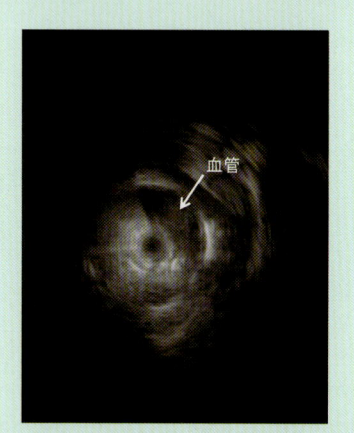

図4 血管の R-EBUS 所見

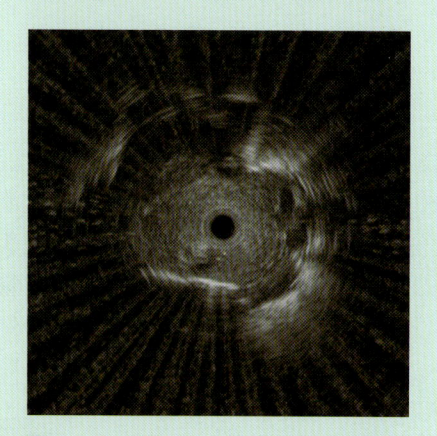

図5 Solid lesion の R-EBUS 所見

の内部に高輝度エコーが散在する mixed blizzard sign を呈する。ドップラーモードはないため血管と病変との区別が時に困難な場合がある。血管は heterogeneous ではなく hypoechoic として描出される。以下に R-EBUS の典型所見を提示する。

1) 正常作動している R-EBUS（図2）。円状に見られる。
2) 故障した R-EBUS（図3），全くエコー像が見られない。この場合，超音プローブが折れて真に故障している場合もあるが，超音波プローブに気泡が入ることで図2のような R-EBUS 像が見られないことがある。この場合はプローブ先端から5cm程度のところを手で持ち，先端を下に向けて勢いよく振ることで気泡が抜けて正常な円状（図2）に戻ることがある。
3) 血管の R-EBUS 所見（図4）。hypoechoic である。超音波プローブの出し入れにて追従する。
4) Solid lesion の R-EBUS 所見1（図5）
5) Solid lesion の R-EBUS 所見2（図6）
6) Part solid GGO の R-EBUS 所見（mixed blizzard sign，図7）
7) Pure GGO の R-EBUS 所見（図8）。GGO 病変に超音波プローブが入ると正常肺で見られる snow storm appearance が増強する（blizzard sign）。GGO 病変前後の R-EBUS 所見（正常肺）との比較が重要である。
8) 正常肺の R-EBUS 所見（図9）

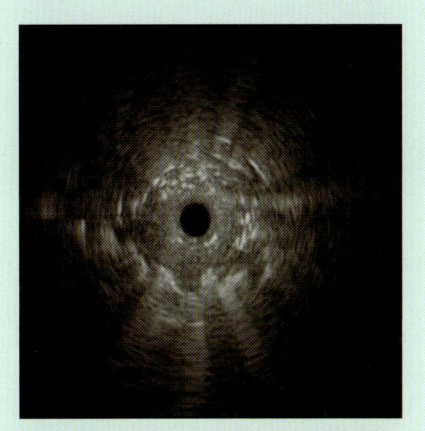

図6 Solid lesion の R-EBUS 所見

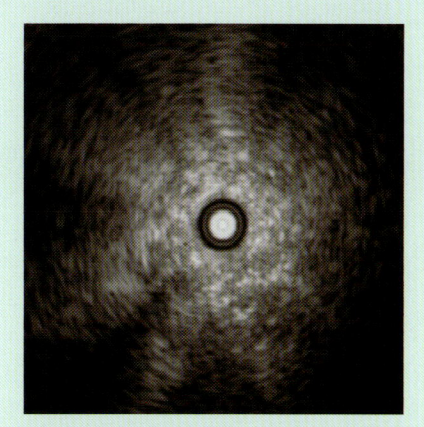

図7 Part solid GGO の R-EBUS 所見
（mixed blizzard sign）

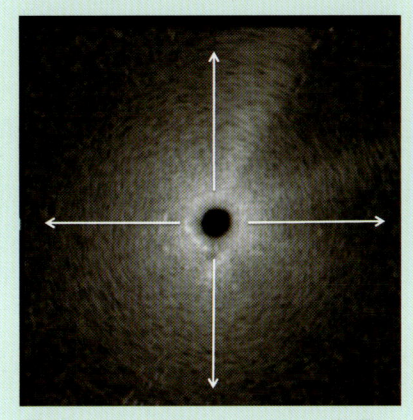

図8 Pure GGO の R-EBUS 所見
blizzard sign（矢印：snow storm appearance の増強）

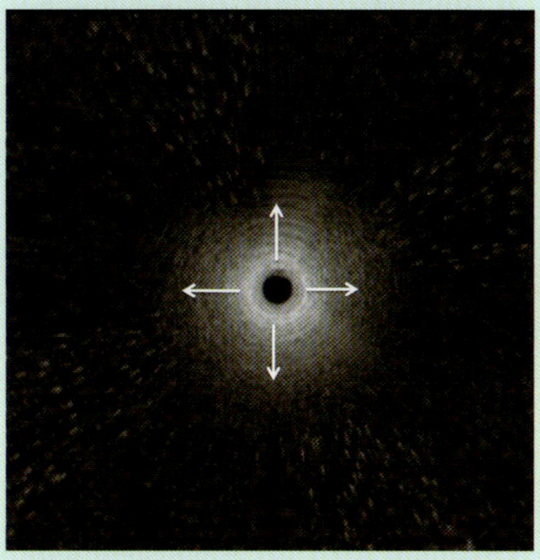

図9 正常肺の R-EBUS 所見

3　おわりに

　R-EBUS の典型所見を知ることは病変の位置決定に重要である．特に，今後の肺末梢病変に対する気管支鏡下治療を開発する際には小型病変の位置を正確に同定することは必須である．特に GGO に対する R-EBUS 所見のさらなる検討が必要である[9]．

◆参考文献

1) Kurimoto N, Izumo T: Handbook for radial EBUS/guide sheath bronchoscopy for peripheral pulmonary lesions handbook. Olympus medical systems, 2014.
2) Izumo T, Sasada S, Matsumoto Y, et al.: Radial endobronchial ultrasound and guide sheath for peripheral pulmonary lesions. J Jpn Soc Respir Endoscopy, 36: 392-397; 2014.
3) Izumo T, Sasada S, Chavez C, et al.: The diagnostic utility of endobronchial ultrasonography with a guide sheath and tomosynthesis images for ground glass opacity pulmonary lesions. J

Thorac Dis, 5: 745-750; 2013.

4) Ikezawa Y, Sukoh N, Shinagawa N, et al.: Endobronchial ultrasonography with a guide sheath for pure or mixed ground-glass opacity lesions. Respiration, 88: 137-143; 2014.

5) Kurimoto N, Murayama M, Yoshioka S, et al.: Analysis of the internal structure of peripheral pulmonary lesions using endobronchial ultrasonography. Chest, 122: 1887-1894; 2002.

6) Sasada S, Izumo T, Chavez C, et al.: Blizzard sign as a specific endobronchial ultrasound image for ground glass opacity; a case report. Respiratory Medicine Case Reports, 12: 19-21; 2014.

7) Chavez C, Sasada S, Izumo T, et al.: Image-guided bronchoscopy for histopathologic diagnosis of pure ground glass opacity; a case report. J Thorac Dis, 6: E81-84; 2014.

8) Sasada S, Izumo T, Chavez C, et al.: A New Middle-range Diameter Bronchoscope with Large Channel for Transbronchial Sampling of Peripheral Pulmonary Lesions. Jpn J Clin Oncol, 44: 826-834; 2014.

9) Izumo T, Sasada S, Chavez C, et al.: Radial endobronchial ultlasound images for ground glass opacity pulmonary lesions. Eur Resp J, 2015 in press.

MEMO

TOPICS

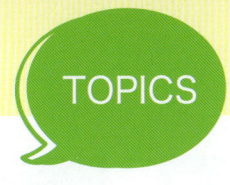

スリガラス陰影の radial EBUS 所見
—HRCT，病理所見との対比—

◆ 国立がん研究センター中央病院 内視鏡科　出雲 雄大

Key Notes

- スリガラス陰影の radial EBUS 所見は blizzard sign と mixed blizzard sign に大別される。
- Radial EBUS プローブがスリガラス陰影のどの部位に到達するかにより得られる所見が異なることを理解する。
- スリガラス陰影の充実成分の割合が増加するにつれて mixed blizzard sign となる。
- スリガラス陰影の位置を正確に同定することは，今後の気管支鏡下治療を考えるうえで重要である。

1　はじめに

　スリガラス陰影（GGO）に対する気管支鏡を用いた診断はこれまで困難とされてきた。その理由は様々あるが，特に X 線透視で GGO の位置確認が困難であることや radial EBUS（R-EBUS）を用いても GGO がどのような R-EBUS 所見を呈するのかが不明であるということであった[1,2]。そのため結節影に対するガイドシース併用気管支腔内超音波断層法（EBUS-GS）の診断率と比較すると GGO の診断率は低く，当院などでの検討からもおおむね 60 〜 65％ 程度と報告してきた[1,2]。GGO の中でも CT 上充実成分が存在する part solid GGO と比較し，充実成分のない pure GGO はさらに診断難易度が高いが，われわれはこの pure GGO において正常肺と比較して微小な変化ではあるが，明らかに正常肺とは異なる特異的な R-EBUS 所見を特定し blizzard sign と命名し case report として報告した[3,4]。その後当院においてこの blizzard sign と part solid GGO に認められる mixed blizzard sign について high resolution CT（HRCT）と病理所見との比較を行い，これらの所見の検証を行い報告した[5]。ただし今回の GGO の R-EBUS 像所見の検討は EBUS-GS で病理学的に肺腺癌と確定され基本的に外科切除が行われた症例を対象として検討している。これは炎症性変化や器質化肺炎などは気管支鏡で病理学的に診断が困難であることや，外科切除を行わないために詳細な比較検討ができないためである。

2　超音波観測装置の基本設定

　基本的な設定は通常の R-EBUS と同様であり，ゲイン値（G）は 9/19，コントラスト値（C）は 4/8，画質（I）は 1，走査方向（DIR）は Inverse（INV）とする。ただし，GGO の R-EBUS 所見は微弱な変化のため，その変化を的確に捉えるために表示レンジは通常使用の際の 4cm（スケール：5mm，矢印，図 1a）から 3cm（スケール：2mm，矢印，図 1b）に変更して用いることが多い。

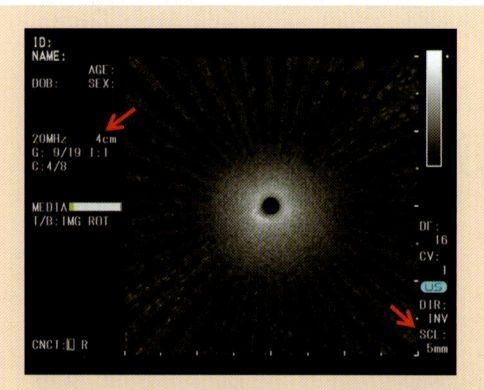

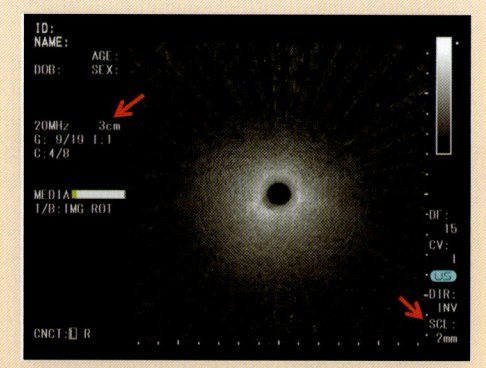

図1 スリガラス陰影における超音波観測装置の基本設定（表示レンジ設定の変更）
a 表示レンジは通常使用の際の4cm（スケール：5mm）
b 表示レンジを3cm（スケール：2mm）に変更。より微細な変化が捉えやすい。

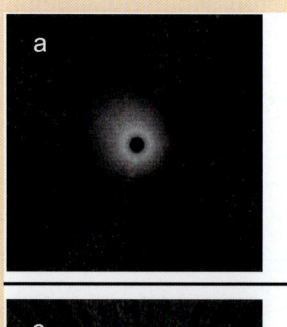

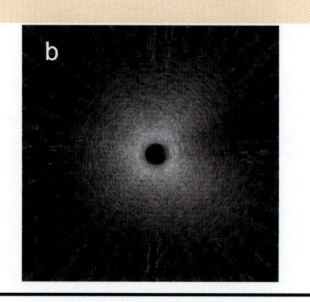

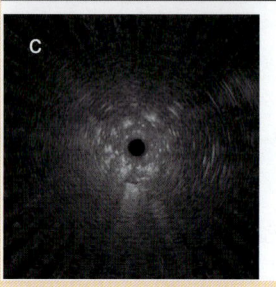

図2 正常肺とスリガラス陰影のR-EBUS所見（文献5）より改変して引用）
a 正常肺のR-EBUS所見
b blizzard sign
c mixed blizzard sign

3 GGOのR-EBUS所見

1) Blizzard sign

　正常肺で見られるsnowstorm appearance（図2a）に似ているが，それと比較し病変内で明らかに広範囲に増強する高輝度かつ粗なEBUSシグナルが特徴である。超音波プローブの中心から1cm以上にまで高輝度かつ粗な領域が到達したものをblizzard signとしている[3〜5]（図2b）。

2) Mixed blizzard sign

　Blizzard signに高輝度なドットや線状部分が散在し低エコー部分が混在するものとしている[5]（図2c）。

　典型症例のR-EBUS所見，HRCT，病理所見を提示する（図3，図4）。

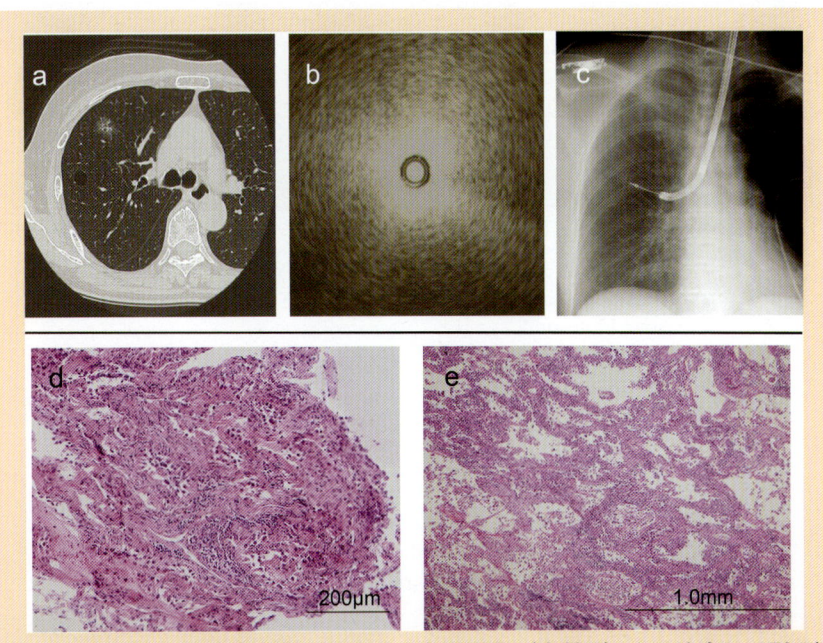

図3 Pure GGO 症例の R-EBUS 所見，HRCT，病理所見（文献5）より改変して引用）
a HRCT では右 S^3b に pure GGO を認める。
b R-EBUS は blizzard sign を呈する。
c EBUS-GS
d 生検組織所見。腺癌の所見である。
e 外科切除組織所見。well-differentiated microinvasive adenocarcinoma（MIA）の所見である。

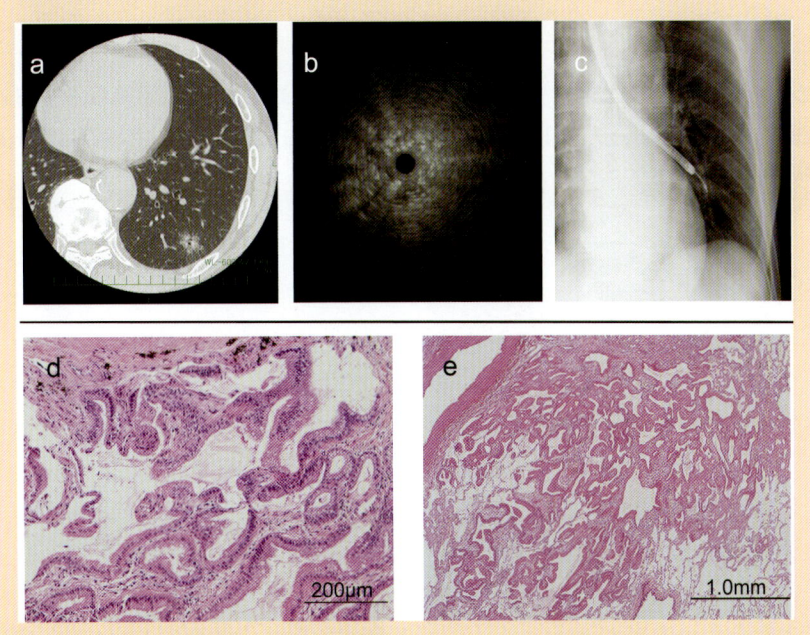

図4 Part solid GGO 症例の R-EBUS 所見，HRCT，病理所見（文献5）より改変して引用）
a HRCT では左 $S^{10}a$ に part solid GGO を認める。
b R-EBUS は mixed blizzard sign を呈する。
c EBUS-GS
d 生検組織所見。腺癌の所見である。
e 外科切除組織所見。well differentiated invasive lepidic-predominant adenocarcinoma の所見である。

表1 Baseline characteristics of patients with GGO lung adenocarcinoma (n = 116)（文献5）より改変して引用）

Variable	No.（%）
Median age	
Year（range）	69（44-87）
Gender	
Male	53（45.7）
Female	63（54.3）
Lobar location	
Upper	64（55.2）
Middle or lingula	9（7.7）
Lower	43（37.1）
Feature	
Pure GGO	9（7.8）
Part-solid GGO	107（92.2）
Lesion size（long axis）	
Median size（range, mm）	23.6（8.5-56.0）
≦ 30mm	88（75.7）
＞ 30mm	28（24.3）
Procedure time（range, min）	23.0（7.3-50.0）

GGO: Ground glass opacity

4　対象

　当院で2012年6月から2014年6月までに肺末梢病変に対してEBUS-GSを1134例行った。そのうち187例がGGOであった。116例がEBUS-GSにて肺腺癌と診断された（表1）。そのうち103例が外科切除された。

5　HRCTとの比較

　表2にR-EBUS所見とHRCTとの比較を示す（n = 116）。Pure GGOでは全例でblizzard signを認めた（9/9例）。またHRCTでスリガラスの割合でR-EBUS所見を検討するとスリガラスの割合が多い病変（充実成分の少ない病変）の方がblizzard signを認めた。それに対してmixed blizzard signはスリガラスの割合が少なくなる（充実成分の多い病変）につれ認められた（表2）。検査前のHRCTでスリガラス部分の多い病変ではblizzard signが観察されやすい。しかしR-EBUS所見はプローブが病変のどの部分に接しているのかによって得られる所見が異なる。つまり，part solid GGOにおいてもblizzard signしか得られず，mixed blizzard signとならないことがある。HRCTにて病変の関与気管支がGGOのどの部分に到達するのかを検査前に確認しておくことは重要である[5]。

6　病理との比較

　表3にR-EBUS所見と病理との比較を示す（n = 103）。blizzard signはadenocarcinoma in

表2 Correlation between HRCT findings and radial EBUS types for GGO lesions diagnosed by EBUS-GS (n = 116) (文献 5) より改変して引用)

HRCT findings		Pure GGO (n = 9)	Part-solid (>75% GGO) (n = 7)	Part-solid (>50-75% GGO) (n = 29)	Part-solid (25-50% GGO) (n = 35)	Part-solid (< 25% GGO) (n = 36)
EBUS types	Blizzard sign (n = 44)	100 (9/9)	85.7 (6/7)	51.7 (15/29)	31.4 (11/35)	8.3 (3/36)
	Mixed blizzard sign (n = 72)	0.0 (0/9)	14.3 (1/7)	48.3 (14/29)	68.6 (24/35)	91.7 (33/36)

EBUS: Endobronchial ultrasound, EBUS-GS: Endobronchial ultrasonography with a guide sheath, HRCT: High resolution computed tomography

表3 Correlation between radial EBUS images and histology of surgical resected GGO (n = 103) (文献 5) より改変して引用)

Surgical diagnosis	EBUS types Blizzard sign (n = 39)	Mixed blizzard sign (n = 64)
Adenocarcinoma in situ (AIS)	1	2
Minimally invasive adenocarcinoma (MIA)	9	0
Well differentiated invasive lepidic predominant	18	16
Well differentiated invasive papillary predominant	8	9
Well differentiated invasive acinar predominant	2	1
Well differentiated mucinous (formerly mucinous BAC with invasion)	1	3
Moderately differentiated invasive lepidic predominant	0	1
Moderately differentiated invasive papillary predominant	0	24
Moderately differentiated invasive micropapillary predominant	0	2
Moderately differentiated invasive acinar predominant	0	3
Moderately differentiated mucinous (formerly mucinous BAC with invasion)	0	1
Poorly differentiated invasive solid predominat	0	2

EBUS: Endobronchial ultrasound, HRCT: High resolution computed tomography

situ (AIS) から well-differentiated adenocarcinoma で認められた. それに対して mixed blizzard sign は GGO の充実成分を反映していると考えられ, well-differentiated invasive lepidic-predominant adenocarcinoma から moderate や poorly differentiated adenocarcinoma で認められた. Blizzard sign や mixed blizzard sign は病理所見を反映しているものと考えられた.

7　今後の展開

　それでは気管支鏡でGGOを診断する意義は何であろうか？　施設によってはGGOに対して気管支鏡検査はせず，悪性が疑われれば直接外科切除とされることもあると思われる。われわれの施設では肺末梢小型病変，特にGGOの治療選択肢のひとつとしての気管支鏡下治療（光線力学的治療（PDT），Cryotherapy，ラジオ波など）を研究している。気管支鏡下治療で根治を考える場合，GGOがその適応になると考えられるが，気管支鏡下治療を行う大前提は気管支鏡で診断できることである。そのためにはGGOのR-EBUS所見を確立しEBUS-GSで診断可能とすることは非常に重要であると考えている[5]。

◆参考文献

1) Izumo T, Sasada S, Chavez C, et al.: The diagnostic utility of endobronchial ultrasonography with a guide sheath and tomosynthesis images for ground glass opacity pulmonary lesions. J Thorac Dis, 5: 745-750; 2013.
2) Ikezawa Y, Sukoh N, Shinagawa N, et al.: Endobronchial ultrasonography with a guide sheath for pure or mixed ground-glass opacity lesions. Respiration, 88: 137-143; 2014.
3) Sasada S, Izumo T, Chavez C, et al.: Blizzard sign as a specific endobronchial ultrasound image for ground glass opacity; A case report. Respiratory Medicine Case Reports, 14: 19-21 2014;.
4) Chavez C, Sasada S, Izumo T, et al.: Image-guided bronchoscopy for histopathologic diagnosis of pure ground glass opacity; a case report. J Thorac Dis, 6: E81-84; 2014.
5) Izumo T, Sasada S, Chavez C, et al.: Radial Endobronchial Ultrasound Images for Ground Glass Opacity Pulmonary Lesions. Eur Respir J, 2015 in press.

MEMO

第Ⅱ部　医師編

9. ガイドシース併用気管支腔内超音波断層法 (EBUS-GS)

◆ 国立がん研究センター中央病院 内視鏡科　松元 祐司 / 出雲 雄大

> **Key Notes**
> - EBUS-GS は R-EBUS で病変の位置を確認し，被せておいた GS を留置して病変部から正確に検体を採取する手技である．
> - EBUS-GS は正確な検体採取が可能な反面，GS の留置部以外からの検体採取ができないため，より基本に忠実な気管支鏡操作が求められる．

1　はじめに

　末梢肺病変に対する気管支鏡の診断率は，ラジアル走査式気管支腔内超音波断層法（radial endobronchial ultrasound：R-EBUS）の併用により向上し，最新の米国胸部疾患学会（American College of Chest Physicians：ACCP）ガイドライン[1]でも併用が推奨されている．さらに R-EBUS にガイドシース（guide sheath：GS）を被せて病変に到達したことを確認した後，GS のみを留置することで，病変部からの正確な検体の採取が可能になる．本項ではこの R-EBUS with GS：EBUS-GS について概説する．

2　使用機器

1) 超音波観測装置（EU-ME1® あるいは EU-ME2®）
2) 超音波プローブ（UM-S20-17S® あるいは UM-S20-20R®）
3) ディスポーザブルガイドシースキット（K-201® あるいは K-203®）

3　適応

　当科では 2012 年 1 月から 2013 年 12 月の 2 年間に 1,933 例の呼吸器内視鏡を行い，そのうち末梢肺病変に対する X 線透視下気管支鏡検査は 1,105 例であった．そのほとんどが EBUS-GS である．当科が末梢肺病変に対して EBUS-GS を行う基準は，日本 CT 検診学会が提唱する『低線量マルチスライス CT による肺がん検診：肺結節の判定と経過観察 第 3 版』[2]にほぼ準拠している（図 1）．

4　ガイドシースキットの準備（図 2）

　ディスポーザブルガイドシースキットには GS，生検鉗子，擦過ブラシ，ET ストッパ，US ストッパが同梱され，GS の先端が器具に合うよう，検査前にセットする必要がある．生検鉗

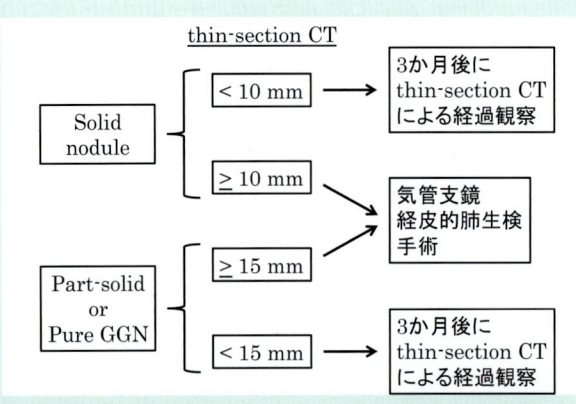

図1 末梢肺病変に対するEBUS-GSの適応（文献3）を改変して引用）
当科では日本CT検診学会のガイドラインに準拠し，長径10mm以上のsolid noduleあるいは15mm以上のスリガラス結節（GGN）に対しては，積極的に気管支鏡による診断を試みている。

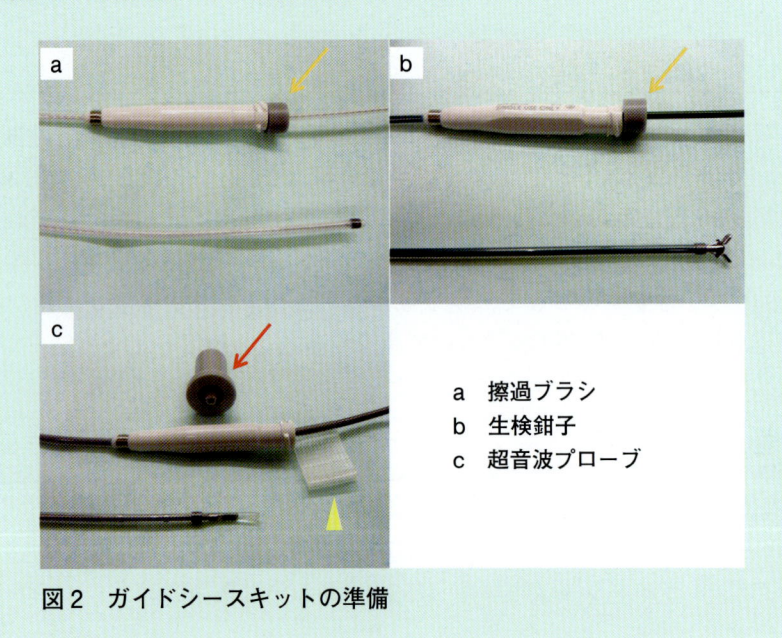

a 擦過ブラシ
b 生検鉗子
c 超音波プローブ

図2 ガイドシースキットの準備

子はカップが開くぎりぎりの位置（ガイドシース先端から2.5～3.0mm先に出す）に，擦過ブラシはシースの先端が合う位置に調節し，ETストッパ（橙矢印）で固定する。また超音波プローブは探触子がGSから出る位置に固定するが，USストッパ（赤矢印）を用いると脱着の際に滑りが悪く超音波プローブが損傷しやすくなるため，当科ではサージカルテープ（矢頭）で固定している。この場合，テープの端を折ると検査後に剥がしやすい。超音波プローブは接続ピンを上に向け，翼を下にした状態でプローブ駆動ユニットに接続する（図3）。誤った方向で接続すると超音波プローブがプローブ駆動ユニットから取り外せなくなることがある。また，検査時，超音波プローブは超音波プローブの箱に同封されているプローブホルダ（図4a）にセットしておく。こうすることでプローブが汚れることを防止し，振動子周辺部に気泡が入るのを防止することができる（図4b）。

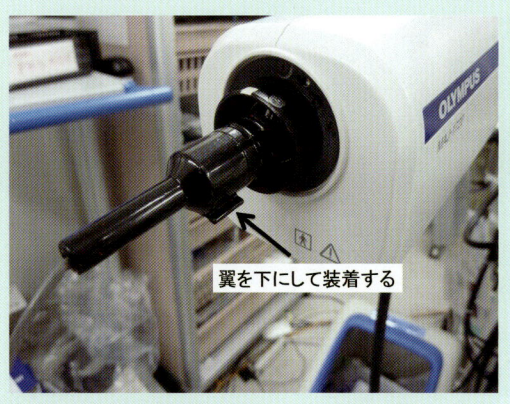

図3　超音波プローブを超音波駆動ユニットに装着
超音波プローブの接続ピンを上に向け，翼を下に向けて装着する。

翼を下にして装着する

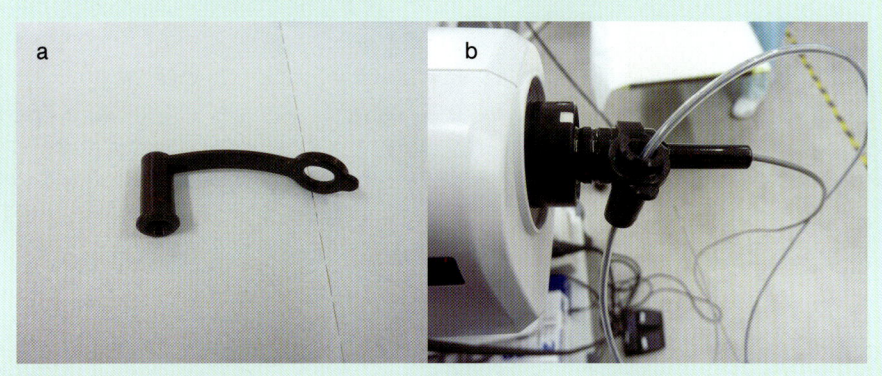

図4　プローブホルダー
a　プローブホルダー
b　プローブホルダーに超音波プローブをセット。超音波プローブの汚染や振動子周囲に気泡が入るのを防止している。

5　手技の実際

1) 関与気管支への誘導

　CT画像から推定される関与気管支に向けて，可能な限り末梢まで気管支の分岐を確認する。誤った気管支の選択は検査時間の延長ならびに診断率の低下に繋がるため，仮想気管支鏡の併用が望ましい。挿入する分枝を決定したら，GSを被せたR-EBUSを対象気管支に向けて進めていく。この際，気管支内腔と気管支鏡内の喀痰を十分吸引し視界を保つこと，気管支鏡をなるべく楔入して操作することがポイントである。

2) R-EBUS所見の確認

　X線透視下に対象病変との位置関係を観察しながら，R-EBUSを末梢に進め，EBUS所見を確認する。探触子が中心に位置し，病変近傍に到達すると，低エコー域として描出される。病変が描出されたらR-EBUSを末梢および中枢方向に出し入れして病変の範囲を確認し，GSの留置位置を決定する。GSの留置位置は基本的には病変がEBUSで最大に描出される位置から

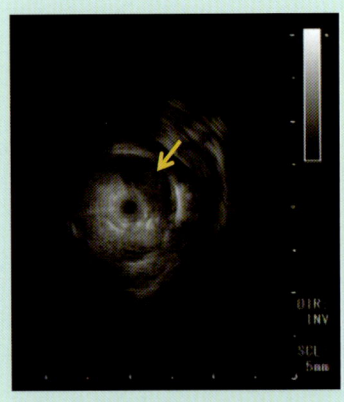

図5 血管のEBUS所見
矢印が血管を示す。

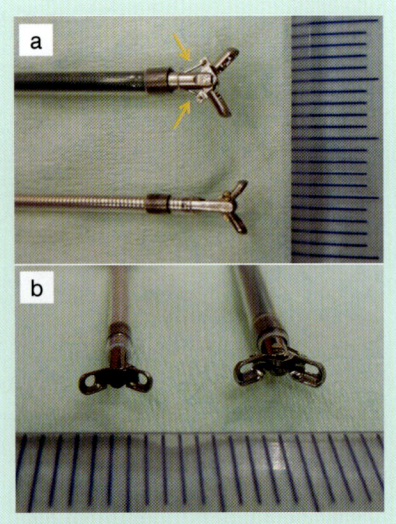

図6 生検鉗子の相違
コイルが緑色の鉗子が通常径（a上b右），銀色の鉗子が小径（a下b左）である。通常径の鉗子はカップが大きく，より大型の検体採取が可能である。またカップを支える部分のスウィング機構により検体の把持力が強く，検体を採取しやすい。

2〜3mm手前の位置で留置する。これは通常生検などを行っているとGSが末梢側に挿入されていくことを考慮しているからである。なお出し入れする際に追従する無エコー域は伴走する血管を表し（**図5矢印**），病変内が不均一な高エコーを示せば壊死性変化を表す。これらの部位からの検体採取は避けるべきであり，GSを留置する際に意識する必要がある。

3) 検体採取

2) で決定した位置でGSを留置し，検体を採取する。当科では通常，擦過ブラシで病変の感触を確認したうえで塗沫検体を作成し，迅速細胞診を施行する。続けて生検鉗子で検体を採取し，その間に迅速細胞診の結果や，R-EBUS所見を適宜確認する。なお下葉の病変は特に呼吸性変動が大きく，気管支鏡およびGSをしっかり保持し，検体採取の際もずれないよう心がける。また5個以上の検体が採取されると診断率が一定に達することが報告され[4]，5個以上の検体採取が推奨される。

ここで注意すべきは，生検回数が5回ではなく，検体個数が5個の点である。ガイドシースキットは2種類あり，K-201®には小径の，K-203®には通常径の生検鉗子が同梱されている（**図6**）。小径の鉗子は空打ちが多く，採取できる検体も小型である。当科では通常径の鉗子を推奨しており，関与気管支への浸潤が乏しい症例では特に有用と考えている。しかし，K-203®を使用する際，太径のワーキングチャネル（2.6mm以上の径）をもつ処置用の気管支鏡にしか挿入できず，関与気管支の選択が困難（特に両側の上葉枝）な問題点があった。当科ではこの点を克服するため，既に新型の気管支鏡をオリンパスと共同で開発している[5]。

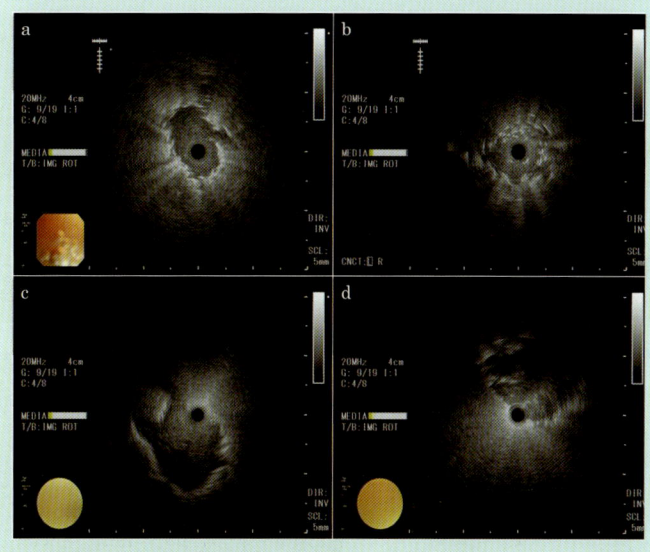

図7 典型的なEBUS所見（文献3）より引用）
a, b 探触子を全周性に取り囲む，低エコー域が認められる（within）。
c, d 探触子に隣接する，低エコー域が認められる（adjacent to）。

表1 EBUS所見と診断率

Obtained EBUS image	Diagnostic no.（%）	p value	Odds ratio（95% CI）
Within	164（86.8）	< 0.001	7.57（3.24 〜 18.06）
Adjacent to	55（69.6）		2.64（1.10 〜 6.49）
Invisible	13（46.4）		

当科でEBUS-GSを施行した連続296例において，EBUS所見と診断率の関係をみた結果を示す。EBUSでwithinを得た症例，adjacent toを得た症例，invisibleであった症例の診断率はそれぞれ86.8％，69.6％，46.4％であり，EBUSによる描出が良好な症例で有意に診断率が良い結果が示された（p < 0.001）。

4）GSの抜去

検体採取の終了後，約2分間GSを留置することで，圧迫止血が可能である。GSがスムーズに内視鏡内に納入されることをX線透視で確認しながら抜去する方が安全である。

6 R-EBUS所見と診断率

R-EBUSで得られた所見は超音波プローブと病変との位置関係を示し，全周性に描出されるwithin（図7a, b），隣接して描出されるadjacent to（図7c, d），全く描出されないinvisibleの3つのパターンに大別される。R-EBUS所見ごとに診断率が異なることは広く知られ[4),6)]，当科でEBUS-GSを施行した連続296例を検討した結果でも，相関がみられた（表1）。よって，①withinが得られる位置へいかに誘導するか，②adjacent toあるいはinvisibleしか得られない場合にいかに診断率を高めるかが重要なポイントとなる。

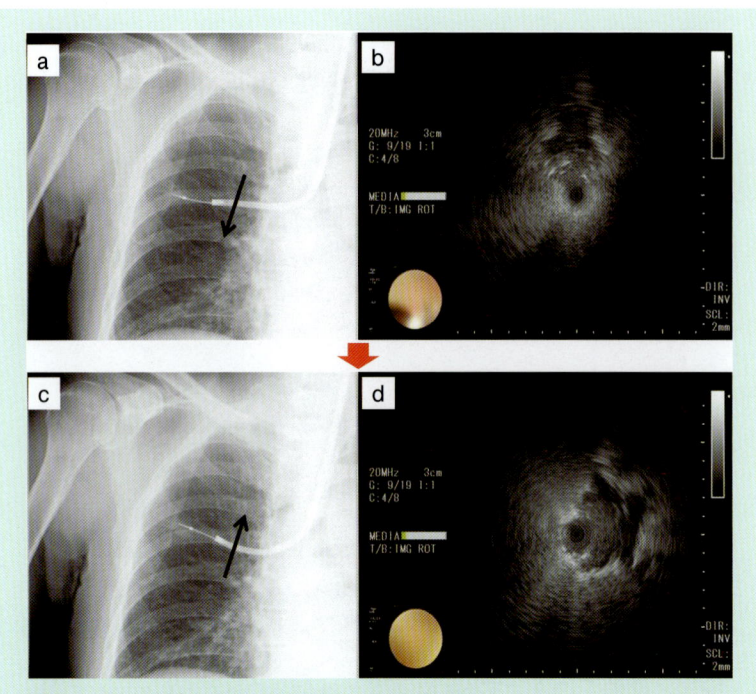

図8 アップダウン法（文献3）より引用
気管支鏡でダウン操作すると，X線透視で中心に近く見えるが（a），EBUSでは遠い（b）。逆にアップ操作すると，X線透視で頭側に変位して見えるが（c），EBUSでは近付く（d）。アップ操作のままR-EBUSを気管支鏡の先端近傍まで抜去し，挿入し直すことで病変内に誘導した症例である。

7 GS誘導のコツ

対象病変へのGSの誘導が困難な場合，下記の方法を組み合わせて到達を試みる。

1）直視

R-EBUSでinvisibleの場合，可視範囲の気管支分岐で選択を間違っている可能性がある。X線透視で方向性が異なる場合は，直視下に気管枝を選択し直しアプローチする。

2）R-EBUS

R-EBUSでadjacent toの場合，気管支鏡をアップダウン操作あるいは回転操作し，病変のエコー像が増強する方向を確認する。この方向に操作を加えたまま気管支鏡を保持しR-EBUSをやや抜去後，改めて挿入すると病変内にさらに入ることがある（図8b, d）。なおR-EBUSの追従にはややタイムラグがあるため，緩徐な操作を心がける。

3）X線透視

2）と同様の操作をX線透視で確認しながら行うと，より正確なアプローチが可能である。R-EBUSを徐々に抜去すると，X線透視で分岐を跨いで方向が変わる点がわかり，そこから末梢に挿入すると病変内に入りやすい（図8a, c）。

4）誘導子

対象病変の中には，通常の操作では挿入困難な，鋭角に分岐する気管支が関与していること

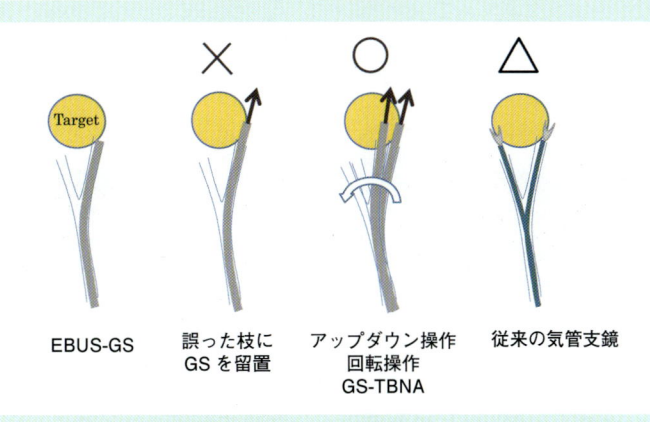

図9 EBUS-GSと従来の気管支鏡の相違（文献3）より改変して引用）
EBUS-GSではGSを留置して同部位から検体採取を繰り返すため，誤った枝に留置すると診断できない。対して従来の気管支鏡では気管支鏡を挿入可能な気管支が限られるため，比較的長い距離を鉗子で選択する必要がある。よって検体採取の度，微妙に部位が変わることが多く，精度は低いが回数を重ねれば偶然採取できることもある。アップダウン操作や回転操作，GS-TBNAなどの工夫が有用である。

も少なくない。気管支鏡を楔入する度合いにより方向を変えたり，1）～3）の操作を組み合わせて到達を試みたりしても無理な場合，誘導子が時に有用である。X線透視下に先端が屈曲する方向を合わせ，関与気管支への誘導を試み，GSを追従させる。前後方向の識別はX線透視では困難だが，左右からの回転方向をみることで，どちら向きか判断できる。なお誘導子の先端は鋭利で胸膜を傷つけやすいため，無理は禁物である。当科では1～2分間施行しても誘導子で関与気管支を選択できない場合は誘導子による操作はあきらめ，下記の8の手技に速やかに変更するようにしている。

5）処置具による穿通

　X線透視では方向が合っているものの手前で抵抗を感じ，R-EBUSで病変のエコー像を描出できないことがある。関与気管支の狭窄が原因と想定される場合，擦過ブラシや生検鉗子を先に挿入することで狭窄部を開大し，R-EBUSを末梢まで誘導可能となる。ただし胸膜直下で胸膜の抵抗を感じている場合もあり，X線透視斜位像で確認するなど，十分注意し行う必要がある。

8　関与気管支外からの検体採取（GS-TBNA）

　周囲の既存構造が介在し病変からの検体採取が困難な場合，GS下経気管支穿刺吸引針生検（transbronchial needle aspiration through a guide sheath：GS-TBNA）が有用である[7]。

9　ピットフォール

　GSを用いる場合，より基本に忠実な気管支鏡操作が求められる。いったんGSが留置されると同部位から検体採取を繰り返すため，GSを用いない従来の気管支鏡でみられる，異なる

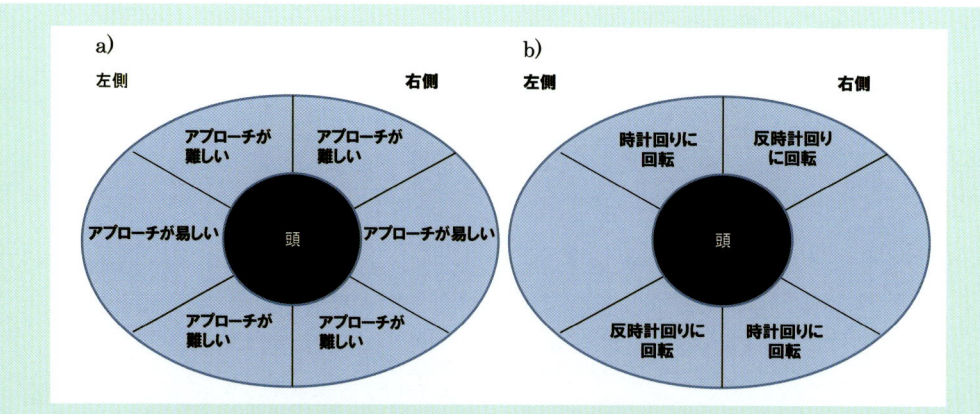

図10 対象病変の位置と診断の容易さおよび気管支鏡のローテーション方向（文献3）より改変して引用）

枝に処置具が挿入され診断できるという偶然がないためである（図9）。病変の位置により気管支鏡を回転させる方向はおおよそ決まっており，検査前にそのイメージを持っておくことは重要である（図10）。さらに得られた検体を適切に処理することは病理学的診断において非常に重要である。

10 おわりに

EBUS-GSを正しく施行するためには，術者のみでなく介助者が手技を理解し，呼吸を合わせる必要がある。個別化医療においては検体採取の質量共に求められており，正確な検体採取を可能とするEBUS-GSをマスターすることは重要となってきている。

◆参考文献

1) Rivera MP, Mehta AC, Wahidi MM: Establishing the diagnosis of lung cancer: Diagnosis and management of lung cancer, 3rd ed; American College of Chest Physicians evidence-based clinical practice guidelines. Chest, 143: e142S-65S; 2013.
2) 日本CT検診学会：低線量マルチスライスCTによる肺がん検診　肺結節の判定と経過観察図　http://www.jscts.org/pdf/guideline/gls3rdfig130521.pdf
3) Izumo T, Sasada S, Matsumoto Y, et al.: Radial endobronchial ultrasound and guide sheath for peripheral pulmonary lesions. J Jpn Soc Respir Endoscopy, 36: 392-397; 2014.
4) Yamada N, Yamazaki K, Kurimoto N, et al.: Factors related to diagnostic yield of transbronchial biopsy using endobronchial ultrasonography with a guide sheath in small peripheral pulmonary lesions. Chest, 132: 603-608; 2007.
5) Sasada S, Izumo T, Chavez C, et al.: A New Middle-range Diameter Bronchoscope with Large Channel for Transbronchial Sampling of Peripheral Pulmonary Lesions. Jpn J Clin Oncol, 44: 826-834; 2014.
6) Tamiya M, Okamoto N, Sasada S, et al.: Diagnostic yield of combined bronchoscopy and endobronchial ultrasonography, under LungPoint guidance for small peripheral pulmonary lesions. Respirology, 18: 834-839; 2013.

7) Takai M, Izumo T, Chavez C, et al.: Transbronchial needle aspiration through a guide sheath with endobronchial ultrasonography (GS-TBNA) for peripheral pulmonary lesions. Ann. Thorac Cardiovasc Surg, 20: 19-25; 2014.

MEMO

TOPICS

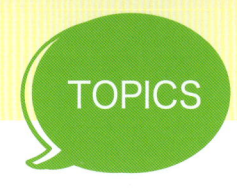

スリガラス陰影に対する EBUS-GS

◆ 国立がん研究センター中央病院 内視鏡科　笹田 真滋

Key Notes

- Blizzard sign はスリガラス陰影（GGO）に特異的な EBUS 所見であり，気管支鏡での生検部位決定に役立つ。

気管支鏡検査において X 線透視で視認可能な病変，つまりある程度のサイズの充実性病変は EBUS-GS での検出率も高くアプローチしやすい。しかしスリガラス陰影（GGO）においては，X 線透視での視認が困難なため気管支鏡検査をすべきかどうかすらいまだに十分な議論がなされていない。また radial EBUS（R-EBUS）で GGO が検出可能かどうかについてもコンセンサスが得られていない部分である。

われわれは GGO に特異的な R-EBUS 所見を特定し，blizzard sign と命名した[1]。GGO における blizzard sign は，正常肺胞領域で見られる snowstorm appearance に似ているが，それと比較し病変内で明らかに広範囲に増強する高輝度かつ粗な EBUS シグナルが特徴である。われわれは超音波プローブの中心から 1cm 以上にまで高エコー領域が到達したものを blizzard sign の判断基準としている（図1）。

われわれは GGO を呈する上皮内腺癌（adenocarcinoma in situ：AIS）・微小浸潤腺癌（minimally invasive adenocarcinoma：MIA）における EBUS 所見を retrospective に検討した。Thin-section CT（TSCT）にて GGO を呈し，気管支鏡生検材料にて病理組織で腺癌，もしくは細胞診で異型細胞（Class3 以上）を検出し，かつ手術材料にて AIS/MIA と診断された

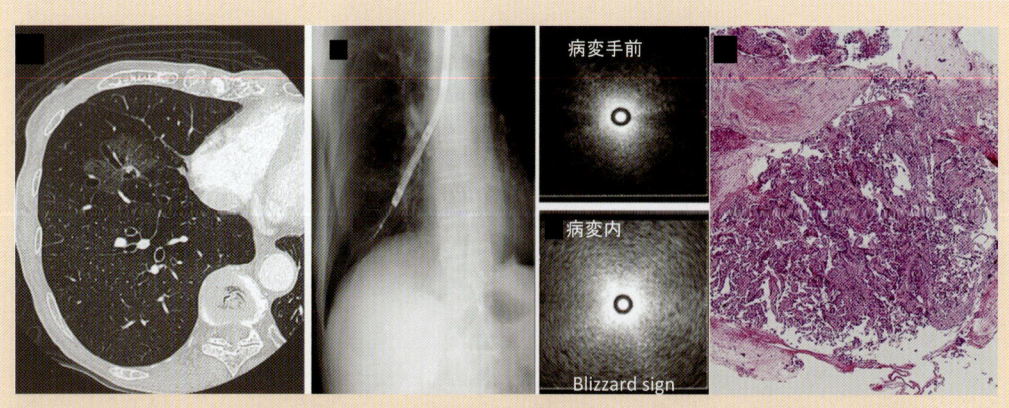

図1　Blizzard sign を示したスリガラス陰影の典型症例（文献 1 より改変して引用）
超音波プローブ（画面中央）より 1cm 以上の高エコー領域の増強がみられるものを blizzard sign と判定。

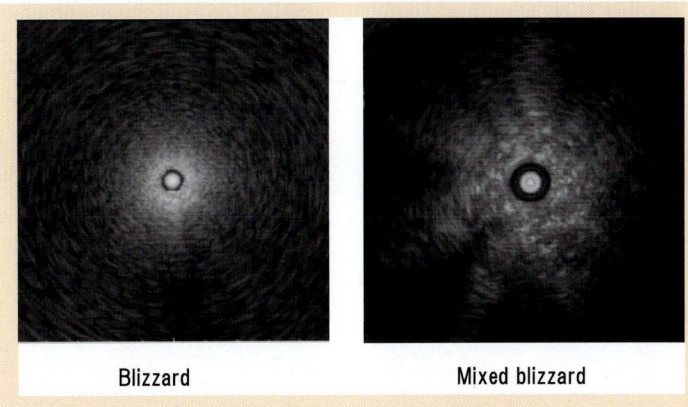

図2 Blizzardおよびmixed blizzardの典型例

表1 肺腺癌の組織亜型とEBUS所見の関連

IASLC/ATS/ERS分類	EBUS所見	n
上皮内腺癌(AIS)	Blizzard	2
	Mixed blizzard	0
	Invisible	0
微小浸潤腺癌(MIA)	Blizzard	7
	Mixed blizzard	1
	Invisible	1

表2 CT画像におけるGGOタイプとEBUS所見の関連

GGOタイプ	EBUS所見	n
Pure GGO	Blizzard	5
	Mixed blizzard	1
	Invisible	1
Part-solid GGO	Blizzard	4
	Mixed blizzard	0
	Invisible	0

11例（AIS2/MIA9）。内訳は男／女 4/7，右／左 7/4，pure GGO/ part-solid GGO 7/4，年齢中央値69歳，サイズ中央値22mm（幅15-34mm）。気管支鏡による経気管支生検の方法およびR-EBUS所見の判断は以下の通り。

① TSCTをもとにLungPoint®もしくはziostation2®などで作成した仮想気管支鏡でルートを決定。

② 気管支鏡下に責任気管支へラジアル型超音波プローブ（UM-S20-20R，オリンパス）を装着した太径ガイドシース（K-203®，オリンパス）を挿入しEBUSでの観察を行い，引き続きX線透視下にbrushing，標準鉗子（径1.9mm）による経気管支生検を実施。

③ 高輝度かつ粗なEBUSシグナルが増強する部位を検出し，低エコー部分が見られない場合はblizzard，低エコー部分が混在する場合はmixed blizzardとする（図2）。

結果は，AISは全例blizzard，MIAは7/9例がblizzard，1例はmixed blizzardの所見が得られた（表1）。これらの結果からR-EBUSによるblizzard signの検出はGGOを描出していることが明らかとなり，気管支鏡での生検部位決定に役立つと考えられた。

一方，CTでpart-solid GGOと判断した病変においてmixed blizzardは検出しなかった（表2）。この結果からAIS/ MIAにおいてはR-EBUSによってより鋭敏に組織構築が予測できる可能性が示唆された。

われわれが比較的よく遭遇する，X線透視で視認可能な（充実部分の多い）part-solid GGO

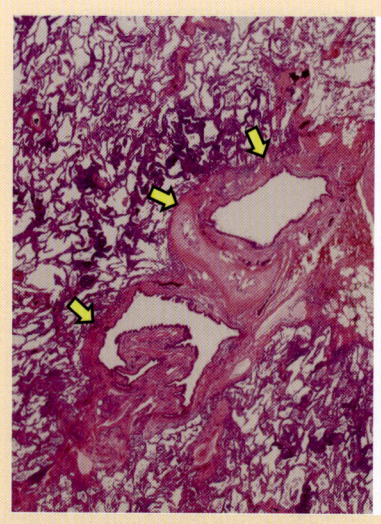

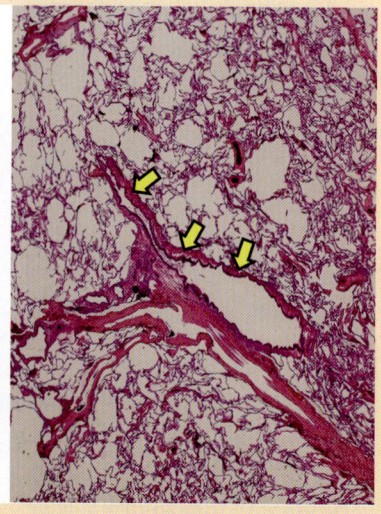

図3　GGO 内部の細気管支壁（左）は同一肺葉の正常部分（右）と比較し肥厚している（矢印：細気管支）(文献2) より改変して引用）

においても blizzard sign を知っておくことは生検部位の決定に有用である。つまり part-solid GGO の辺縁にしか到達できない場合，充実部分を示す低エコー領域は検出されないので，blizzard sign を手掛かりに生検部位を決定することができる。

　Part-solid GGO の手術材料を見ると，充実部分は虚脱線維化した瘢痕組織のみしか見られない場合がある。例をあげると，PET で充実部分に集積がみられない part-solid GGO の場合，低エコー部分ではなく blizzard sign を示す部位からの生検材料が診断に寄与する場合がある。

　GGO 内部の細気管支壁は正常肺部分と比較し明らかに肥厚し生検鉗子などが気管支の壁を越えられず診断に至らない場合がある（図3）。当院では術前 CT で明らかな細気管支壁の肥厚が見られた場合には blizzard sign を参考に生検部位を決定し，GS-TBNA を行った後に標準鉗子で生検している。

　AIS や MIA は細胞異型が弱く細胞診での診断が困難な場合が多い。そのため当院では可能な限り太径ガイドシースキット（K-203®）を使用し標準鉗子で5個以上の十分な組織検体を採取するようにしている。

　病変への到達を確認するため brushing 時に X 線透視で病変の輪郭が見える場合があるので，漫然とこするのではなく注意しながら観察すべきである。また病変の抵抗を指で感じとることも大変有用である。生検鉗子を閉じたまま病変を数回押し抵抗を感じるのも有用である。吸引には不利になるが，あらかじめ気管支鏡の吸引栓を外しておくと病変の感触が直接手に伝わりわかりやすい。

　GGO の迅速細胞診の有用性は不明であるが，brushing の検体は正常気管支上皮細胞が混入するため，生検検体の捺印細胞診の方が癌細胞が見やすい可能性がある。

◆参考文献

1) Sasada S, Izumo T, Chavez C, et al.: Blizzard sign as a specific endobronchial ultrasound image for ground glass opacity; A case report. Respiratory Medicine Case Reports, 14: 19-21; 2014.
2) Chavez C, Sasada S, Izumo T, et al.: Image-guided bronchoscopy for histopathologic diagnosis of pure ground glass opacity; a case report. J Thorac Dis, 6: E81-4; 2014.

MEMO

第Ⅱ部　医師編

10．ガイドシース下経気管支穿刺吸引針生検（GS-TBNA）

◆ 亀田総合病院 呼吸器内科　　　　　　　高井 基央
◆ 国立がん研究センター中央病院 内視鏡科　出雲 雄大

Key Notes

- 通常の EBUS-GS の手技に加え，ガイドシースを通して肺末梢病変に対して TBNA を行う。
- 特に EBUS 像が adjacent to である症例においても，ガイドシース下に TBNA を加えることで within の症例に遜色ない診断率を得ることができる。

1 適応

　ガイドシース下経気管支穿刺吸引針生検（transbronchial needle aspiration through a guide sheath：GS-TBNA）とは，肺末梢病変に対し通常のガイドシース併用気管支腔内超音波断層法（EBUS-GS）からの経気管支生検（TBB）に加えて，GS を通して経気管支穿刺針吸引（TBNA）を行うことである。bronchus sign と呼ばれる CT で病変内に気管支が流入している所見がなく，EBUS 所見で adjacent to が予想される病変で有用である。具体的には血行性に散布される転移性肺腫瘍などが良い適応である。

2 準備するもの

　まず通常の EBUS-GS 法での末梢肺病変生検を行う時の道具を用意する。GS は TBNA のシースが入るように K-203®キット（オリンパス）を使用する。

- 気管支鏡（K-203®が入るチャネル径 2.6mm 以上のもの。1T-260 や LF-TP など，いずれもオリンパス）
- ガイドシースキット（K-203®，オリンパス。GS の外径は 2.55mm）
- TBNA 用コイルシース（MAJ-64®，オリンパス）
- TBNA 吸引針（21G 針，側孔なし。NA-1C-1®，オリンパス）
- 三方活栓，20mL シリンジ

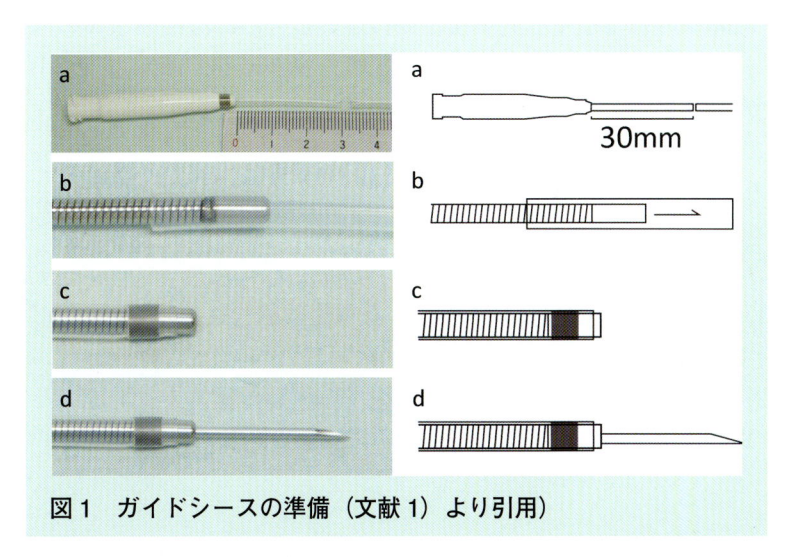

図1　ガイドシースの準備（文献1）より引用）

3 手技の実際

1) TBNA用コイルシースは鉗子・ブラシより短いため，このままGSにTBNA用コイルシースを入れてもGSの手元部の分が長いためGSの内腔側まで到達しない。あらかじめGSを手元部よりさらに3cm離れた部分で切断し（図1a），それより挿入しTBNA用コイルシースとGSの端を合わせる（図1b，c）。それによってGSを傷つけることなくTBNA針を伸ばすことができる（図1d）。TBNA用コイルシースにTBNA針を挿入し，三方活栓・20mLシリンジと接続する。

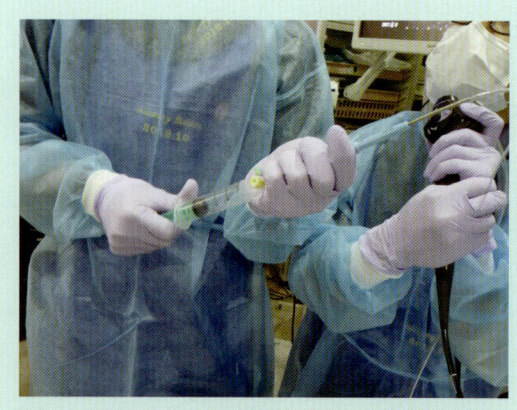

図2 助手による穿刺針とシリンジ操作

2) 通常のEBUS-GS同様，内腔観察した後にまずGS下のEBUSで病変を描出する。
3) GSを留置しEBUSを抜き，TBNA用コイルシースを挿入したTBNA針をGSに挿入する。
4) 透視下で確認しつつ，助手が病変に対し針を進めていく。
5) シリンジで陰圧をかけつつ，助手が穿刺針を前後させる。この助手が穿刺針を前後させるところがGSを併用しないTBNAとの大きな違いである（図2）。
6) 10回程度前後させたのちに，陰圧をかけたまま三方活栓を閉じる。陰圧をかけた状態からシリンジをそのまま戻すと（陰圧を解除すると），検体を押し戻してしまう可能性があるためである。
7) TBNA針をコイルシースの中に戻し，GSより抜去する。
8) 穿刺後，針の内容はスライドグラスに吹き付け細胞診とする。Coreな検体があれば組織診に提出する。培養目的であれば最初からスピッツに移す。
9) 検体処理をしている間にEBUSで再度病変を確認する。この手技は，始めにTBNAを行うことで，病変の被膜を破り生検の経路を作るイメージである[2]（図3）。TBNA単独の上乗せ効果のみでなく，鉗子など他の器具を含めた診断率全体の向上を目的としている。理想的にはadjacent toであったEBUS所見がwithinになるまでTBNA→EBUS確認を行うことが望ましい。
10) その後，GSを通して鉗子生検・ブラシ擦過を行う。

4 限界と対策

1) 末梢のsolidな病変についての有用性は示されているが，スリガラス陰影に対しては明らかでない。
2) 自験例では，肺膿瘍穿刺後に肺炎を呈した症例を1例認めた。肺膿瘍が疑われる場合には検査後速やかに抗生剤加療を検討すべきである。

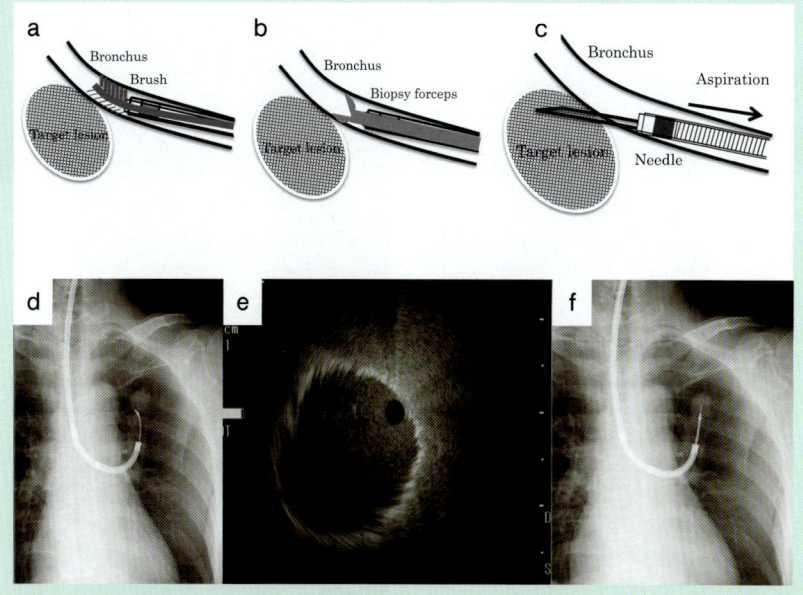

図3　GS-TBNAのイメージと症例

表1　GS-TBNAの成績（文献1）より改変して引用）

	Total（N=37）	Within（N=21）	Adjacent to（N=16）	P value
感度（％）	84.8	89.5	78.6	0.39
特異度（％）	100	100	100	1.0
陽性的中率（％）	100	100	100	1.0
陰性的中率（％）	44.4	50.0	40.0	0.76
正診率（％）	86.5	90.5	81.3	0.42

5　成績

　当院での成績を**表1**に示す。

　上記のとおり，GS-TBNAを追加することでadjacent toの症例においてもwithinと遜色ない診断率であった。以前より通常のEBUS-GS使用によるTBBに対し，GSを用いないTBNAを追加することで診断率が向上することは知られており，特にTBNAからの検体についてはエコー所見がadjacent toでもwithinでも変わらないことが示されている[3]。GS下にTBNAを追加することで，より確実に，簡便に同じ部位でTBNAやTBBを繰り返し行うことが可能である[1), 2)]。

　代表例を示す（**図4**）。検診で指摘された胸部異常影の一例である。CTで関与気管支は結節影の脇を通過しR-EBUS所見でadjacent toとなることが検査前より予想された。実際にR-EBUSを挿入すると結節影の脇をR-EBUSが通り過ぎるような位置関係となり（a），adjacent toの所見であった（b）。GS-TBNAを行い（c），R-EBUSを再挿入し確認，という手技を2回行うことでwithinとなった（d）ため，その後に鉗子生検・ブラシ擦過を行った。合

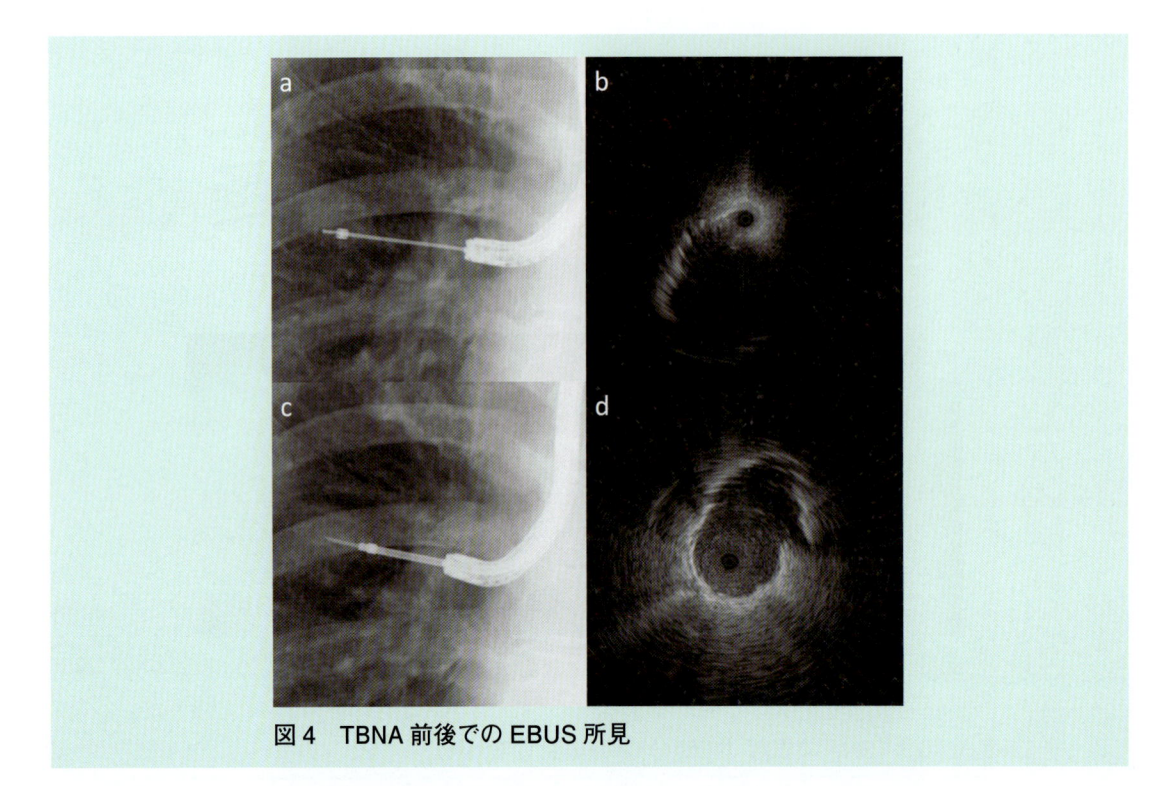

図4　TBNA前後でのEBUS所見

併症なく終了し，肺腺がんと診断された。

◆参考文献
1) Takai M, Izumo T, Chavez C, Tsuchida T, Sasada S: Transbronchial Needle Aspiration through a Guide Sheath with Endobronchial Ultrasonography (GS-TBNA) for Peripheral Pulmonary Lesions. Ann Thorac Cardiovasc Surg, 20: 19-25; 2014.
2) Izumo T, Sasada S, Matsumoto Y, et al.: Radial endobronchial ultrasound and guide sheath for peripheral pulmonary lesions. J Jpn Soc Respir Endoscopy, 36: 392-397; 2014.
3) Chao T-Y, Chien M-T, Lie C-H, et al.: Endobronchial ultrasonography-guided transbronchial needle aspiration increases the diagnostic yield of peripheral pulmonary lesions; a randomized trial. Chest, 136: 229-36; 2009.

第Ⅱ部 医師編

11. 仮想気管支鏡専用機による気管支鏡ナビゲーション

◆ 国立がん研究センター中央病院 内視鏡科　松元 祐司 / 出雲 雄大

Key Notes

- 気管支鏡は直視できる範囲が限られており，検査前にCTから病変に到達する枝読みをする必要がある。
- 2次元のCTから3次元の内視鏡像に頭の中で変換することは，しばしば困難である。
- 仮想気管支鏡は，対象病変までの経路を機械的に示すものである。
- 本項で概説するLungPoint®は，わが国で市販されている専用機器のひとつである。

1　はじめに

　気管支鏡は直視できる範囲が限られており，末梢肺病変に対して施行する際は，検査前にCTから病変に到達する枝読みをする必要がある。病変までの経路は幾多の分岐の中から選ぶ必要があるが，2次元の軸位断CTから3次元の内視鏡像に頭の中で変換することはしばしば困難である。対象病変までの経路を機械的に示す仮想気管支ナビゲーション（virtual bronchoscopic navigation：VBN）が登場し，最新の米国胸部疾患学会（American College of Chest Physicians：ACCP）ガイドライン[1])でも併用が推奨されている。Bf-Navi®（オリンパス，図1a），DirectPath®（オリンパス，図1b）やLungPoint®（ブロンカス，図1c）などがある。本項では，有用性が報告されているVBNのひとつである，LungPoint®について概説する[2])。

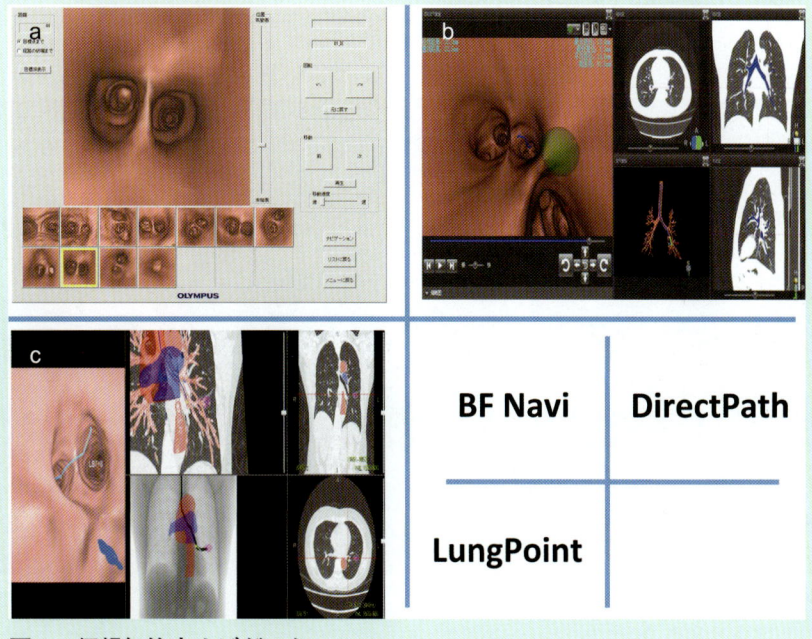

図1　仮想気管支ナビゲーション

2 必要要件

1) LungPoint®（図2）
2) thin-slice CT

＜メーカー推奨条件＞
- スライス厚　1.25mm 以下
- 再構成間隔　0.625mm 未満
- FOV　両側肺
- 撮影範囲　肺尖部から肺底部まで

※肺全体の情報を含むCT画像を読み込まないと，気道が正確に抽出されないので注意が必要である。

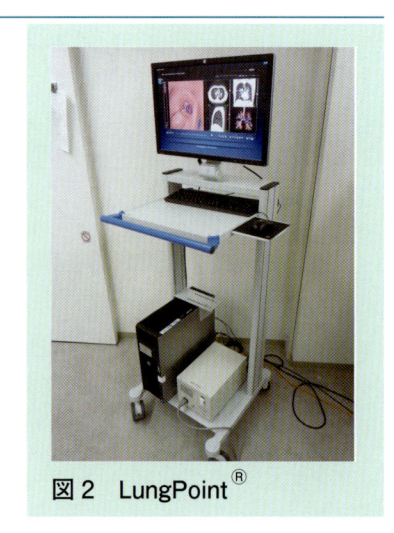

図2　LungPoint®

3 仮想気管支鏡の作成法

1) 画像のインポート

　CT画像をシステム内にインポートする。CD-ROMや外部ドライブを介してのインポートの他，picture archiving and communication system（PACS）サーバーとの接続が可能であれば，サーバーから直接インポートできるようになる。

2) 対象病変の設定（図3）

　CT画像上に対象病変を設定する。「輪郭ターゲット」（赤枠右）と「円形ターゲット」（赤枠左）の2通りがあるが，前者を用いると病変をより詳細に描写できる。ただし胸壁などの周囲構造との境界が不明瞭な病変や，背景の正常肺と濃度差が小さい病変（ground-glass opacity：GGOなど）の場合，輪郭の抽出に失敗することが多く，適宜後者を用いる。「円形ターゲット」を用いる場合，円の中心と長径を決めて設定する。病変の設定後，下段の「仮想気管支鏡」をクリックする（矢印）。

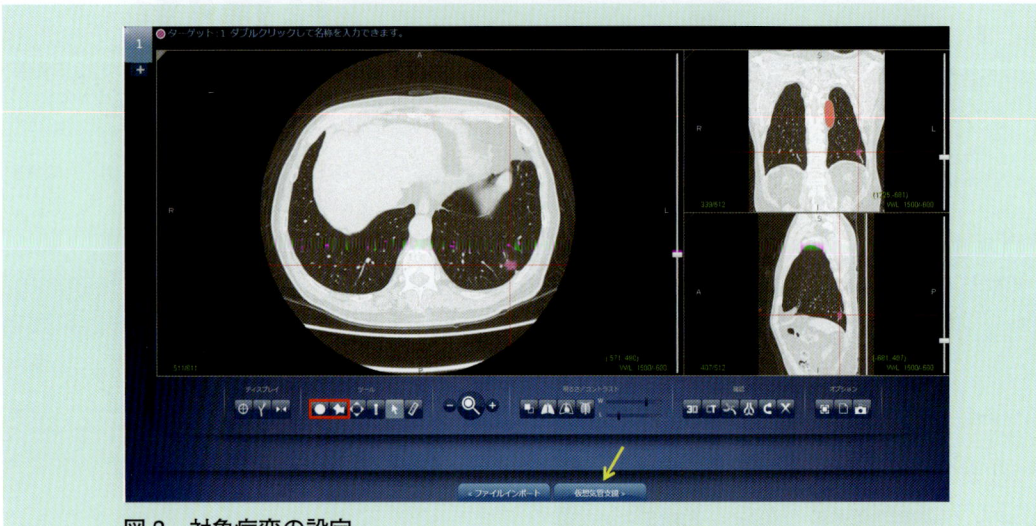

図3　対象病変の設定

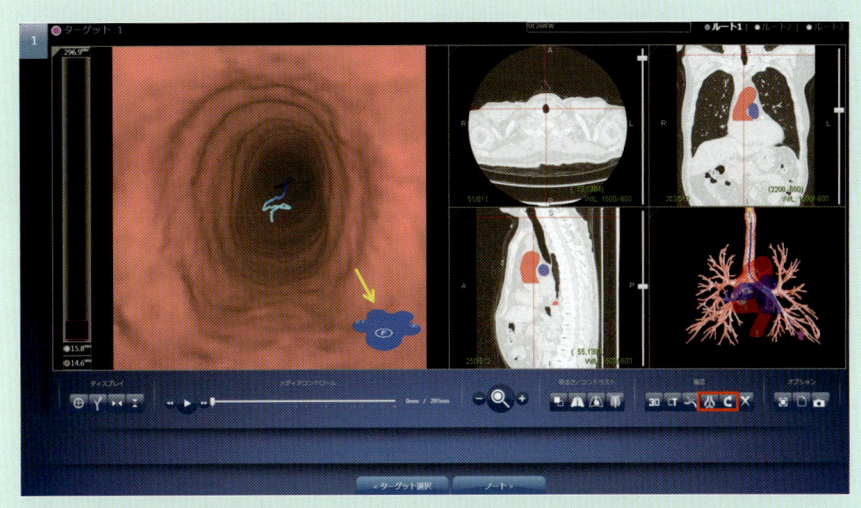

図4 仮想内視鏡像の表示

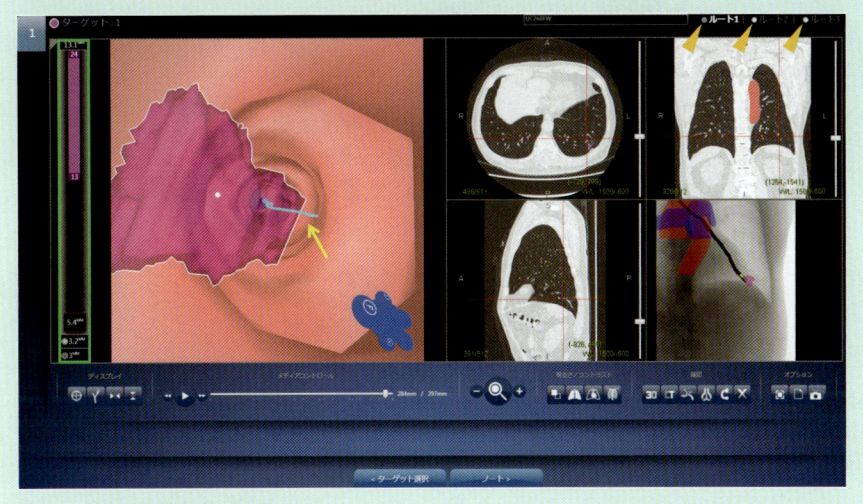

図5 仮想透視像の参照

3）仮想内視鏡像の表示（**図4**）

　LungPoint®は自動的に気道や主要血管を抽出して，対象病変までの経路を計算する。画面左に仮想内視鏡像が表示され，右下の人型が内視鏡の向きを示す（矢印）。
　画面右には軸位断，冠状断，矢状断のCT画像がそれぞれ表示される。デフォルトでは右下の枠に抽出された気道・主要血管および設定した対象病変が3次元で表示されるが（赤枠左），下のボタンで仮想透視像への切り替えも可能である（赤枠右）。

4）経路の確認（**図5**）

　経路の中心線は，仮想内視鏡像上に水色で表示される（矢印）。経路は最大3通り計算され，右上のルートボタンで切り替え可能である（矢頭）。また左にあるバーは，仮想内視鏡の視点と対象病変までの距離を表す（上下の数字は，それぞれ遠位端・近位端までの距離）（緑枠）。透視で距離感を把握しづらい病変では，参照するとよい。
　仮想内視鏡像はキーボードの方向キーで回転でき，実際の気管支鏡でみるイメージ通りに視

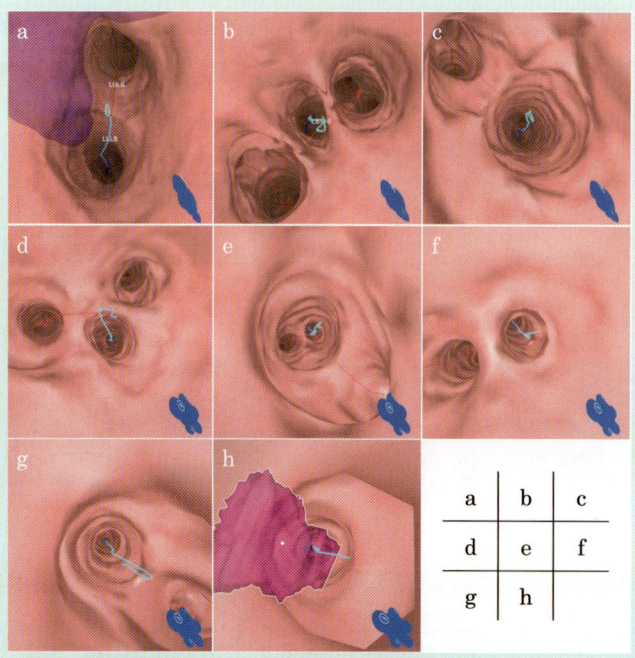

図 6　LungPoint®で作成された仮想内視鏡像
図 2〜図 4 と同じ症例で，対象病変は左 S^9 に位置する。a から h の順に，左主気管支から病変までの分岐を表し，水色の実線が示す経路を進めていくと病変に到達できる。

点を合わせ，分岐を確認しながら末梢へと進む（**図 6**）。

4　超音波気管支鏡ガイド下針生検（EBUS-TBNA）への応用（図7）

　インポートした CT 画像を下のボタンで縦隔表示に切り替え（赤枠），リンパ節を対象病変として設定すると，EBUS-TBNA への応用も可能である。大動脈と肺動脈主幹は自動的に抽出・表示されるため，これら主要血管との位置関係の把握にも有用である。

5　LungPoint®使用時の注意点

1）「円形ターゲット」を使用時
　「円形ターゲット」を使用する場合，設定した対象病変と実際の病変の輪郭が一致しない点に注意を要する。結果として誤った経路を示す可能性もあり，なるべく小さめのターゲットを，病変からはみ出ないよう設定するとよい。

2）関与気管支の狭小例（**図8**）
　LungPoint®は通常 3mm 径以上の気道を抽出するため，収縮または閉塞している気道は描出されないことがある点に，十分に注意を要する。抽出された範囲で経路が中断すること，LungPoint®が対象病変までの距離を計算することが相まって，時に誤った経路を示す可能性がある。よって，示された経路を末梢に追うと本当に対象病変まで到達するか，CT 画像でも確認することが望ましい。

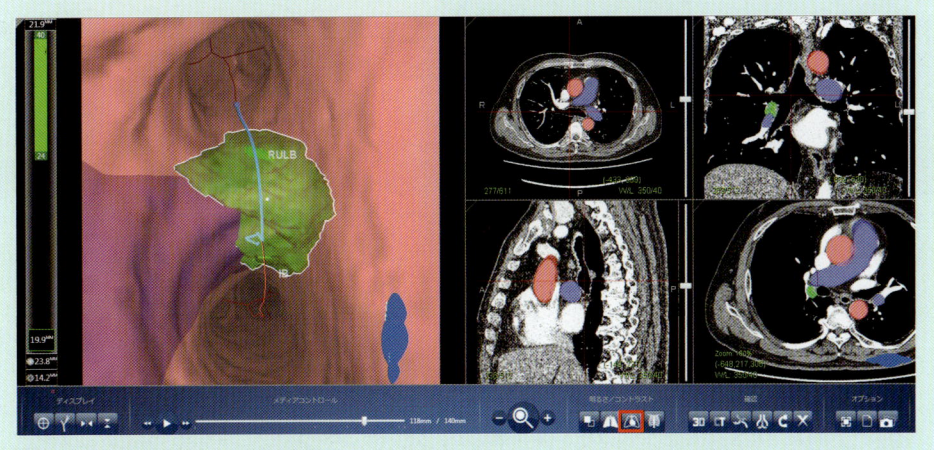

11．仮想気管支鏡専用機による気管支鏡ナビゲーション　121

図7　EBUS-TBNA への応用
右上中葉間リンパ節（#11s）を緑色にマーキングしている。自動抽出された肺動脈主幹が紫色で示され，仮想内視鏡上にリンパ節と右肺動脈の位置関係が描出されている。

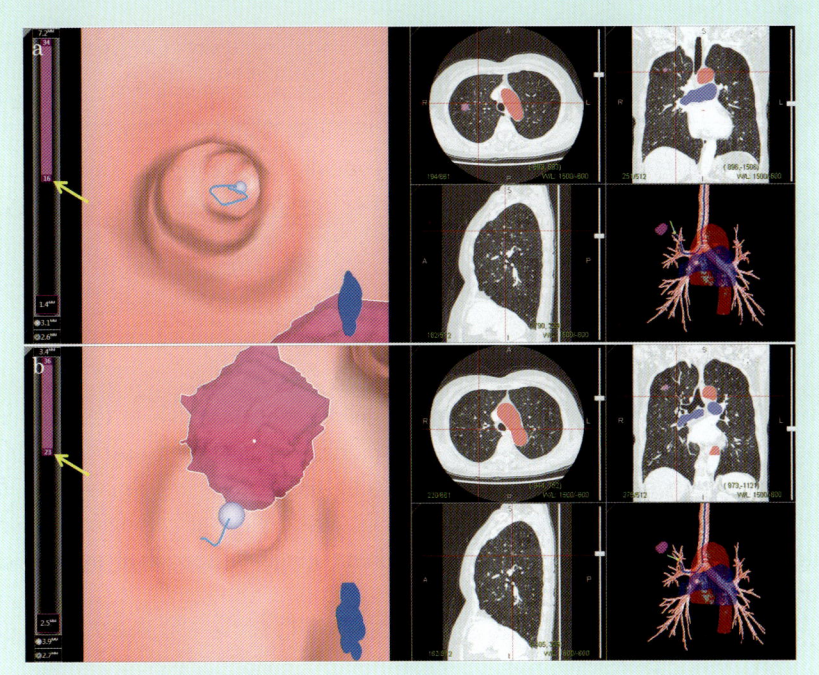

図8　関与気管支の狭小例
対象病変は右 S^1 に位置し，背景肺は気腫性変化が著明で，気道壁の肥厚と内腔の狭小化がみられる。LungPoint® で作成されたルートはいずれも経路が中断している。a が「ルート1」，b が「ルート3」として示された経路であり，a の方が対象病変までの最短距離は近く表示されている（矢印）。ところが CT 画像で確認すると，b が正しい経路である。

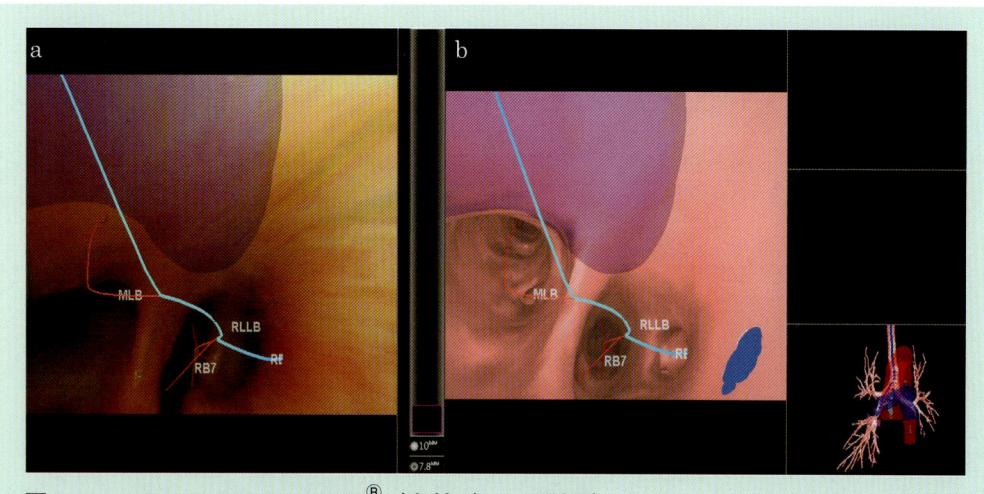

図9 LungPoint VBN SYSTEM®（文献3）より引用）
実際の気管支鏡像（a）と作成された仮想内視鏡像（b）が並んで表示されている。最新版では2つの画像の同期機能が追加されている。

6　おわりに

　最新版である LungPoint VBN SYSTEM®（Broncus Technologies, Inc., Mountain View, USA）には実際の内視鏡像との同期機能が追加され，まだまだ発展段階ではあるが今後のさらなる進歩が期待される（図9）。

◆参考文献

1) Rivera MP, Mehta AC, Wahidi MM.: Establishing the diagnosis of lung cancer: Diagnosis and management of lung cancer, 3rd ed; American College of Chest Physicians evidence-based clinical practice guidelines. Chest, 143: e142S-65S; 2013.
2) Tamiya M, Okamoto N, Sasada S, et al.: Diagnostic yield of combined bronchoscopy and endobronchial ultrasonography, under LungPoint guidance for small peripheral pulmonary lesions. Respirology, 18: 834-839; 2013.
3) 松元祐司，出雲雄大，笹田真滋・他：気管支鏡診断における CT および workstation の活用. Rad Fan, 12: 69-71; 2014.

第Ⅱ部 医師編

12. 画像処理ワークステーションを用いた気管支鏡シミュレーション

◆ 国立がん研究センター中央病院 内視鏡科　**松元 祐司** / **出雲 雄大**
◆ 国立病院機構姫路医療センター 呼吸器内科　　　　　　　**水守 康之**

Key Notes

- 画像処理ワークステーションを利用することで，仮想気管支鏡の作成が可能である。
- 他院で撮影されたCTでも仮想気管支シミュレーション作成が可能なことが多い。
- ワークステーションは汎用性が高く，専用機器にはない利点がある。また多列CTに付属していることが多く普及率が高いため仮想気管支鏡専用機より導入が容易である。

1　はじめに

　Bf-Navi®，LungPoint®をはじめとするvirtual bronchoscopic navigation：VBNを使用するためには専用機器の導入が必要であるが，汎用性や費用面の問題から，広く普及するには至っていない。一方で画像処理ワークステーションは，多列CTを有するほとんどの施設に導入されており，中でもziostation®（Ziosoft）（version違いを含む）の導入施設はわが国で約1800と普及している[1]。われわれはワークステーションを用いた仮想気管支シミュレーション（virtual bronchoscopic simulation：VBS）を活用しており，VBSの作成法ならびに活用法について概説する[2]。

2　必要要件

1) ziostation®あるいはziostation2®（**図1**）
2) thin-slice CT
　＜推奨条件＞
　　・スライス厚　1mm以下
　　・再構成関数　縦隔条件
　　・FOV　病側肺
　　・撮影範囲　対象病変から病側の主気管支まで
　※これらの条件を満たさない場合も，作成可能である。

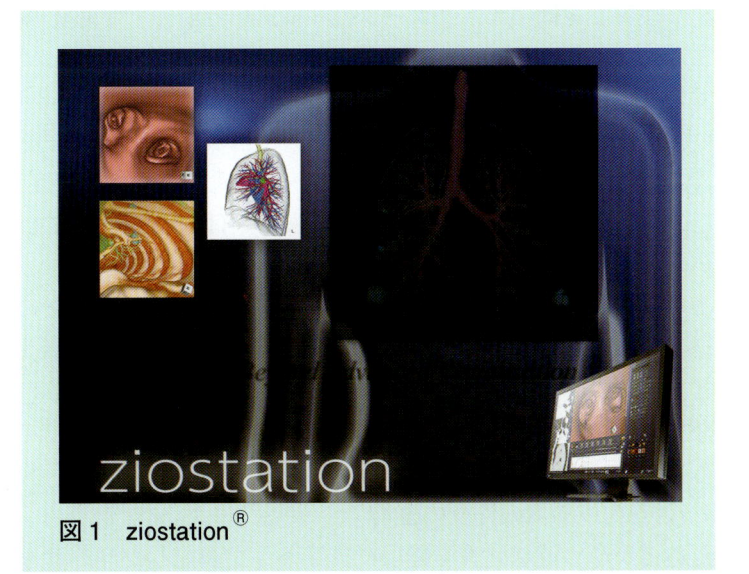

図1　ziostation®

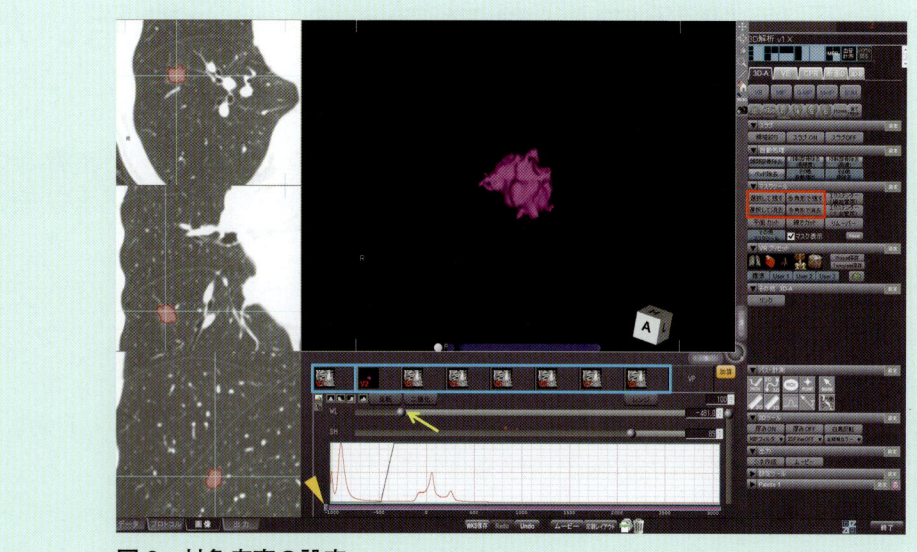

図2　対象病変の設定

3　ziostation2®を用いた仮想気管支鏡の作成法

1）画像のインポート

　ワークステーションは通常 picture archiving and communication system（PACS）サーバーと接続されており，CT画像をサーバーから直接インポートする．

2）対象病変の設定（図2）

　メイン（V1）以外の画像タグに移動し（青枠），CT画像上に対象病変を設定する．マスクツールの「多角形で残す」で大まかな輪郭を囲み（赤枠），下段ステータスバーの「window level：WL」を病変が描出されるように調節する（黄矢印）．マスクツールの「選択して残す」で描出された病変をクリックし（赤枠），好みで色付けする（橙矢頭）．病変と接する胸壁や不要な血管などは，マスクツールの「多角形で消去」で適宜囲み消去する（赤枠）．設定終了後，メイン（V1）の画像タグに移動する（青枠）．

3）経路の設定（図3）

　CT画像上に経路を設定する．パス・計測の「PATH」をクリックすると（赤枠），経路を設定する緑点が出現する（黄矢印）．対象病変の関与気管支と想定される気管支内腔を終点とし，中枢側の始点（病側の主気管支あるいは気管分岐部まで延ばすと，分岐方向が把握しやすい）まで点を打ち，経路線として繋げる．

　軸位断では3次元的な気管支の走行が把握しづらいため，multi-planar reconstruction（MPR）で対象の気管支内腔が直線化する任意断面を描出しながら経路線を中枢側に繋げると，気管支壁への接触を避けることができ，より綺麗に速く作成できる．経路の作成が終了したら，右上段の「virtual endoscopy：VE」をクリックし（橙矢頭），仮想内視鏡像に変換する．

4）仮想内視鏡像の作成（図4）

　あらかじめ仮想気管支鏡用に描写条件を調節したユーザープリセットを使用し（赤枠），2）

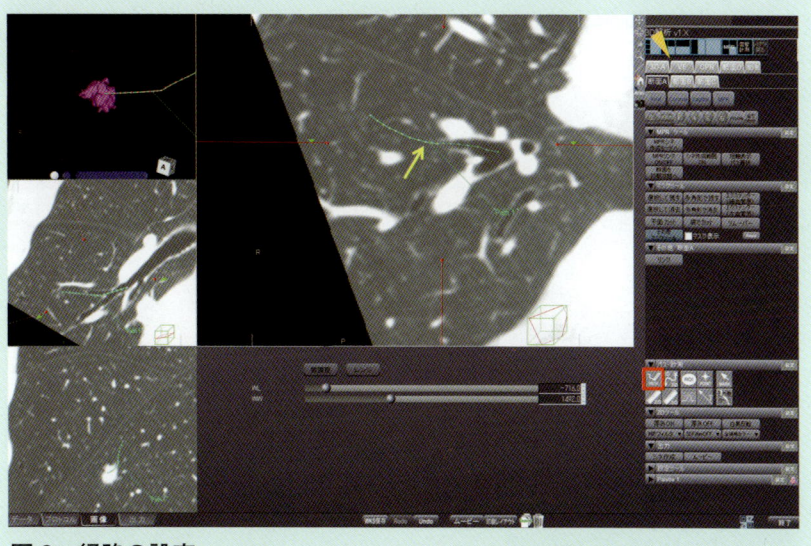

図3　経路の設定

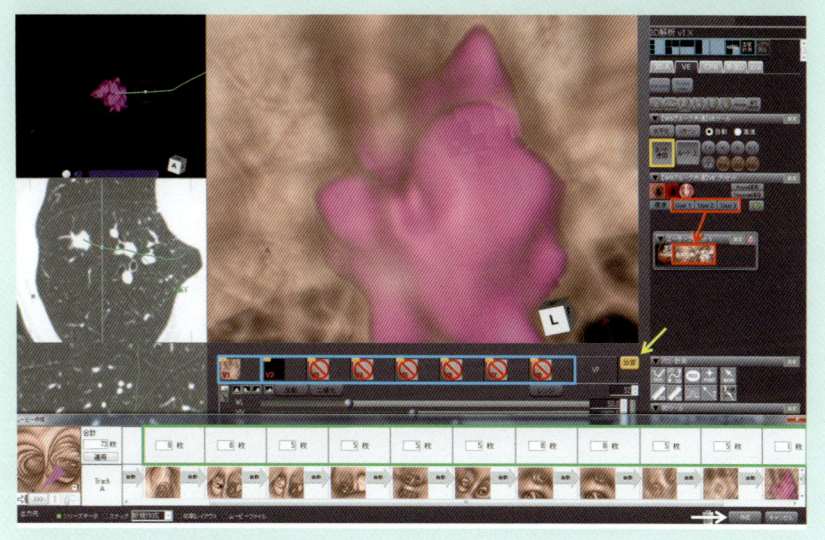

図4　仮想内視鏡像の作成

で設定した対象病変の情報を加算する（黄矢印）。VEツールの「ルート使用」をクリックし動かすと（橙枠），3）で設定した経路上に視点を乗せられる。最下段の「ムービー」をクリックしムービー作成画面を表示し，実際の気管支鏡でみるイメージ通りに視点を合わせ，分岐部毎のサムネイル画像を並べていく。終点までサムネイルを並べ終えたら，画像間の補完枚数を設定する（緑枠）。左下のプレビューボタンで作成したシネ画像を確認し（桃矢頭），問題なければ右下の作成をクリックし（白矢印），シネ画像を完成させる。

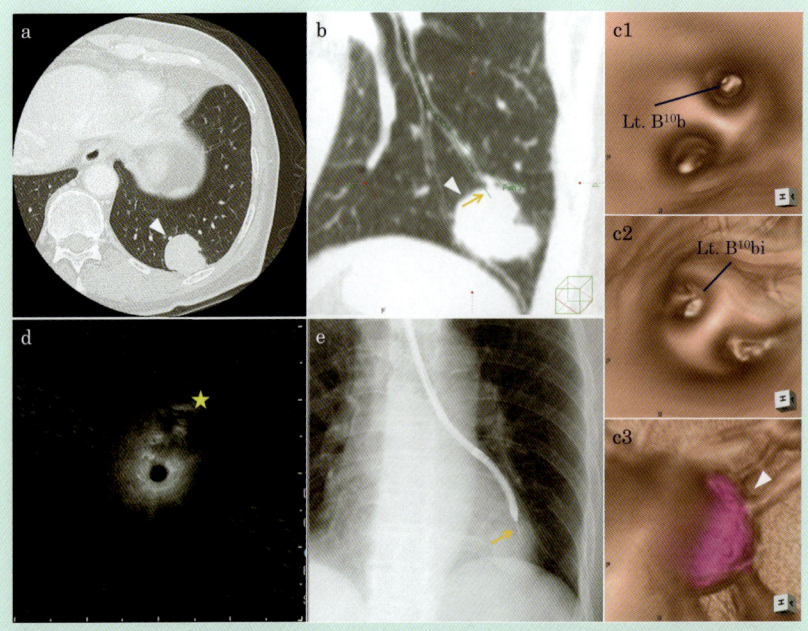

図5　Bronchus sign 陰性例への応用（文献2）より引用）
左 S^{10} に bronchus sign 陰性の腫瘤影を認める（矢頭）(a)。腫瘤と近接する $B^{10}bi$ を通る仮想線を引いた（矢印）(b)。作成した仮想内視鏡像（c）を参照し超音波プローブを挿入したが，近接画像が得られるのみであった（星印）(d)。同部から X 線透視を参照しながら TBNA を施行し（矢印）(e)，悪性黒色腫の転移と診断された。

4　VBS と VBN の相違

	VBS	VBN
必要機器	ワークステーション （ziostation2®など）	専用機器 （Bf-Navi®, LungPoint®など）
対症病変の設定	詳細な設定が可能	簡便な設定のみ
ルートの選定	手動	自動＋機種により手動追加が可能
ルートの作成方向	末梢側から中枢側へ	中枢側から末梢側へ

5　VBS の応用

1）Bronchus sign 陰性例への応用[2]（図5）

　VBS では気管支と肺動脈は伴走することを利用し，bronchus sign 陰性例でも対象病変に還流する肺動脈に沿って経路を作成できる。転移性肺腫瘍の多くは bronchus sign 陰性であるが，近傍まで経路を VBS で作成し，そこからの対象病変までの方向を示すことで，末梢の TBNA への応用も可能である。

　※ bronchus sign 陽性は，対象病変内に流入する気管支を CT で同定できる所見と定義される[3]。

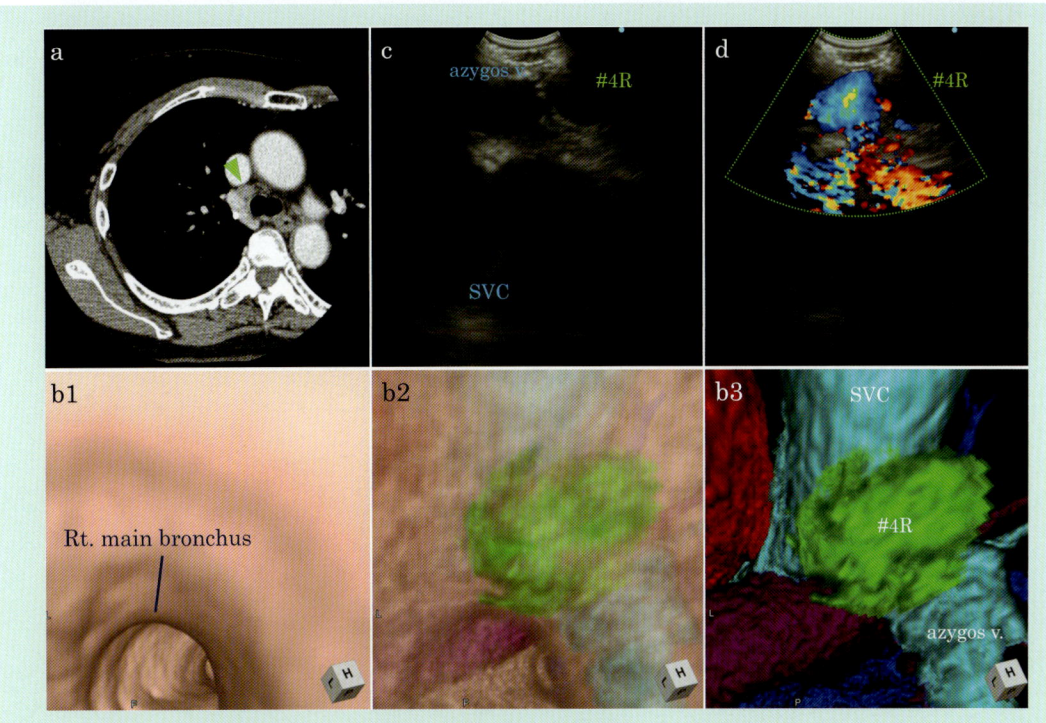

図6 EBUS-TBNAへの応用（文献2）より引用）
右下部気管傍領域に腫大リンパ節（#4R）を認める（矢印）（a）。右主気管支周囲リンパ節（#10R）との判別が重要で，境界する奇静脈との位置関係をみる必要がある。周囲の主要血管を標識した仮想内視鏡像を示す（b）。気管支壁の透見像と並べることで，対象のリンパ節の位置を容易に把握できる。同部を超音波で観察すると，奇静脈と上大静脈との合流部のすぐ頭側に腫大リンパ節が認められた（c, d）。
緑色：右下部気管傍リンパ節（#4R）
水色：奇静脈（azygos vein）および上大静脈（superior vena cava：SVC）
赤色：大動脈
紫色：肺動脈
青色：肺静脈

2) EBUS-TBNAへの応用[2]（図6）

　腫大リンパ節を観察する際，気管分岐部等の可視構造を基準に探索し，超音波で周囲の血管構造との位置関係をみて同定する。よってリンパ節が存在する高さおよび周囲構造との関係をCTで把握しておく必要がある。しかしながら末梢肺病変と同様に，3次元的な把握は容易でない。VBSでは，対象のリンパ節や周囲血管構造を自在に標識した仮想内視鏡像も作成可能である。

6　おわりに

　ziostation2®を使用した仮想内視鏡像の作成マニュアルを執筆しており，近日公開予定である。

◆参考文献

1) Iwao S, imaizumi K, Okada T, et al.: Virtual bronchoscopy-guided transbronchial biopsy for aiding the diagnosis of peripheral lung cancer. Eur J Rad, 79: 155-159; 2011.
2) 松元祐司, 出雲雄大, 笹田真滋・他：気管支鏡診断におけるCTおよびworkstationの活用. Rad Fan, 12: 69-71; 2014.
3) Gaeta M, Pandolfo I, Volta S, et al.: Bronchus sign on CT in peripheral carcinoma of the lung: value in predicting results of transbronchial biopsy. AJR Am. J. Roentgenol, 157: 1181-1185; 1991.

MEMO

第II部 医師編

13. X線透視下EBUS-GSの被ばく線量

◆ 亀田総合病院 呼吸器内科　　　　　　　　桂田 雅大
◆ 国立がん研究センター中央病院 内視鏡科　　出雲 雄大

Key Notes

- X線透視下EBUS-GSの被ばく線量は想像以上に少ない。特に看護師や放射線技師は処置台から距離が離れているため、被ばく線量は無視できるほど少ない。
- プロテクターを装着することで、体幹部への被ばく線量をさらに軽減することができる。
- しかし、被ばく線量と健康被害との関連についてはいまだに明らかにはなっていない部分が多く、被ばく線量を減らすようにできる限り注意を払う。

1 はじめに

　気管支鏡検査は、X線透視下気管支鏡検査と非透視下気管支鏡検査に分けられる。X線透視下気管支鏡検査は、経気管支生検（TBB）、経気管支肺生検（TBLB）、経気管支吸引針生検（TBNA）がある。非透視下気管支鏡検査は、気管支洗浄（lavage）、気管支肺胞洗浄（BAL）、超音波気管支鏡ガイド下針生検（EBUS-TBNA）、吸痰や内腔観察がある。

　わが国においては、気管支鏡は診断目的で使用されることが多いことから、X線透視は気管支鏡手技において汎用されている。しかしながら、被ばく線量に関するデータはほぼ皆無である。

　本項では、末梢肺病変に対する、ガイドシース併用気管支腔内超音波断層法（EBUS-GS）時の被ばく線量について解説する。

2 使用機材と計測方法

　2012年10月から12月まで国立がん研究センター中央病院内視鏡科で施行された、X線透視下EBUS-GS 132例について、被ばく線量を計測した。

　透視装置はHITACHI製のVersiFlex VISTA®を使用し、ALOKA社のMYDOSE mini χ、PDM-117®をプロテクターの胸部外部ポケットに取り付けて計測を行った（図1）。

　計測対象者は、気管支鏡施行医、気管支鏡アシスタント医師、気管支鏡看護師、放射線技師である。それぞれがすべて、検査室の内部で気管支鏡検査に携わる（図2）。

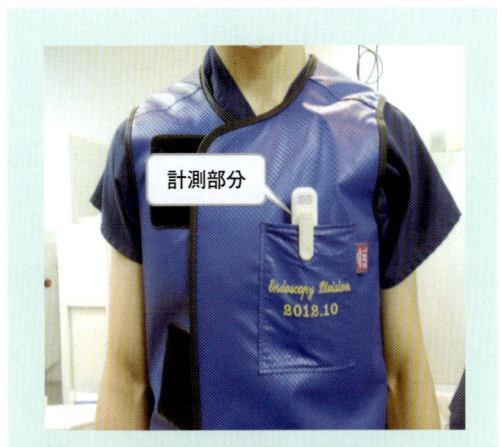

図1　X線被ばく線量計測部分

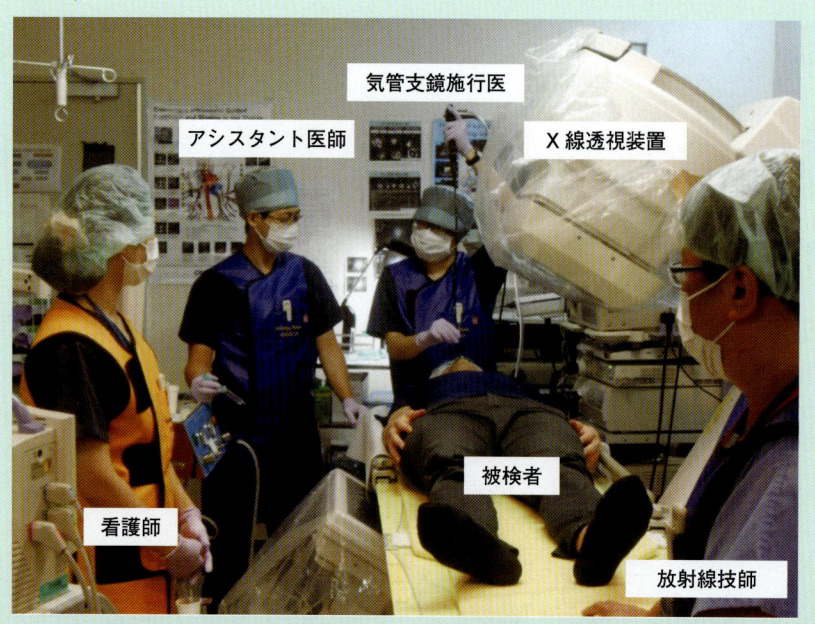

図 2　気管支鏡検査時のメディカルスタッフの位置（文献 1）より改変して引用）

気管支鏡施行医，アシスタント医師，看護師，放射線技師の順に X 線透視装置から距離が離れていく。

表 1　1 回の EBUS-GS における被ばく線量（文献 1）より引用）

	中央値（最小値 - 最大値）
透視時間（分）	7.6（1.5-23.9）
気管支鏡施行医（μSv/ 検査）	12（1-99）
アシスタント医師（μSv/ 検査）	3（0-7）
看護師（μSv/ 検査）	0（0-9）
放射線技師（μSv/ 検査）	0（0-1）

3　結果

表 1 に計測結果を示す。

気管支鏡施行医でさえ，中央値が 12 μSv/ 検査とかなり少ない被ばく線量である。距離が離れるに従って被ばく線量は減少し，看護師や放射線技師といったメディカルスタッフにおいてはほぼ無視できる線量にまで減少する。

被ばく線量が増加するリスクファクターについて，ロジスティック解析では被検者の BMI が大きいこと，超音波プローブ（R-EBUS）が腫瘍内に入っていないことであった[1]。

4　考察

放射線被ばく量と健康被害との関連は，白内障や白血病などが指摘されているものの，現時点では 100mSv 以下の低線量においては，明らかな健康被害は報告されていない。ただし，

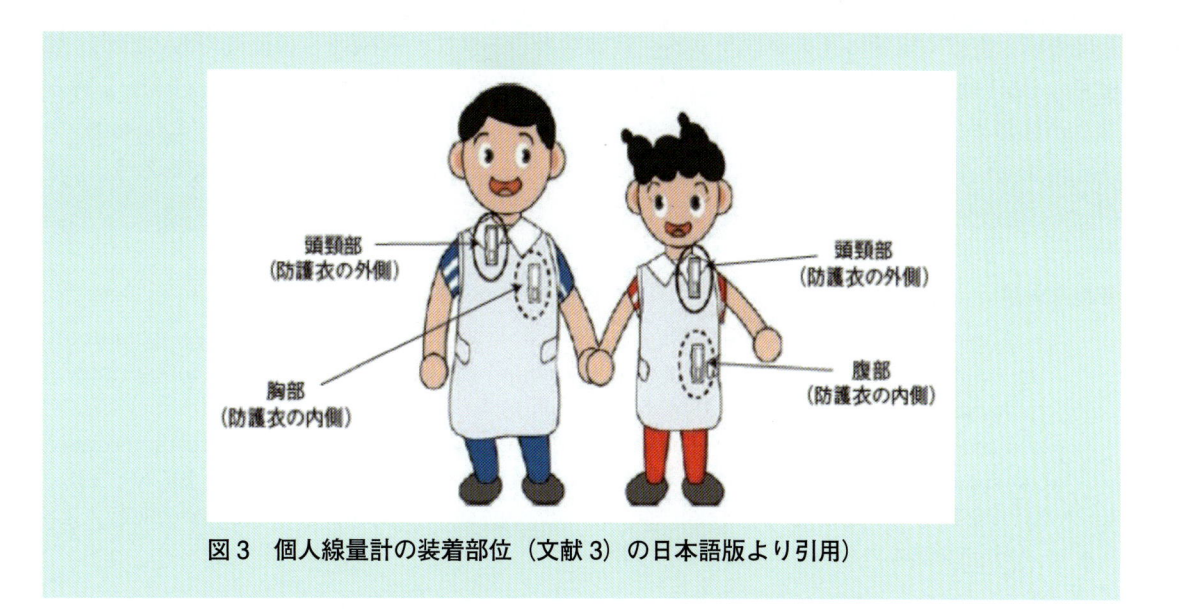

図3　個人線量計の装着部位（文献3）の日本語版より引用）

100mSvの被ばく線量で白内障が起こったとの報告もあり[2]，低線量被ばくにおける健康被害においては未解明な部分もある。

個人線量計の装着部位は男性では胸部に，女性は腹部に装着する（図3）。

わが国では，放射線診療従事者の線量限界は電離放射線防止規則により下記のように定められている。

1）5年間につき100mSv
2）1年間につき50mSv
3）女子については，上記の他3月につき5mSv
4）妊娠中の女子については，上記の他，本人の申出等により病院または診療所の管理者が妊娠の事実を知った時から出産までの間につき，内部被ばくについて1mSv
5）妊娠中である女子の腹部表面については上記（4）に規定する期間につき2mSv
6）眼の水晶体については，1年間につき150mSv
7）皮膚については，1年間につき500mSv

気管支鏡施行医の被ばく線量は表1に示したように，12μSv/検査と少ない。国立がんセンター中央病院内視鏡科では，各医師1人あたり平均360例/年の気管支鏡検査を実施している。計算をすると，年間の被ばく量は4.3mSv/年となり，少ない被ばく線量であることがわかる。看護師や放射線技師の被ばく線量はほぼ0である。さらに，0.25mmの鉛当量を持つ含鉛シートを使用したプロテクターを着用した場合，X線透過率は平均9.2％と高い遮蔽が得られるため[3]，実際の被ばく線量は約1/10に減少する。

被ばく線量が増えるリスクファクターは，大きい被検者のBMIとR-EBUSが腫瘍内に入っていないことであった。その理由として，BMIが大きいと透視画像を得るために十分な線量が必要であること，R-EBUSを腫瘍内に入れるために透視で確認することが多くなるからと考えられた。

これらから考えると，透視下EBUS-GSにおける被ばく線量は少なく安全性が高いことがわかる。ただ，低線量被ばくの健康被害は未解明な部分もあり，被ばく線量を減らすに越したこ

とはない。被ばく線量のリスクファクターは被検者のBMIとR-EBUSの位置であったが，被検者のBMIはどうすることもできないため，被ばく線量の軽減には迅速確実にwithinを得ることが重要となる。そのためには検査前のイメージトレーニングやziostation2®（Ziosoft）やLungpoint®（ブロンカス）などの仮想気管支ナビゲーションによる補助が有用であろう。

◆参考文献

1) Katsurada M, Izumo T, Sasada S, et al.: The dose and risk factors for radiation exposure to medical staff during endobronchial ultrasonography with a guide sheath for peripheral pulmonary lesions under X-ray fluoroscopy. Jpn J Clin Oncol, 44: 257-262; 2014.
2) Vano E, Kleiman NJ, Rehani MM, et al.: Radiation-associated lens opacities in catheterization personnel: results of a survey and direct assessments. J Vasc Interv Radiol, 24: 197-204; 2013.
3) JCS joint working group: Guideline for radiation safety in interventional cardiology（JCS 2011）--digest version. Circ J, 77: 519-549; 2013.

MEMO

第II部 医師編

14. X線透視下経皮穿刺法

◆ 国立病院機構姫路医療センター 呼吸器内科　水守 康之 / 中原 保治

Key Notes

- X線透視下に経皮的に肺病巣の穿刺吸引細胞診を行う手技である。
- 全行程の所要時間が10分程度と短く，X線透視下に行える簡便さと，高い診断精度を持つ。
- 1回の息こらえの間に穿刺から抜去までが完了するため，CT下穿刺と比較して空気塞栓のリスクは非常に低い。
- 口腔内常在菌の混入がないため肺膿瘍など肺感染症の原因菌診断においても有用である。

1 適応

　X線透視で視認可能な肺末梢病巣が適応となる[1]。特に胸部CTで標的病巣へ到達する気管支を認めない場合は経気管支的なアプローチが難しいため本検査の良い適応となる。肺膿瘍など肺感染症例では，原因菌の診断目的でも応用できる[2,3]。

2 準備するもの

- 21～22ゲージの長針でストッパーを有する穿刺針（Chiba Biopsy Needles 22G × 9cm, 15cm　Angiotech社など）（図1）
- 20mLシリンジ
- 10mLシリンジ
- 生食20mL
- 1%リドカイン10mL
- 穴あきドレープ
- ガーゼ

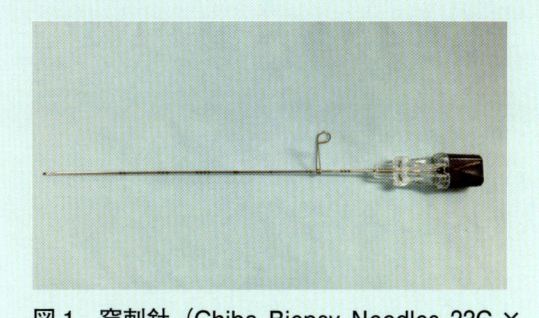

図1　穿刺針（Chiba Biopsy Needles 22G × 9cm, Angiotech）

3 手技の実際

1) 胸部CTから穿刺面と穿刺距離を決定する（図2）

　胸部CTから胸側・背側のどちら側から穿刺するかを決定する。原則的に穿刺距離が短い方を選択するが，気胸を避けるため，葉間を通過しない側を選ぶ。また肺尖部の病変では鎖骨，肋骨のため胸側からの穿刺は困難な場合が多く通常は背側より穿刺する。CT上で肩甲骨が穿刺点と重なる場合でも，腹臥位で「気をつけ」の姿勢をとると重なりはほぼ外せる。CTで皮膚面から病巣まで垂直に穿刺距離を計測する。

2) X線透視で穿刺点を決定する

　X線透視台に穿刺面が上になるように仰臥位または腹臥位をとっていただく。次にX線透視下にボールペンなど非透過性のものを病部位の皮膚面にあてがい穿刺点を決定し，マーキングを行う。病巣が小さく確認しづらい場合は呼吸で陰影が移動したときに確認できることが多い。通常は息止めしやすい深吸気位で穿刺点を決めるのがよいが深吸気時に病巣が肋骨と重なる場合は，病巣が肋間にくるよう息の吸い方を患者に練習してもらう。それでも骨との重なりが外せない場合や標的病巣が小さく穿刺時に指が邪魔をして透視で病巣が視認できない場合は斜めに穿刺することも可能である。

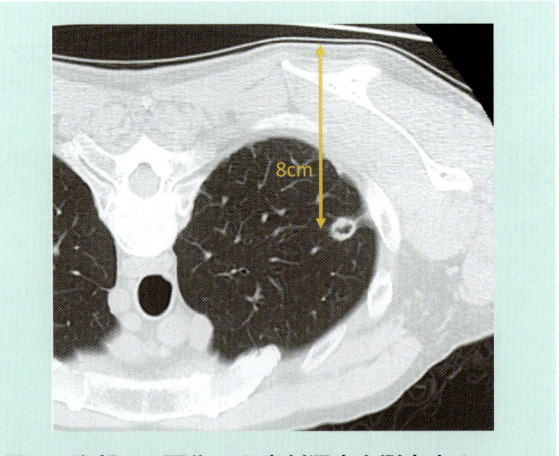

図2　胸部CT画像から穿刺深度を測定する
画像の症例は本法にてM. Kansasiiと診断された。

3) 消毒と局所麻酔

　滅菌グローブを履く。イソジン消毒後に穴あきドレープで覆う。23G針を用いて1％リドカイン5mLほどで穿刺部位，穿刺経路および胸膜近傍の浸潤麻酔を行う。

4) 穿刺

　穿刺針のストッパーをCTで測定した穿刺距離にセットして穿刺を開始する。斜めに穿刺する場合は透視画面上で針先を病巣の上に置き，ストッパーの陰影が皮膚の穿刺点に合うまで針を傾け，傾斜角度をつかんでおく。この傾斜により若干穿刺深度が長くなる分を考慮しストッパーをずらしておく。まず皮膚を穿刺し（皮切は置かない），皮膚を貫通したところでいったん針を止める。ここで「息止め」を患者に指示する。ちょうどよい位置に病巣がくるように息止め時の吸気量を変えてもらい，最適の息止めができたときにすかさず穿刺針を進める。このとき針の操作だけで針先の向きをコントロールすることは困難である。穿刺針を持つ手の反対側の手の人差し指と中指を，穿刺針をはさむように皮膚面に添え，皮膚を動かすことで針は胸膜貫通点を支点として動くことを利用し常に針の進行方向を微調整しながら進めることがポイントである（図3）。

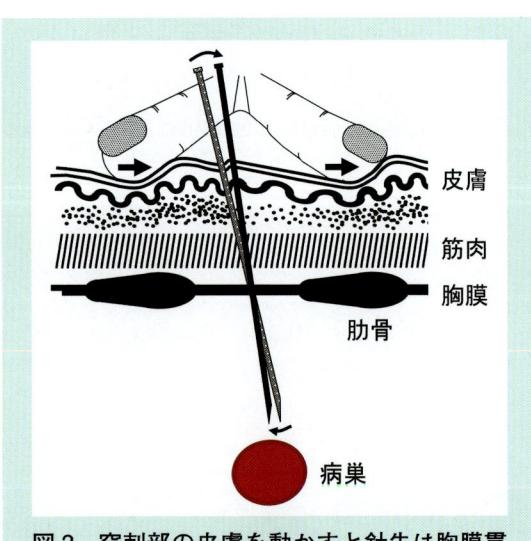

図3　穿刺部の皮膚を動かすと針先は胸膜貫通点を支点にして動く

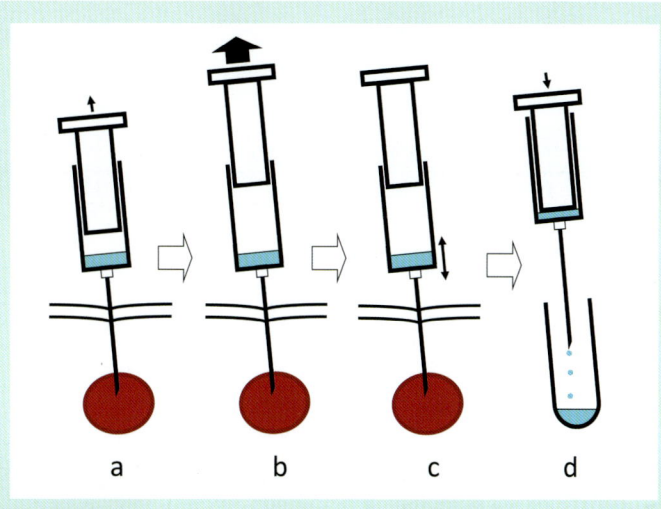

図4　吸引穿刺法
a　穿刺後陰圧をかけエアーが戻らないことで命中したことを確認する。
b　20mL分の陰圧をかける。
c　接続がはずれないように針とシリンジを一体化させて保持し陰圧をかけながら針を細かく前後に動かす。
d　検体をスピッツに押し出す。この後シリンジに生食を追加し再度穿刺針内容を洗い出す。

5）吸引（図4）

　X線透視にて病巣に針先が到達したと考えられたら，穿刺針のスタイレットを抜いて，20mLシリンジ（あらかじめ生理食塩水を約3mL吸っておく）を接続し，吸引をかける。このとき抵抗なくエアーが吸引される場合は病巣に命中していないので直ちに針を抜去し再試行する。スリガラス病変では命中していてもエアーが吸引されるが若干の抵抗が感じられる。接続がはずれないように針とシリンジを一体化させて保持し，20mL分の陰圧をかけつつ針を細かく前後に動かす操作（病巣の径によりストローク幅を調整する）を5〜10秒程度行う。薄壁空洞性病変では，逆に抵抗なくエアーが吸引されることで針先が空洞内に到達したことを確認後に数mLの生食を注入し，液を回収することができるところまで針を進め検体を採取する[4]。

　針を抜去後に，患者に息止め解除を伝える。息止めはなるべく20秒以内とし，この間に穿刺，吸引，抜去の操作を行う。そのまま針先を介助者が持つ滅菌スピッツに差し込み内容を押し出す。さらに，シリンジをはずして生食を数mL吸い，穿刺針に再装着し針内容を洗い出して検査を終了する。検体は細胞診，一般細菌（嫌気培養を含む），抗酸菌培養，抗酸菌PCR検査に提出する（細胞診用検体はあらかじめ一部保存しておき，細胞診陽性時にEGFR遺伝子変異検査を追加する）。

6）観察

　通常は1泊入院で行う。経皮穿刺1時間後，および翌日に胸部レントゲン写真を撮影し，気胸がないことを確認する。

表1　ⅠA期肺がん症例のうち腫瘍径2cm以下症例の診断根拠の内訳
（2007年～2012年，国立病院機構姫路医療センター）

診断根拠	気管支鏡	経皮穿刺 X線透視下	経皮穿刺 CTガイド下	手術	計
症例数	67	33	2	117	219

4　限界と対策

　X線透視で視認できれば病巣のサイズを問わず診断可能である（表1）。X線透視で視認できない病巣はCTガイド下生検などを考慮する。また高度の肺気腫では気胸のリスクが高いため穿刺はなるべく避ける。また対側肺の肺機能が極めて低下している場合は禁忌となる[5]。気胸を予防するには，穿刺中の20～30秒の息止めを患者に確実に行ってもらうことが大切である。穿刺はなるべく1回のみとし，2回までにとどめる。病巣に到達できて，しっかりと陰圧をかけることができれば1回の穿刺で診断可能である。

5　成績

　2007年から2012年に国立病院機構姫路医療センターにて手術により1A期肺がんと確定診断された症例のうち腫瘍径が2cm以下の症例の診断根拠について記す（表1）。気管支鏡検査で診断が得られずX線透視下経皮穿刺が行われた42例中33例（78.6％）で肺がんの診断が得られた。

表2　X線透視下経皮穿刺における気胸合併件数と対応の内訳（2004年～2013年，国立病院機構姫路医療センター）

	件数	合併率（％）
全症例	1866	
気胸合併	135	7.2
保存的治療	46	2.4
ドレナージ	89	4.8

　2004年から2013年の10年間に施行された1866件のうち，ドレナージを要する気胸は89件（4.8％）で認められた（表2）。1件（0.05％）に空気塞栓が認められたが息止めが困難な症例であった。死亡例は認めなかった。まれに検査直後に喀血を認めることがあるが，安静のみで軽快する。近年では比較的太い気管支に隣接する病巣は気管支鏡で診断が可能で本法の適応とはならず喀血は非常にまれとなっている。経皮穿刺に伴う悪性細胞の胸壁，胸膜腔への播種が報告されているが，反論も報告されている。細い針で1回の息止め中に完了する本法の場合明らかな播種例は経験していない[1),4)]。回収した検体が膿様である場合は検査後にペニシリン系抗菌薬の点滴投与を行うことで，膿胸への進展例も経験していない。

◆**参考文献**

1) Nakahara Y, Mochiduki Y, Miyamoto Y, et al.: Prognostic significance of the lymphocyte-to-neutrophil ratio in percutaneous fine-needle aspiration biopsy specimens of advanced nonsmall cell lung carcinoma. Cancer, 104 (6): 1271-1280; 2005.
2) 中原保治, 望月吉郎, 河村哲治・他：肺病巣に対する経皮穿刺で非結核性抗酸菌（NTM）を検出した症例の検討　経皮穿刺検体の培養陽性を肺NTM症診断基準に加えることの提言. 結核, 88 (3): 283-289; 2013.
3) 中原保治, 中原由紀子, 池上裕美子・他：経皮的穿刺吸引にて診断した肺ノカルジア症の1例. 日本胸部疾患学会雑誌, 28 (4): 651-655: 1990.
4) Nakahara Y, Mochiduki Y, Miyamoto Y, et al.: Percutaneous needle washing for the diagnosis of pulmonary thin-walled cavitary lesions filled with air. Internal medicine (Tokyo, Japan), 46 (14): 1089-1094; 2006.
5) 国立がんセンター肺がんグループ・編：肺がん図譜（国立がんセンター悪性腫瘍の診断図譜シリーズ, 2). 中山書店, 231-234: 1968.

MEMO

第Ⅱ部 医師編

15. EBUS-TBNAによる肺門・縦隔病変の診断

◆ 国立がん研究センター東病院 呼吸器内科　宇田川 響
◆ 国立がん研究センター中央病院 内視鏡科　出雲 雄大

Key Notes

- 気管支内腔画像と肺門／縦隔リンパ節の位置関係を熟知する。
- 穿刺針で病変を削り取るイメージで前後（病変全長）および約3度の角度で扇状に動かすと採取検体量が増加する。
- 採取検体の処理に習熟する。

1 適応

1) 肺門／縦隔リンパ節腫大を伴う肺腫瘍（ステージング）
2) 縦隔腫瘍
3) サルコイドーシスやリンパ腫などのリンパ増殖性疾患による肺門／縦隔リンパ節腫大
4) 感染性疾患（結核など）による肺門／縦隔リンパ節腫大

2 準備するもの

- コンベックス走査式超音波気管支鏡（BF-UC260FW：オリンパス（図1a），EB-530US：富士フイルム（図1b），EB-1970UK：ペンタックス（図1c））
- 超音波観測装置（EU-C2000®/EU-ME1®/EU-ME2®：オリンパス，アロカ社製超音波観測装置）
- EBUS-TBNA専用穿刺針とバックロックシリンジ（Vizishot®：オリンパス，SonoTip EBUS PRO®：Medi-Globe）
- 病理標本（細胞診・組織診）作成のための道具

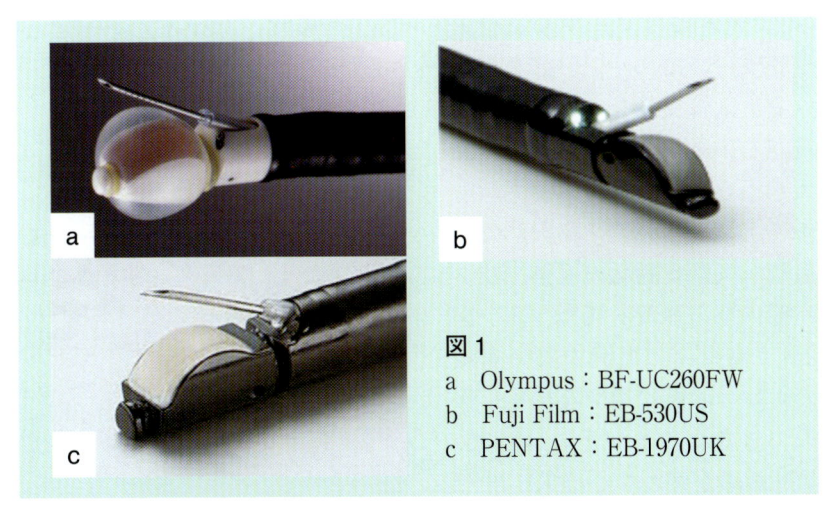

図1
a　Olympus：BF-UC260FW
b　Fuji Film：EB-530US
c　PENTAX：EB-1970UK

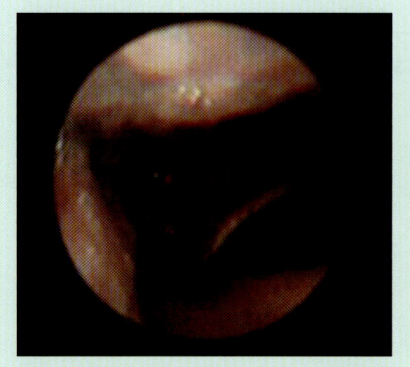

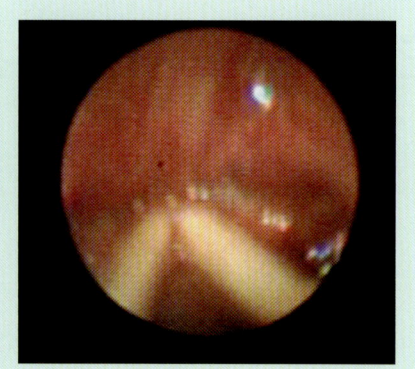

図2　超音波気管支鏡による声帯通過

3　手技の実際

　本項では，オリンパス社製の超音波気管支鏡（BF-UC260FW）と穿刺針を中心に解説をしていく。

1）気管支鏡の挿入

　EBUS-TBNAに用いる超音波気管支鏡は，前方斜視鏡（可視範囲80度，前方35度）であるため，通常の直視の気管支鏡と比較し，前方が見えづらい。初心者には喉頭・声帯の通過が難しく，手技の習熟が求められる（図2）。そのため，通常の気管支鏡よりも咽頭喉頭麻酔は重要である。当院での麻酔法を表1に示す。どうしても気管支鏡が挿入困難な場合は気管内挿管をしてからEBUS-TBNAを行う方法もある。

2）リンパ節の描出

　内腔画像の視野に少し入る程度に，バルーンを滅菌蒸留水または生理食塩水で膨らませる（通常は0.3mL程度で十分である）。超音波プローブを気管・気管支に当て，リンパ節を描出する。気管支鏡をゆっくりと前後左右に動かし，リンパ節の最大割面を確認する。ドップラーモードに切り替え，穿刺部の大血管・気管支動脈の有無，リンパ節内部の血流を確認する（図3a）。高輝度の血流のない病変からは，診断に適切な検体を採取できないことが多い（図3b，壊死組織が疑われる）。EU-ME2

表1　当院での麻酔法

前投与	塩酸ペチジン（35mg/1mL オピスタン®）を静注。投与量は以下の通りである。 体重＞50kg→0.5mL 体重＜50kg→0.25mL 年齢＞80歳→0.25mL 年齢＜80歳→0.5mL
局所麻酔	咽頭スプレーによる咽頭・喉頭麻酔4%リドカイン5mLを咽頭・喉頭に噴霧。
鎮静	ミダゾラム（ドルミカム®）は1アンプル（10mg/2mL）＋生食8mL＝全量10mLにして2～3mLを静注。投与量は以下の通りである。 体重＞50kg→3mL 体重＜50kg→2mL 年齢＞80歳→2mL 年齢＜80歳→3mL
検査中	咳嗽が強い時は，2%リドカイン1～2mLを気管支鏡鉗子口より注入，または上記の希釈したミダゾラム1mLを追加投与。

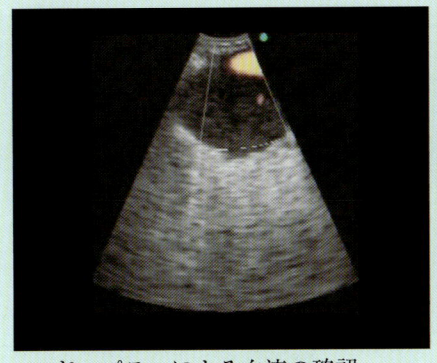

15. EBUS-TBNA による肺門・縦隔病変の診断　141

a　ドップラーによる血流の確認　　b　高輝度エコーが散在し壊死が疑われる
図3　EBUS による病変の描出

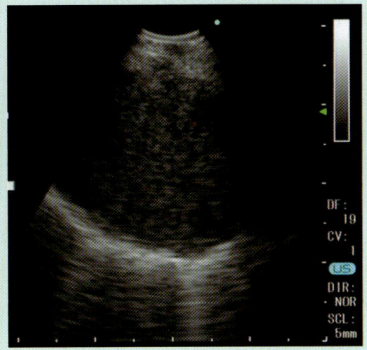

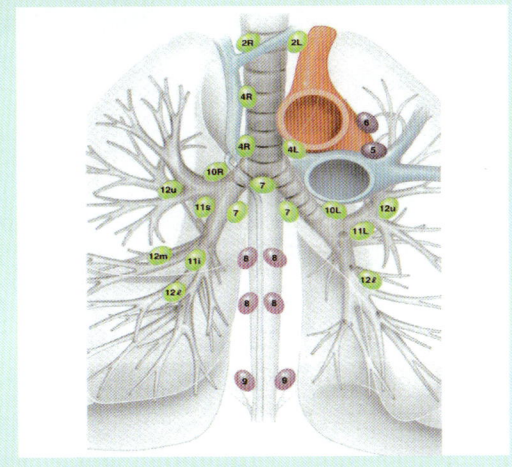

図4　肺門／縦隔リンパ節の解剖学的位置（文献1）より引用）

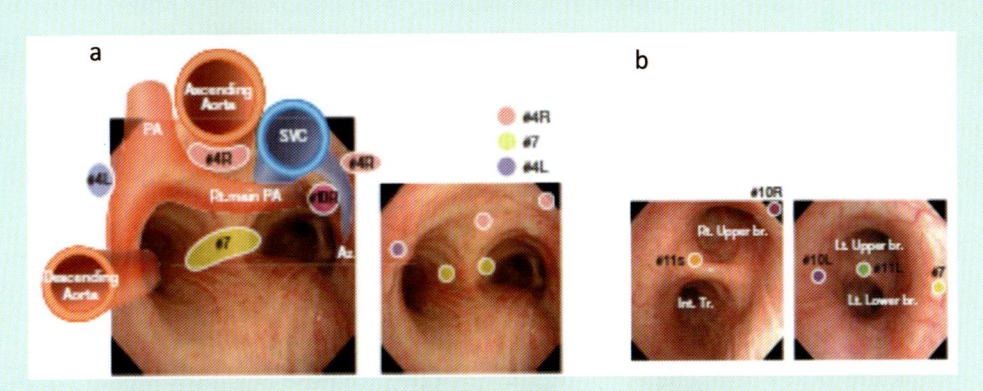

図5　気管支鏡内腔像とリンパ節の位置関係（文献1）より引用）

　PREMIER PLUS®では病変の硬さを色で表示することのできるエラストグラフィが搭載された。新しい技術であるエラストグラフィについては TOPICS 参照のこと。
　肺がんにおけるスクリーニングをスムーズに行うためには，肺門／縦隔リンパ節の解剖学的な位置を熟知し（図4），気管支鏡内腔像とリンパ節の位置の関係の十分な理解が必要である（図5）[1]。特に重要なポイントを表2にまとめた。

表2　EBUS-TBNA における重要なメルクマール

① R（右側）と L（左側）の境界
　　リンパ節の中心と気管壁左側のライン
② #2R と #4R の境界
　　腕頭静脈尾部と気管の交差部
③ #4R と #10R の境界
　　奇静脈下縁
④ #2L と #4L の境界
　　大動脈弓上縁
⑤ #4L と #10L の境界
　　肺動脈上縁

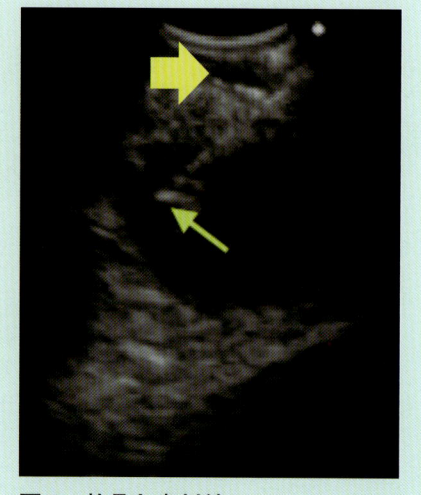

図6　軟骨と穿刺針
太矢印：軟骨，細矢印：穿刺針

3）リンパ節の穿刺
　①穿刺針の挿入後は，気管支鏡が屈曲しづらくなっていることに注意する。穿刺針の挿入前のリンパ節の描出時に，気管支鏡の最大限の屈曲が必要な場合（特に #4L/#10L のリンパ節），穿刺針の挿入後はリンパ節が描出できないことが多い。
　②穿刺針が気管支軟骨を避け，軟骨間靱帯を通過するように穿刺することが，非常に重要である。気管支軟骨は内腔画像や超音波画像の低エコー域として確認することができ，これらをもとに穿刺位置を調整する（図6）。穿刺の抵抗で超音波プローブが気管・気管支粘膜から離れてしまうと，明瞭な超音波画像が得られなくなるため，穿刺時は助手に気管支鏡を被験者の口角で支えてもらう。場合によっては，穿刺時に助手に気管支鏡を押し込んでもらう。助手も一緒に穿刺をするイメージを持つことが重要である。
　③穿刺の際はスタイレットを少し引き抜いておく。穿刺後はスタイレットを穿刺針の先端まで挿入し，気道上皮などを押し出す。その後，スタイレットを完全に引き抜き，バックロックシリンジを装着する。通常，バックロックシリンジは－20mL の陰圧をかけるが，血流の多いリンパ節を穿刺する場合は，逆血を考慮し，より少ない陰圧（－5mL や－10mL）で行っている。検体に多くの血液が混入すると病理診断が困難となる。
　④超音波画面を見ながら，穿刺針を動かしていく。穿刺針をできる限り病変内で大きく動かし，20回程度前後させ，検体を採取する。穿刺針の全体（特に先端）が，超音波画像で常に確認できるように，気管支鏡を操作し，超音波プローブの位置を微調整する。また，バックロックシリンジ内への逆血にも注意する。検体の採取は，陰圧で吸引するというよりも，穿刺針で削り取るイメージである。この際，約3度の角度で扇状に穿刺針を動かすと採取検体量が増加する[2]。

4）検体の処理（図7）
　採取された検体の処理は非常に重要である。
　①スタイレットを穿刺針に挿入し，プレパラート上に検体をゆっくりと押し出していく（図

図7-1 検体処理

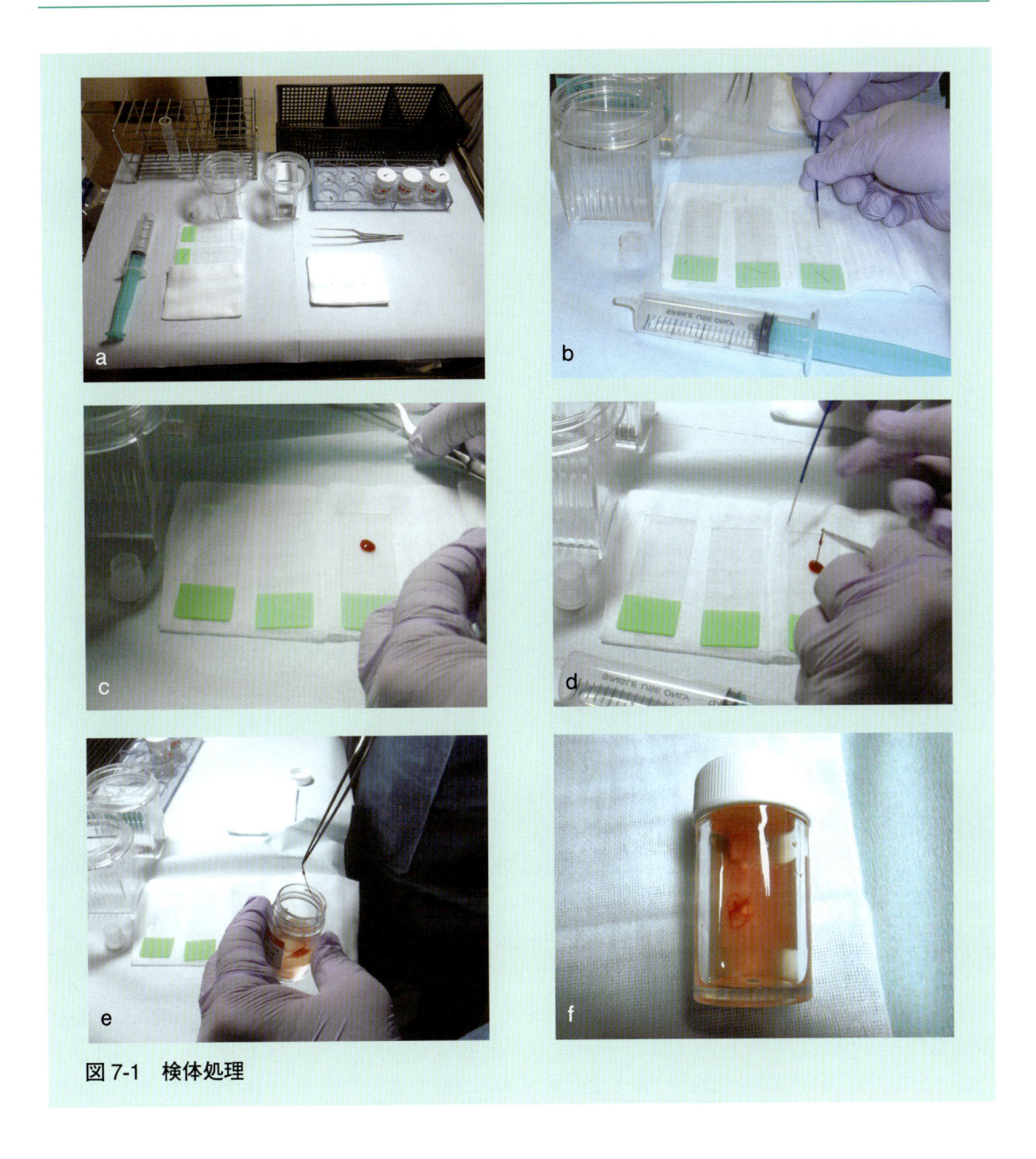

7b, c)。
②組織片が採取されている場合は，ピンセットで組織片をつまみ，ろ紙に乗せてホルマリンで固定する（図7d～f）。
③プレパラートの液状残検体をプレパラート2枚で引き伸ばし，95％アルコールに入れて固定する。迅速細胞診を行う場合は，このうちの1枚を乾燥標本にする（図7g, h）。
④穿刺針内に残った検体を生理食塩水3mLでスピッツに押し出し，穿刺洗浄液にし洗浄細胞診や培養検査に提出する（図7i）。

5) 穿刺針について

穿刺針は通常22 gauge（G）の専用穿刺針を用いる。2015年1月現在でわが国で使用でき

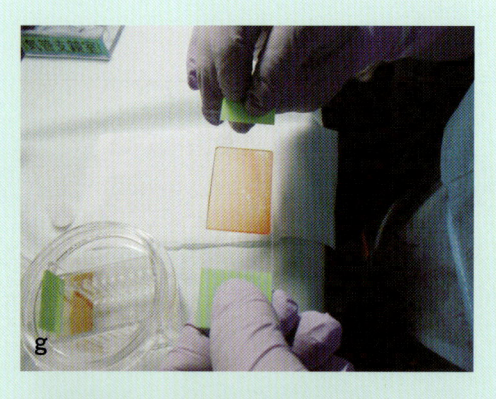

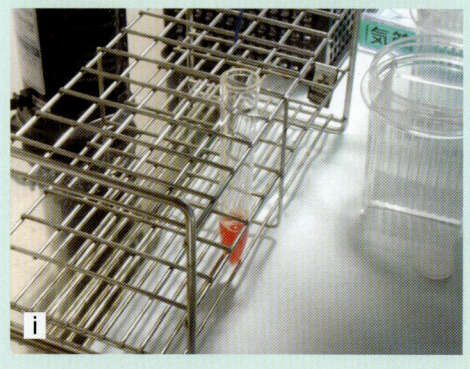

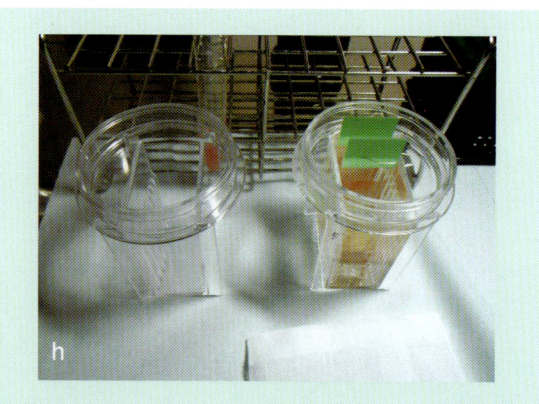

図7-2　検体処理

る穿刺針は以下の通りである。
① Vizishot® 22G, 21G（22G needle: NA-201SX-4022, 21G needle: NA-201SX-4021，オリンパス）
② SonoTip EBUS Pro® with stainless steel 22G（Medi-Globe）

　これまでの報告では 22G と 21G の穿刺針に診断率や組織採取率に大きな差はなかったと報告されている[3),4)]。われわれは Vizishot® 22G と SonoTip EBUS Pro® 22G で診断が可能な組織採取率を比較し報告した（**図8**）[5)]。両者の細胞診も含めた診断率は 87.7％（Vizishot® 22G）と 93.6％（SonoTip EBUS Pro® 22G）であり有意な差はなかったが（P = 0.197），組織採取率は SonoTip EBUS Pro® で有意に高く（61.3％ vs 74.3％，Vizishot® 22G vs. SonoTip EBUS Pro® 22G, P = 0.0035），これは穿刺針の構造などに由来するものと考えられた（**表3**）。

4　限界と対策

1) 気管・気管支に接する病変が穿刺可能である。症例によっては，消化管からの EUS-FNA（endscopic ultrasound-fine needle aspiration）の検討も必要である。
2) 初めのうちは，適切な検体の採取に難渋する。手技の習熟度が高くなるにつれ，病理診断だけでなく，EGFR や ALK 融合遺伝子などの遺伝子診断に耐えうる検体採取が可能となる。

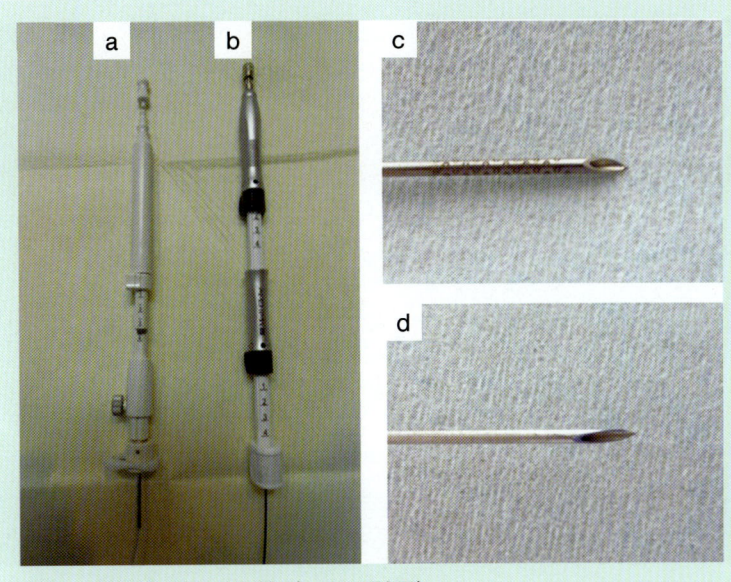

図8 穿刺針外観（文献4）より引用）
 a Vizishot®（NA-201SX-4022 needle）（オリンパス）
 b SonoTip EBUS Pro®（GUS-45-18-022 needle）（Medi-Globe）
 c Vizishot®針先端
 d SonoTip EBUS pro®針先端

表3 各々の穿刺針による EBUS-TBNA での組織採取結果（文献4）より引用）

Category of Histological Specimens	SonoTip EBUS Pro® 22-gauge with stainless steel	Vizishot® 22-gauge	P value*
A. Diagnostic	74.3%（159/214）	61.3%（144/235）	
B. Non-diagnostic	13.1%（28/214）	25.5%（60/235）	0.0035
C. No specimen	12.6%（27/214）	13.2%（31/235）	

* Using Fisher's exact test, P=0.0035 across the sampling yield of diagnostic histological specimens（A vs B, C）in each needle group.

5 最新の超音波内視鏡機能（エラストグラフィモード，ティッシュハーモニックエコーモード，ハイフローモード，パルスウェーブドップラーモード）

2013年12月にわが国で発売された EU-ME2®（オリンパス）にはこれまでの超音波観測装置に搭載されていた機能に追加して下記の機能が追加された（一部は EU-ME2 PREMIER PLUS®のみに搭載された機能）。それぞれの機能は現時点では有用性が確立していないものも多いが，穿刺部位の内部構造の観察やその選択などに有用と思われ，今後の研究が期待される。

1）エラストグラフィモード（ELST モード）
　病変の硬さを色付けするモードであり，青＞緑＞黄＞赤の順で青が最も硬いとされる（図9）。心拍動もしくは大動脈の拍動を利用して，組織の相対的な硬さを色付けしている。エラ

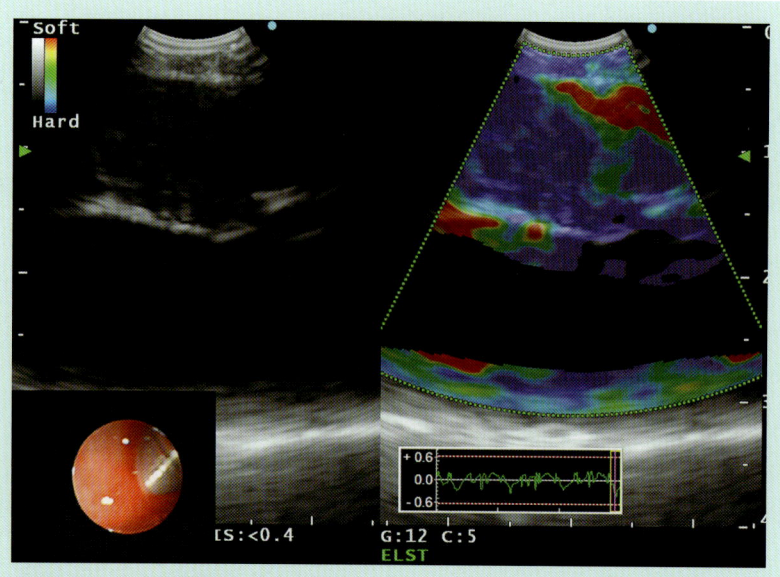

図9 エラストグラフィ
リンパ節の大半が青色に描出されており，悪性が疑われる。

ストグラフィは従来のBモードやドップラーモードに加えて穿刺病変の選択に有用であると考えられ，世界中で研究が進んでおりわれわれの施設からもその有用性を報告している．詳細は「TOPICS EBUS エラストグラフィ」を参照のこと．

2）ティッシュハーモニックエコーモード（THEモード）

　超音波が生体内組織を伝搬する際に発生する高調波成分を利用して画像化するモードである．分解能が向上しアーチファクトが低減しているために画像のノイズが少なく，リンパ節内のより詳細な観察が可能となっている．また，EBUS-TBNAでは軟骨間を穿刺することが重要であるが，THEモードでは軟骨が従来よりも鮮明に描出されており，軟骨間の穿刺がより容易になると考えられる．

3）ハイフローモード（H-FLOWモード）

　血流の強度情報を血流の方向をカラーで表示しながら血管からのはみ出しを抑えて表示可能なモードである（図10a）．従来のカラードップラーモードでは血管からのはみ出し現象があるために本来の血管よりも太く描出されることがあった（図10b）．また，病変内の微細な血管も従来のドップラーモードよりも詳細に描出されており（図10c），EBUS-TBNAの際に血管を避けてより的確な穿刺が可能であると考えられる．

4）パルスウェーブドップラーモード（PWモード）

　断層画像で目的とする部位の血流速度などの血流情報の表示が可能である．EBUS-TBNAの際の静脈，動脈の鑑別に有用であるとされるが，さらなる検討が必要であると考えられる．

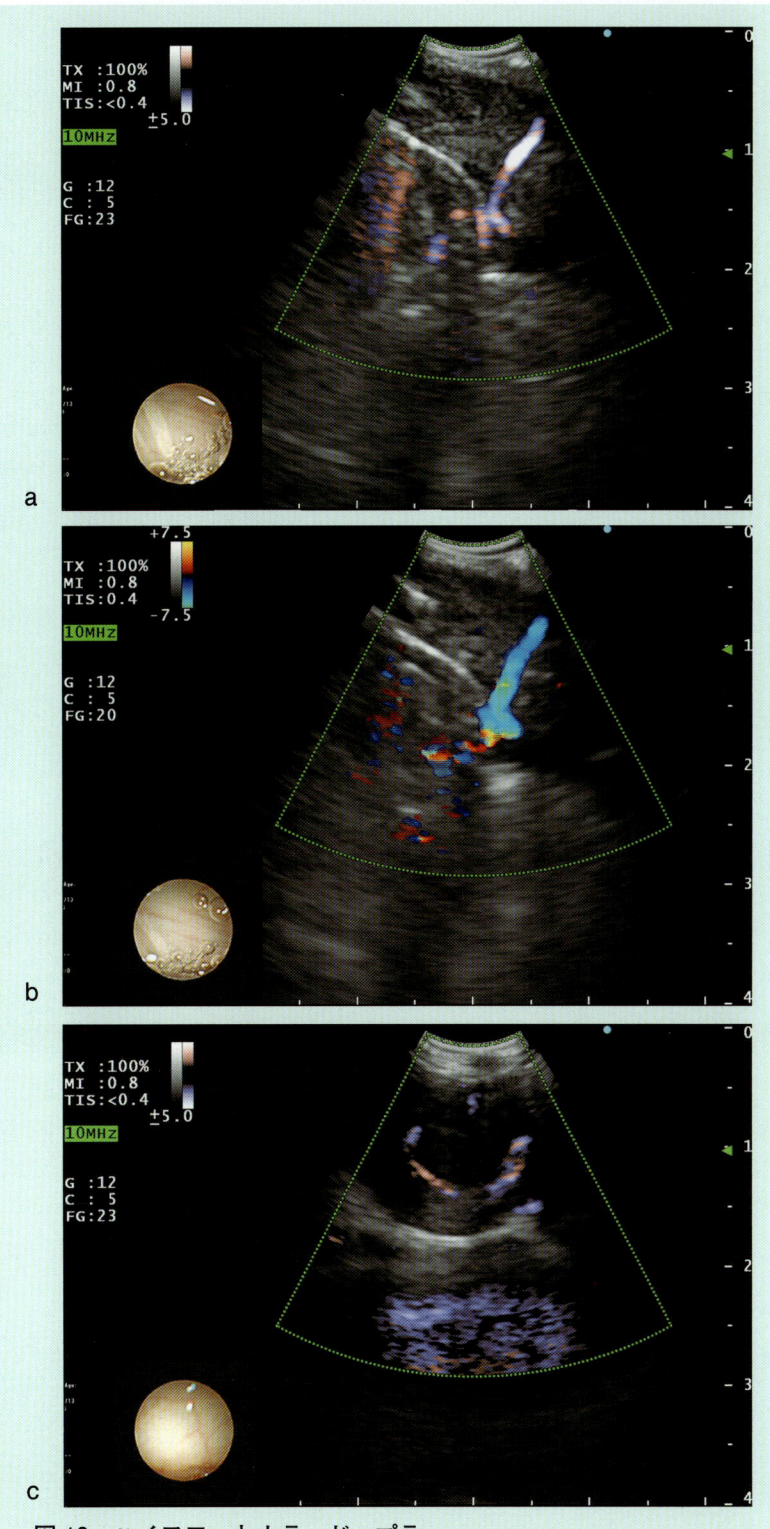

図10 ハイフローとカラードップラー
a　ハイフローモード
b　カラードップラーモード。ハイフローモードと比較すると血管からのはみ出し現象がみられる。
c　ハイフローモード。リンパ節内の血管が詳細に描出されている。

◆参考文献

1) Nakajima T, Fujiwara T, Izumo T, et al.: Handbook for EBUS-TBNA/GS procedures. Olympus medical systems, 2013.
2) 篠原義智：CT ガイド下肺針生検とその応用手技の実際．新興医学出版社，1996.
3) Oki M, Saka H, Kitagawa C, et al.: Randomized Study of 21-gauge Versus 22-gauge Endobronchial Ultrasound-guided Transbronchial Needle Aspiration Needles for Sampling Histology Specimens. J Bronchology Interv Pulmonol, 18: 306-310; 2011.
4) Nakajima T, Yasufuku K, Takahashi R, et al.: Comparison of 21-gauge and 22-gauge aspiration needle during endobronchial ultrasound-guided transbronchial needle aspiration. Respirology, 16: 90-94; 2011.
5) Izumo T, Sasada S, Watanabe J, et al.: Comparison of two 22 G aspiration needles for histologic sampling during endobronchial ultrasound-guided transbronchial needle aspiration (EBUS-TBNA) Jpn J Clin Oncol, 44: 841–845; 2014.

MEMO

TOPICS

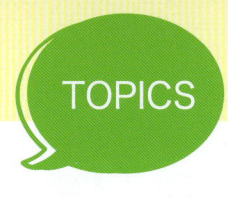

EBUS エラストグラフィ

◆ 国立がん研究センター中央病院 内視鏡科　出雲 雄大

Key Notes

- EBUS エラストグラフィは病変の硬さを色付けする新しい機能である。
- 青＞緑＞黄＞赤の順で青が最も硬い。
- 色の割合により分類された type 分類（Type 1-3）が報告され，今後の発展が期待される。

　超音波気管支鏡ガイド下針生検（EBUS-TBNA）はリアルタイムに超音波で病変を描出し検体を採取できるという優れた検査法であり，世界中で普及が進んでいる。EBUS で描出されたすべての病変を穿刺し検体を採取できればベストであるが，検査時間や検査者の技量など制約を受けるため，現実には穿刺する病変を選択する必要がある。転移リンパ節を予測するためにこれまで EBUS の B モードによる内部構造やドップラーモードでの血流などを評価（従来法）していた[1]。2013 年 12 月にオリンパスより EBUS エラストグラフィが搭載された EU-ME2 PREMIUM PLUS®が発売された。EBUS エラストグラフィは病変の硬さを色付けする新しい機能であり，青＞緑＞黄＞赤の順で青が最も硬いとされる。この EBUS エラストグラフィは従来法に加えて穿刺病変の選択に有用であると考えられ，現在世界中で研究が進んでいる。われわれは EBUS エラストグラフィを以下の 3 つに分類することで，穿刺すべきリンパ節の選択に役立つことを報告した[3]。

　Type 1（図 1a）：predominantly non-blue（green, yellow and red）
　Type 2（図 1b）：part blue, part non-blue（green, yellow and red）
　Type 3（図 1c）：predominantly blue

　これらの Type 分類の結果を表 1 に示す[3]。本結果から Type 1 を非悪性病変，Type 3 を悪性病変とした場合の感度，特異度，陽性適中率，陰性適中率および正診率はそれぞれ 100％，92.3％，94.6％，100％および 96.7％と高く，穿刺病変の選択に有用であると考えられる（表 2）。また，FDG-PET 検査の SUVmax とも正の相関を示していた（表 3）。代表症例を提示する（図 2～図 4）。今後のさらなる研究が期待される。

表 1　EBUS elastography classification of lymph nodes（文献 3）より引用）

Elastography type	Number of benign LNs/ Total number（％）	Number of malignant LNs/Total number（％）
Type 1（n=24）	24/24（100）	0/24（0）
Type 2（n=14）	6/14（42.9）	8/14（57.1）
Type 3（n=37）	2/37（5.4）	35/37（94.6）

EBUS, Endobronchial ultrasound; LNs, lymph nodes

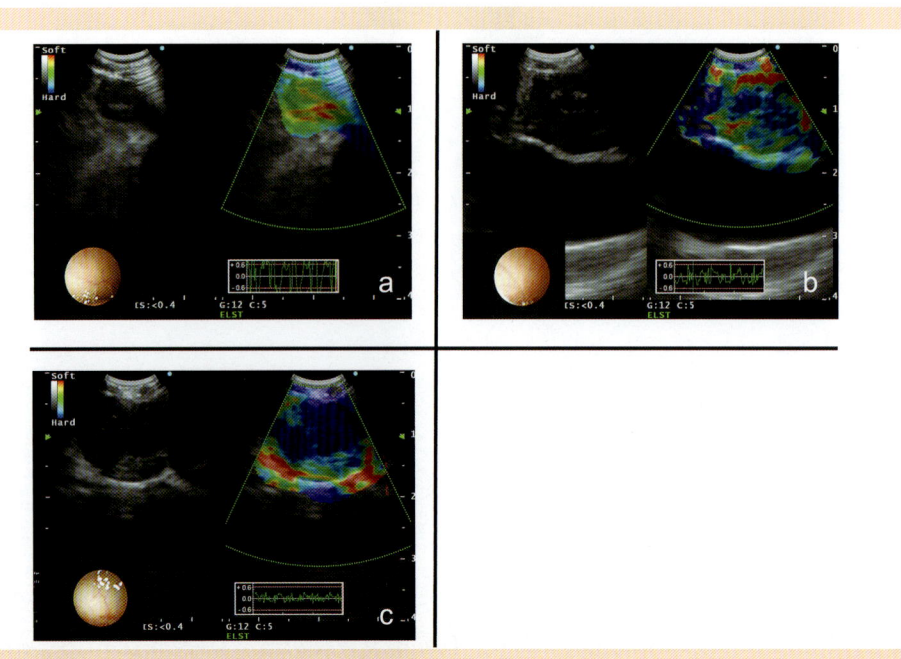

図1　EBUSエラストグラフィタイプ分類（文献3）より引用
画面左側がBモードで右側がエラストグラフィである。
a　Type 1: predominantly non-blue（green, yellow and red）
b　Type 2: part blue, part non-blue（green, yellow and red）
c　Type 3: predominantly blue

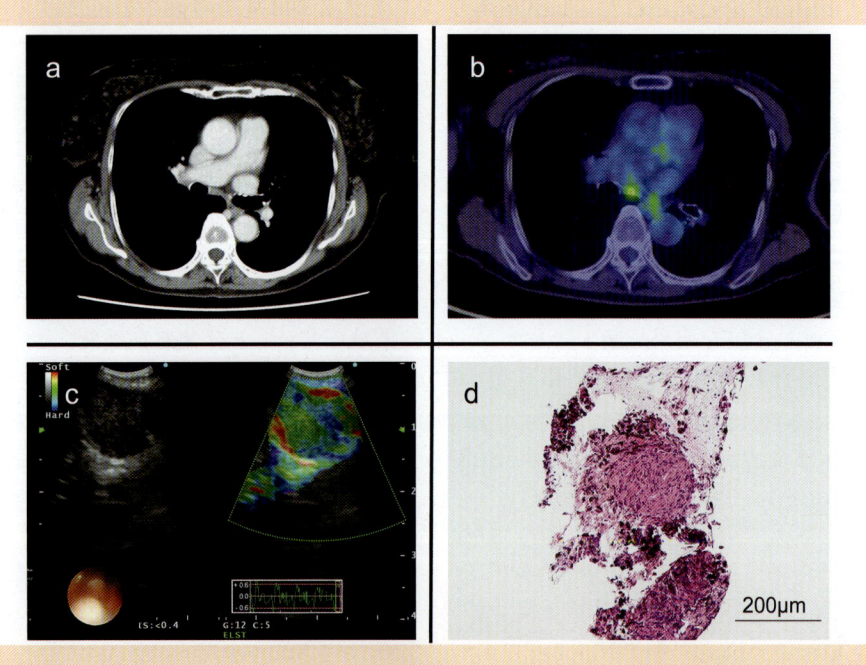

図2　EBUSエラストグラフィType 1の症例（サルコイドーシス）（文献3）より引用
a　CTでは気管分岐下リンパ節（#7）の腫大を認める。
b　FDG-PETでは#7にFDGの集積を認める。
c　EBUSエラストグラフィではpredominantly non-blue（green, yellow and red）である。
d　病理組織では非乾酪性の類上皮肉芽腫を認め，サルコイドーシスと診断された。

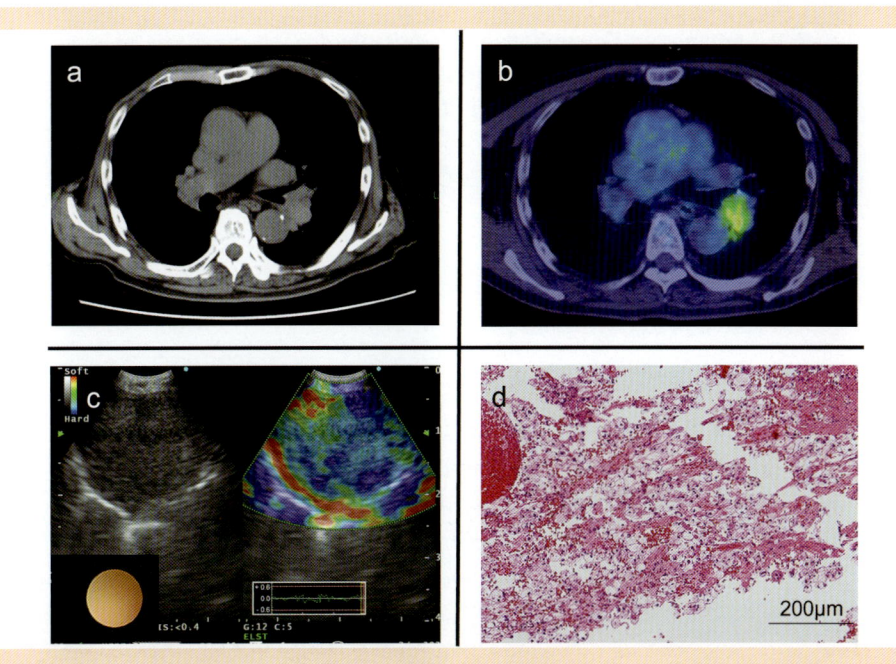

図3　EBUSエラストグラフィ Type 2の症例（腎細胞がんのリンパ節転移）（文献3）より引用
a　CTでは左葉気管支間リンパ節（#11L）の腫大を認める。
b　FDG-PETでは#11LにFDGの集積を認める。
c　EBUSエラストグラフィでは part blue, part non-blue（green, yellow and red）である。
d　病理組織では腎細胞がんのリンパ節転移と診断された。

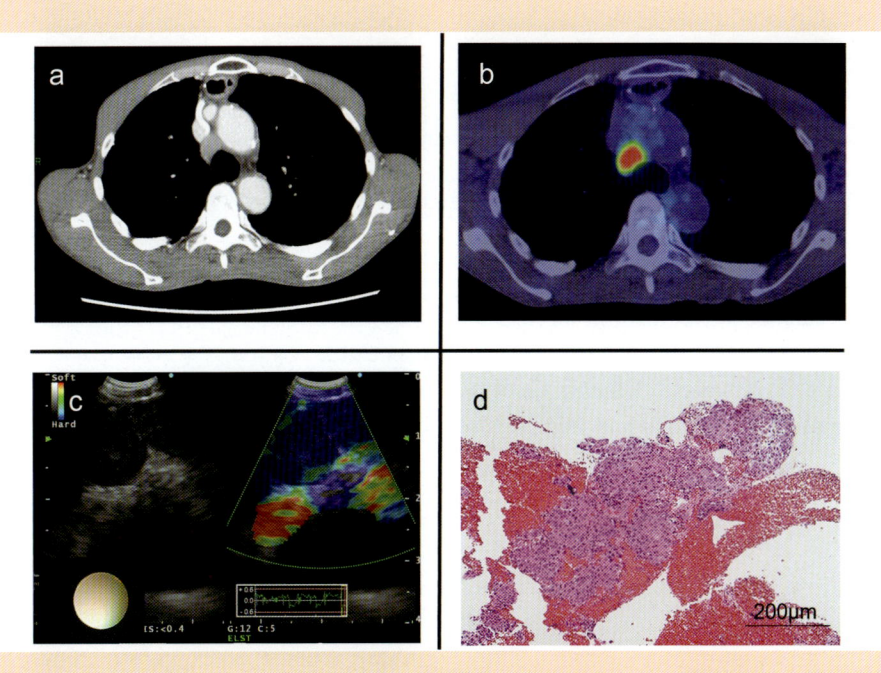

図4　EBUSエラストグラフィ Type 3の症例（肺扁平上皮がんのリンパ節転移）（文献3）より引用
a　CTでは下部気管傍リンパ節（#4R）の腫大を認める。
b　FDG-PETでは#4RにFDGの集積を認める。
c　EBUSエラストグラフィでは predominantly blue である。
d　病理組織では肺扁平上皮がんのリンパ節転移と診断された。

表2 Accuracy of quantitative elastography for the diagnosis of malignant metastasis in the classifying Type 1 as 'benign' and Type 3 as 'malignant'（文献3）より引用）

	Accuracy (%)	[95% CI]
Sensitivity	100	[83.8-100]
Specificity	92.3	[73.0-99.0]
Positive predictive value	94.6	[79.8-99.3]
Negative predictive value	100	[78.1-100]
Diagnostic accuracy	96.7	[87.5-99.6]

表3 The correlation between EBUS elastography types and the median values of FDG-PET SUVmax（文献3）より引用）

	SUVmax	[95% CI]
Type 1	2.49	[1.08-5.07]
Type 2	4.95	[1.57-8.00]
Type 3	8.5	[6.97-10.03]

The computed Spearman rank coefficient (r) was 0.54 ($P < 0.0001$).

◆参考文献

1) Fujiwara T, Yasufuku K, Nakajima T, et al.: The utility of sonographic features during endobronchial ultrasound-guided transbronchial needle aspiration for lymph node staging in patients with lung cancer; a standard endobronchial ultrasound image classification system. Chest, 138: 641-647; 2010.

2) Nakajima T, Anayama T, Shingyoji M, et al.: Vascular image patterns of lymph nodes for the prediction of metastatic disease during EBUS-TBNA for mediastinal staging of lung cancer. Journal of thoracic oncology, 7: 1009-1014; 2012.

3) Izumo T, Sasada S, Chavez C, et al.: Endobronchial Ultrasound Elastography in the Diagnosis of Mediastinal and Hilar Lymph Nodes. Jpn J Clin Oncol, 44: 841-845; 2014.

第Ⅱ部 医師編

16. 局所麻酔下胸腔鏡による診断

◆ 国立がん研究センター中央病院 内視鏡科　渡邊 敬夫 / 笹田 真滋

Key Notes

- 縦隔側や肺尖部の観察は十分に行えないなど観察範囲に制限があることに留意する。
- 局所麻酔下の処置のため疼痛対策には十分配慮する。
- 胸腔内操作には制限があるため，出血・気胸などの合併症に十分注意する。
- 悪性胸膜中皮腫の確定診断には，胸膜全層の十分な検体採取が必要である。

　近年わが国では，アスベスト被害に伴う悪性胸膜中皮腫患者が増加し，胸水貯留例の確定診断を迫られるケースが多くなっている。従来胸水貯留例の診断に際しては，胸腔穿刺による胸水検査と盲目的胸膜生検が行われてきたが，その診断率は決して満足できるレベルではない[1]。特に悪性胸膜中皮腫は前述の方法での陽性率は低く，誤診を招くおそれもあるため慎重な判断が必要である。胸腔鏡検査は直接病変を観察し，病変を確認して生検することが可能で，診断率が飛躍的に向上する[2),3)]。しかし胸膜病変はその原因にかかわらず肥厚，線維化し硬くなり，胸腔鏡を挿入しさえすれば全例で診断がつくというものではない。本項では局所麻酔下胸腔鏡検査の実際の手技について解説する。

1　適応

1) 原因不明胸水の診断
2) 膿胸に対する癒着の解除・ドレナージ
3) 気胸に対するフィブリン糊による胸膜癒着・leak 部位の同定
4) 肺がんの進展度の判定
5) 遺伝子変異検索に対する組織採取（re-biopsy 含む）
6) 胸膜・胸壁腫瘍の診断

（非適応症例）
1) 対側肺に高度の呼吸器障害を認める症例
2) 止血機能異常
3) 胸膜癒着が高度・広範な症例
4) 低酸素血症
5) 安静が保持できない患者
＊虚血心疾患や不整脈などがある場合は慎重に適応を検討する。

2　準備するもの（図1）

- セミフレキシブル胸腔鏡（LTF-260，オリンパス）

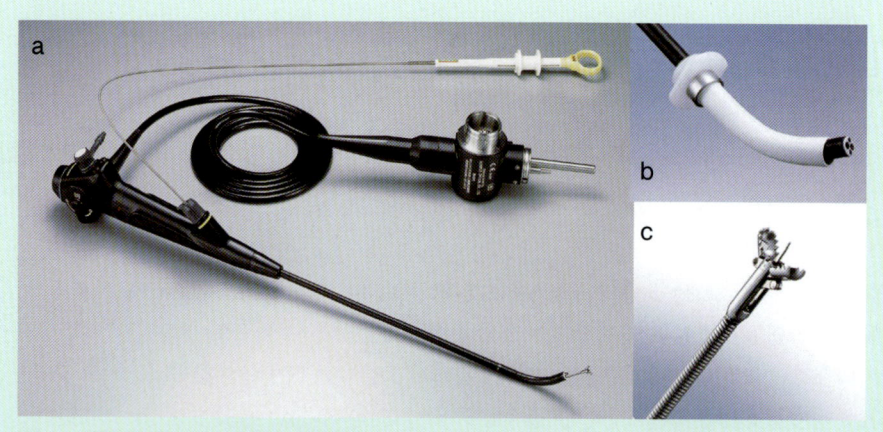

図1 局所麻酔下胸腔鏡に使用するデバイス
a　セミフレキシブル胸腔鏡（LTF-260, オリンパス）
b　フレキシブルトロッカー
c　鰐口生検鉗子

・内視鏡システム（光源，画像記録装置）
・鰐口生検鉗子（針付，針なし）
・フレキシブルトロッカー
・高周波装置（ICC200®など）
・ホットバイオプシー鉗子（FD-7C-1®など）
・局所注射針（23〜25G，針長4〜6mmのいずれか）
・中切開セット
・トロッカーカテーテル（ダブルルーメン，20〜24Fr）

1）術前処置・準備
　①前投薬として出棟前に硫酸アトロピン0.5mg，ヒドロキシジン25mgを筋肉内注射，および術直前よりペンタゾシン15mgと生理食塩水50mLの点滴静注を行う。
　②処置中は片肺が虚脱するため，経鼻的に酸素を2L/分を投与しパルスオキシメーターで酸素飽和度のモニタリングを行う。
　③大量胸水を伴う症例では検査時の肺の虚脱が強く検査時に胸水をすべて抜いてしまうため，検査後に再膨張性肺水腫をきたす場合がある。その対処として，検査前日までに少しずつ胸水を排液しておくのがよい。
　④穿刺部位における胸水の存在部位や量・胸壁の厚さ・胸膜癒着の有無・フィブリン析出の有無・胸膜腫瘤の有無等をCTやエコー等で確認しておく。
　⑤当院では，2013年までは手術室で行っていたが，2014年以降は内視鏡センター移設に伴い内視鏡室で施行している。

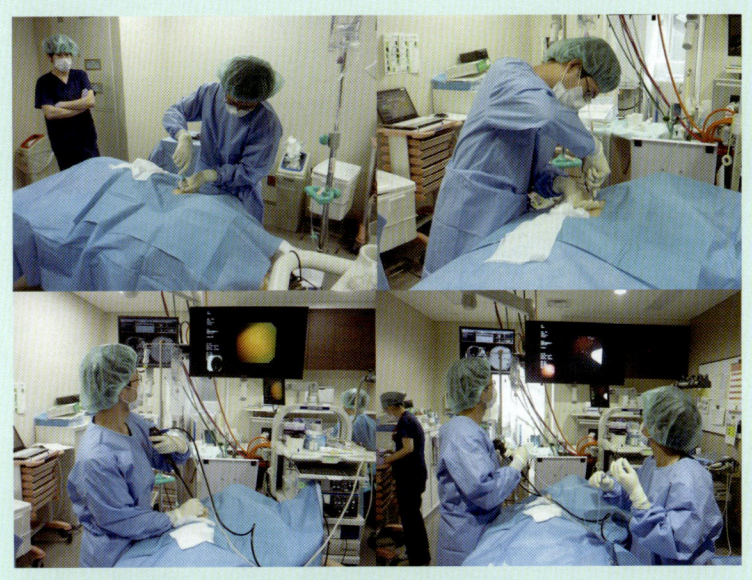

図2a 局所麻酔下胸腔鏡手順1
リドカインによる局所麻酔⇒フレキシブルトロッカー挿入⇒胸水排液，胸腔内観察，生検部位決定⇒局注針による麻酔

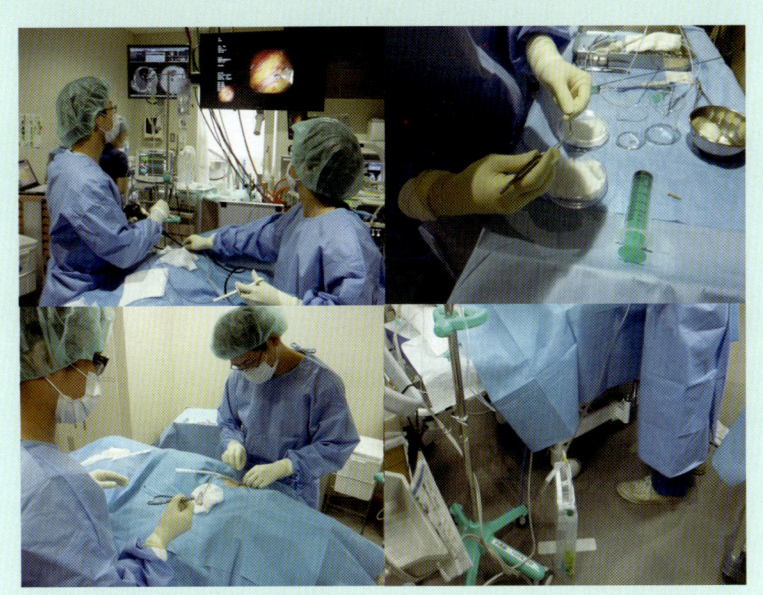

図2b 局所麻酔下胸腔鏡手順2
鉗子生検⇒検体採取⇒トロッカーカテーテル挿入⇒吸引ボトルへ接続

3 手技（図2a, b）

当院で行っている基本手技および手順について述べる[4]。

1）体位・穿刺部位

患者は健側下の側臥位とする。検査直前に再度Linear型超音波を用いて穿刺部位を確認する。

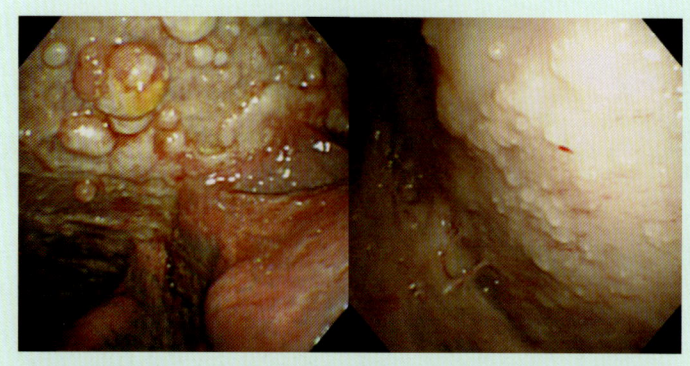

図3 肺腺がんによるがん性胸膜炎
結節性病変（左），胸膜肥厚＋小結節（右）

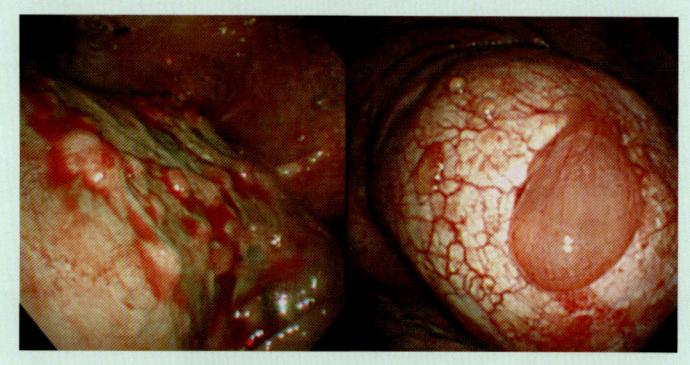

図4 他がんの胸膜転移
甲状腺がん（左），卵巣がん（右）

2）フレキシブルトロッカーの留置

　局所麻酔下（1％リドカイン）に中腋窩線第5～7肋間に約2cmの皮切を置き，助手が小筋鉤で組織を開排しながら視野を確保し，コッヘル鉗子もしくはペアン鉗子で皮下組織・筋層を鈍的に剝離し同部よりフレキシブルトロッカー（8Fr）を挿入する。

　胸水量が少ない，または無水の場合は，肺の損傷を避けるため注意深く壁側胸膜まで剝離していき，人工的に気胸を作ってからフレキシブルトロッカーを挿入する。疼痛対策として挿入部位の肋間は広い方がよい。

3）胸腔内観察，病変の検出（図3～図5）

　検査用の胸水を採取した後，セミフレキシブル胸腔鏡を挿入し残りの胸水を可能な限り排液する。胸水を除去すると自動的に空気で置換され肺が虚脱した状態となり，胸腔内観察が可能となる。

　操作の注意点としては，軟性気管支鏡と同じ要領でアングルをかけながら病変へアプローチしようとすると逆に遠ざかってしまうことがあげられる。まず胸腔鏡は胸壁に対して垂直にした状態で挿入し，先端が目的の方向を向くよう十分倒してから（tilting），先端のフレキシブルな部分の屈曲と回転操作で観察を行っていく。ただし本手技は局所麻酔下のため，無理な操作を行うと患者に苦痛を与えるため注意が必要である。

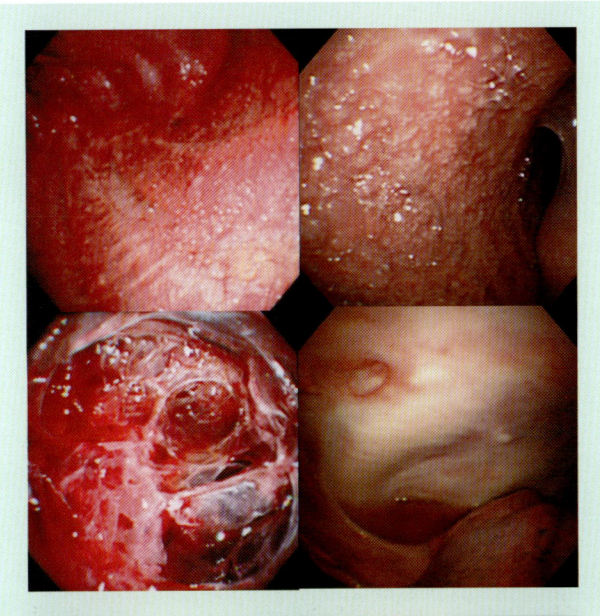

図5 結核性胸膜炎
発症初期における微細顆粒状〜結節性病変（上段）
亜急性〜慢性期におけるフィブリン析出，胸膜肥厚（下段）

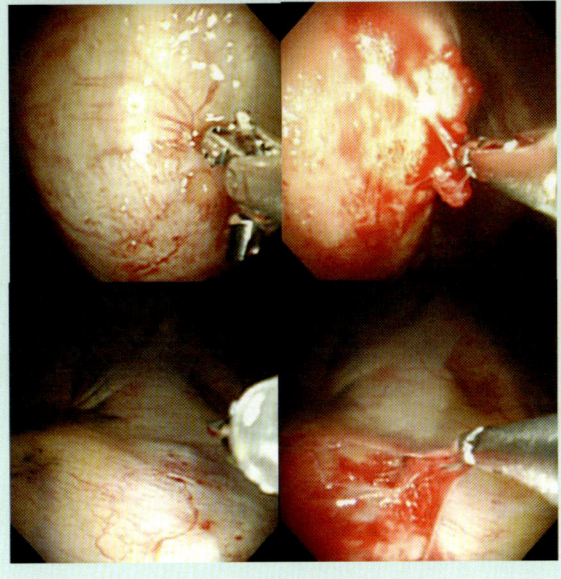

図6 基本的な胸膜生検
結節隆起型病変（肺腺がん）における鉗子生検（上段）
平坦型病変（非特異的炎症，胸膜肥厚なし）におけるリドカイン局注後，鉗子による peeling（下段）

　観察の順序としては，肺・胸壁・横隔膜の同定をまず行い，スコープを回転させながら胸腔全体をぐるっと見回すように観察する。特に悪性病変の場合，肋骨横隔膜角（costophrenic angle）は病変が集簇する頻度が高く，チェックしておかなければならない部位である。また悪性胸膜中皮腫の病期決定のため，臓側胸膜の観察も欠かさない。

4）胸膜生検
　基本は鰐口鉗子（針付，針なし）による生検である。しかし胸膜の病変は線維化し硬くなり，生検困難となる場合が少なくない。そのため，胸膜生検を効率的に行うためには胸腔鏡先端を可能な限り目標に接近させる手技の工夫が必要である。前述のように先端のフレキシブル部分を真っ直ぐにした状態で胸腔鏡自体を倒し目標に向かって進め，次いで先端の屈曲をかけ

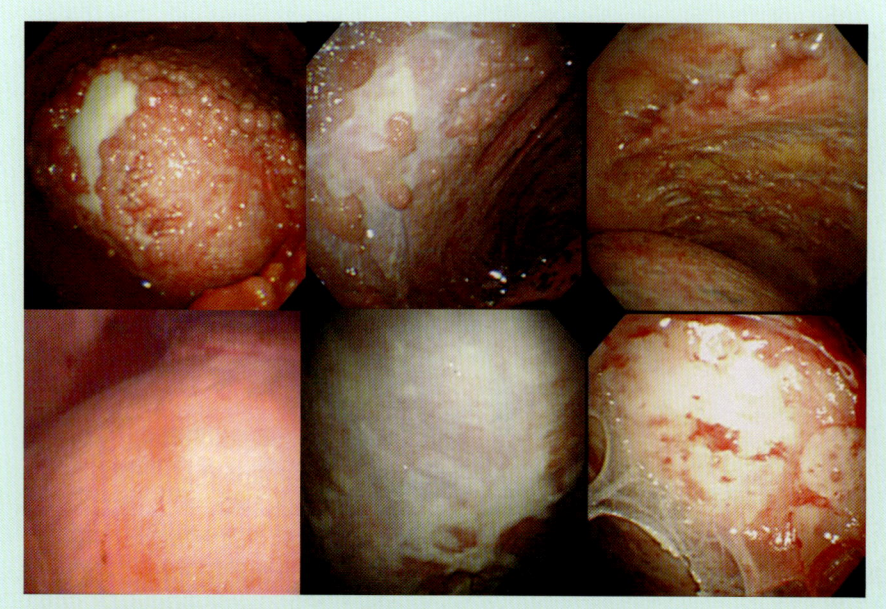

図7 悪性胸膜中皮腫における肉眼所見のバリエーション
結節隆起型(上段),平坦型(下段)
平坦型は胸膜肥厚を伴い診断が難しい。全層胸膜生検の実施が望ましい。

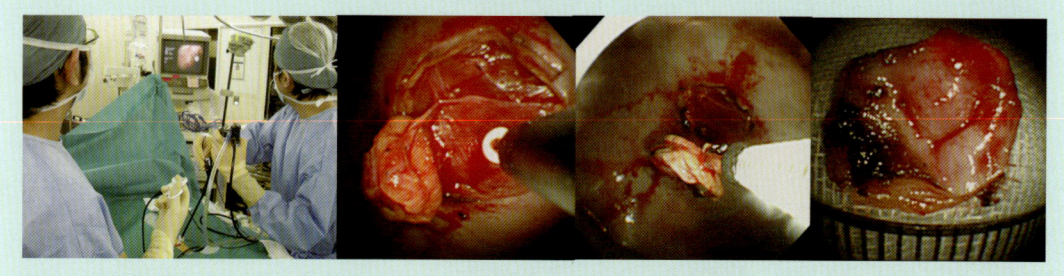

図8 肥厚胸膜における高周波デバイス(ITナイフ)による全層胸膜生検

正面視し生検するのがよい。正常な胸膜は生理的疼痛を生じるが,がん性胸膜炎や悪性胸膜中皮腫などの病変部は痛みを感じないことが多い。疼痛のある場合は,局注針を用いて胸膜表面および胸膜下にリドカインで麻酔を行う。検体採取は異常所見を中心に鉗子生検を10〜20回行うようにしている。原則として臓側胸膜は生検しない。また横隔膜は安全性を考慮し,壁側胸膜に適当な病変が見られない場合や,接線方向で組織採取困難な場合にのみ生検を行っている。

　胸膜肥厚のない平坦型の病変では鉗子がすべりうまく生検ができないため,局注針でリドカインを注入し胸膜を膨隆させてからめくるように(peeling)生検を行うとよい(図6)。また肥厚した胸膜は悪性胸膜中皮腫などの可能性があり,鰐口鉗子での十分な生検,もしくは高周波デバイス(ITナイフ®など)を用いた全層胸膜生検が診断に寄与する(図7〜図9)[5]。

5)ドレーン留置・術後管理
　生検部位の止血確認後,胸腔鏡とフレキシブルトロッカーを抜去し,胸腔ドレナージ用のト

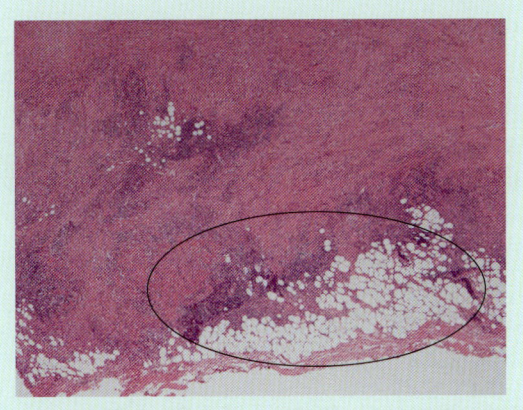

図9　ITナイフによる全層胸膜生検検体の病理像（肉腫型悪性胸膜中皮腫）
zonation の消失胸膜下脂肪織への腫瘍浸潤（円の領域）が見られ，確定診断に至った。

ロッカーカテーテル（ダブルルーメン，20〜24F）を留置し検査を終了する。この際，胸膜像の挿入深度などからどの方向にどのくらいまで挿入するかイメージしておくのがコツである。検査前より肺が虚脱していた症例ではすぐに陰圧をかけず，少しずつ肺を膨張させるようにする。急激に行うと，再膨張性肺水腫をきたす可能性があるため注意が必要である。

6）胸膜癒着術

2013年，悪性胸水の再貯留抑制を目的としユニタルク®胸膜腔内注入用懸濁剤（ノーベルファーマ）が市販された[6]。使用法はユニタルク®4gを生理食塩液50mLに懸濁して胸膜腔内に注入するSlurry法が基本である。胸腔鏡下に専用バルーンを使用した噴霧（poudrage）はより効果的と考えられるが，現在わが国では保険適用外である。

4　限界と対応

1) 縦隔側と肺尖部は video-assisted thoracic surgery（VATS）と比較して観察が困難であるため，検査としての限界を理解しながら進めるべきである。検査継続が困難な症例では躊躇せず検査を中止し，後日 VATS を行う方針へ転換する意識が必要である。
2) 胸腔内にフィブリンの析出が強い場合には観察が困難であり，胸腔鏡の先端や鉗子を用いて剥離切除し，可能な限り胸腔内全体を観察するようにする。
3) 胸膜癒着が強い症例では血管増生があり，剥離による出血の可能性があるため，視野をとるために必要以上に無理をしないことが肝要である。
4) 特異的な肉眼所見や病理所見が得られない場合は，基礎疾患や随伴所見から原因を推察する。
5) 動脈性の出血での内視鏡的止血は困難な場合があり，呼吸器外科と密に連携し，外科的止血が可能な体制をとっておく。

◆**参考文献**

1) McLean AN, Bicknell SR, McAlpine LG, et al.: Investigation of pleural effusion: an evaluation of the new Olympus LTF semiflexible thoracofiberscope and comparison with Abram's needle biopsy. Chest, 114: 150-153; 1998.
2) Munavvar M, Khan MA, Edwards J, et al.: The autoclavable semirigid thoracoscope; the way forward in pleural disease? Eur Respir J, 27: 571-574; 2007.
3) Boutin C, Rey F: Thoracoscopy in pleural mesothelioma; a prospective study of 188 consecutive patients. Part 1: Diagnosis. Cancer, 72: 389-393; 1993.
4) 笹田真滋：局所麻酔下胸腔鏡．気管支学，30: 293-299; 2008.
5) 笹田真滋：ITナイフによる胸腔鏡下全層胸膜生検　気管支鏡ベストテクニック．中外医学社，149-154: 2012.
6) 坂　英雄：懸濁液注入による胸膜癒着術　気管支鏡ベストテクニック（Slurry法）．中外医学社，155-156: 2012.

MEMO

TOPICS

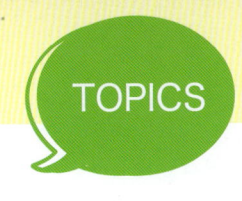

胸腔鏡所見分類

◆ 国立がん研究センター中央病院 内視鏡科　笹田 真滋

> **Key Notes**
> ・胸膜病変は主に隆起性病変と胸膜肥厚からなり，それらの特徴をつかむことが重要である。
> ・胸腔鏡所見を系統的にとることが見落としを減らし検査時間の短縮につながる。

1　胸腔鏡所見の重要性

　局所麻酔下胸腔鏡の主たる目的は，胸膜疾患における胸腔内の観察と胸膜生検を行って確定診断をつけることである。頻度の高いものとしては肺がんによるがん性胸膜炎，悪性胸膜中皮腫，結核性胸膜炎があげられる。その他としては，他がん種の胸膜転移，悪性リンパ腫，膿胸，肺炎随伴性，膵炎随伴性，Meigs症候群，膠原病性，非特異的炎症などがある[1]。

　胸膜病変の胸腔鏡所見は疾患ごとにある程度の特徴はあるものの，類似するものも多く明確に分類することは難しい。しかし局所麻酔下胸腔鏡には検査時間の制限があるため，胸膜にどのような特徴があるのか，そしてどの部分を生検すべきかを迅速に判断することが要求される。また第三者がそれらの所見を容易に理解できる方が好ましい。本項では当院で実際に使用している胸腔鏡所見分類を紹介する。

2　胸腔鏡所見分類（表1）

1）隆起性病変　　局在（肺尖部／前壁／側胸壁／後壁／横隔膜／臓側）
　　　　　　　　形態（顆粒／結節／ポリープ状／腫瘤）
　　　　　　　　分布（散在／癒合／孤立）
　　　　　　　　色調（滑沢／赤色／白色／壊死性）
2）胸膜肥厚　　　程度（高度／中等度／軽度）
　　　　　　　　分布（びまん性／斑状／限局性）
　　　　　　　　性状（平滑／波状／陥凹）
　　　　　　　　色調（赤色／白色／石灰化）
3）その他　　　　フィブリン析出（有／無）
　　　　　　　　胸膜癒着（有／無）
　　　　　　　　血管増生（有／無）
　　　　　　　　易出血（有／無）

　多くの胸膜病変は隆起性病変と胸膜肥厚からなるので，それらの所見を別々に取るとよい。系統的に胸腔鏡所見を取ることで見落としを減らし時間短縮につながる。

表1　当院で使用している胸腔鏡所見分類表
胸腔鏡で観察された所見に○を付けて使用する。

		あり				なし	
隆起性病変	局在	肺尖部	前壁	側胸壁	後壁	横隔膜	臓側
	形態	顆粒		結節	ポリープ状	腫瘤	
	分布		散在		癒合	孤立	
	色調	滑沢		赤色	白色	壊死性	
		あり				なし	
胸膜肥厚	程度	高度		中等度		軽度	
	分布	びまん性		斑状		限局性	
	性状	平滑		波状		陥凹	
	色調	赤色		白色		石灰化	
フィブリン析出		あり				なし	
胸膜癒着		あり				なし	
血管増生		あり				なし	
易出血		あり				なし	

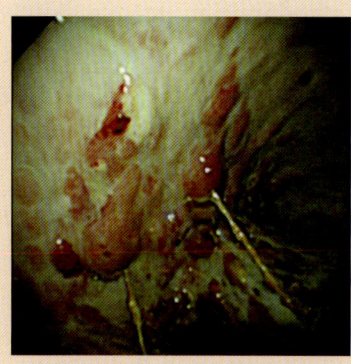

図1　74歳男性　悪性胸膜中皮腫（上皮型）
癒合傾向のある赤色結節、腫瘤を認める中等度の胸膜肥厚を伴う。

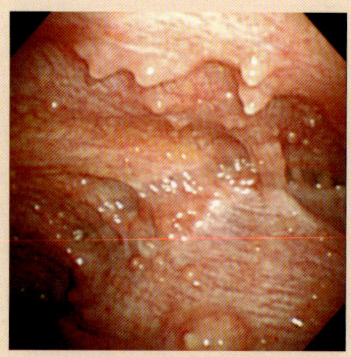

図2　61歳男性　結核性胸膜炎
散在、一部癒合傾向のある白色結節を認め円錐状結節の先端が壊死している。

3　各種胸膜疾患における胸腔鏡所見の傾向とピットフォール

1) 日常よく遭遇する肺がんによるがん性胸膜炎は散在結節でみられることが多いが、悪性胸膜中皮腫、結核性胸膜炎、悪性リンパ腫などは隆起性病変の癒合傾向を認め鑑別に有用な場合がある（図1〜図3）。
2) 胸膜肥厚は悪性胸膜中皮腫のみでなく、がん性胸膜炎によっても高頻度に引き起こされる（図4）。特に転移性乳がんによるがん性胸膜炎は高度な線維化と胸膜肥厚を呈し微小検体では鑑別診断に難渋する場合があり（図5a）、高周波ナイフ（ITナイフ2）による全層胸膜生検が有用である（図5b）。また転移乳がんでは胸膜表面に陥凹がみられることがあり肺腺がんとは形態が若干異なるようである（図5a）。
3) 隆起性病変を伴わない表面平滑な白色胸膜肥厚に遭遇したら、いかなる場合も線維性胸膜炎と線維形成性悪性胸膜中皮腫を念頭に置かなければならない（図6）。これらの病理での鑑

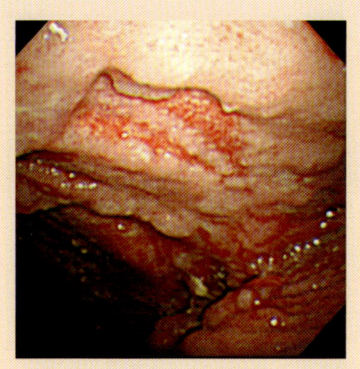

図3 51歳女性 悪性リンパ腫
癒合傾向の強い白色隆起を認める。

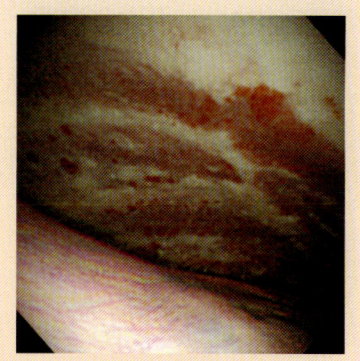

図4 65歳女性 肺腺がん
白色，波状の胸膜肥厚（中等度）を認める。

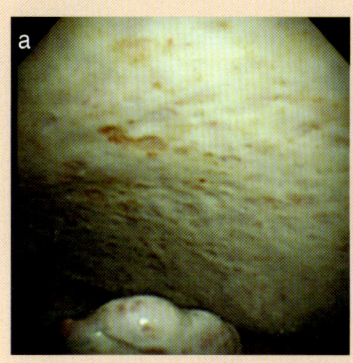

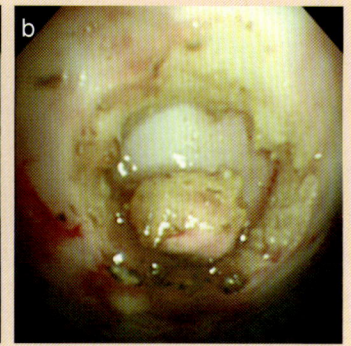

図5 71歳女性 転移性乳がん
a 白色，高度の胸膜肥厚を認め多数の陥凹がみられる。
b ITナイフ2による全層胸膜生検。

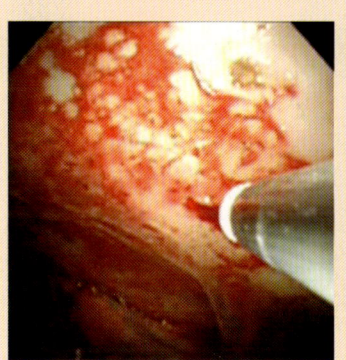

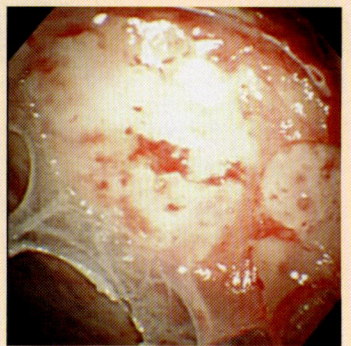

線維性胸膜炎　　　線維形成性悪性胸膜中皮腫

図6 線維性胸膜炎と線維形成性悪性胸膜中皮腫の胸腔鏡所見
酷似しており肉眼像での区別は困難である。

別診断は非常に困難であり[2]，全層での胸膜生検が推奨される[3],[4]。
4）がん性胸膜炎では肥厚した胸膜の表面に微細な播種巣がみつかる場合がある。一見明らかな隆起性病変が見られなくても可能な限り胸膜に接近し詳細に観察を行うことが重要である。

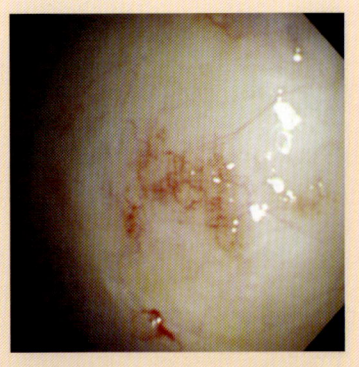

図7 70歳女性　re-biopsy 目的
EGFR 変異陽性（ex19 del）肺腺がん　化学療法治療歴あり。血管増生を伴う微細な顆粒と胸膜肥厚（中等度）がみられる。
EGFR: epidermal growth factor receptor

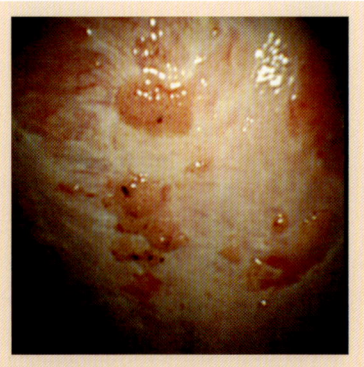

図8 66歳男性　re-biopsy 目的
EGFR 変異陽性（ex19 del）肺腺がん　化学療法治療歴あり。軽度の血管増生や赤色点を伴う結節と胸膜肥厚（中等度）がみられる。
EGFR: epidermal growth factor receptor

　また新生血管の詳細な観察が病変の検出に役立つ場合があり（図7），NBI（narrow band imaging）が有用である[5]。
5）化学療法歴のある EGFR 陽性肺腺がんでの re-biopsy 症例では，血管増生を伴う散在性の結節や胸膜肥厚がみられることが多い（図7，図8）。

◆ **参考文献**
1) 笹田真滋：胸腔鏡の手技．気管支学，34: 511-516; 2012.
2) Butnor KJ: My approach to the diagnosis of mesothelial lesions. J Clin Pathol, 59: 564-574; 2006.
3) Sasada S, Kawahara K, Iwasaki T, et al.: An electrocautery pleural biopsy for the diagnosis of desmoplastic malignant mesothelioma during semirigid thoracoscopy. J Thorac Oncol, 3: 803-804; 2008.
4) Masai K, Sasada S, Izumo T, et al.: Pleuroscopic punch biopsy using insulated-tip diathermic knife-2 for the diagnosis of desmoplastic malignant mesothelioma. J Bronchol Intervent Pulmonol, 20: 345-348; 2013.
5) Ishida A, Ishikawa F, Nakamura M, et al.: Narrow band imaging applied to pleuroscopy for the assessment of vascular patterns of the pleura. Respiration, 78: 432-439; 2009.

TOPICS

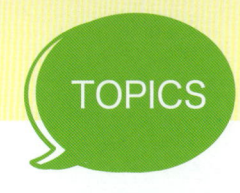

画像上無水胸膜播種を疑う症例に対する局所麻酔下胸腔鏡

◆ 国立がん研究センター中央病院 内視鏡科　渡邊 敬夫 / 笹田 真滋

Key Notes

- ポート造設までの過程で臓側胸膜を損傷しないよう，術前に手術と同じ体位でLinear型超音波を用いて，臓側胸膜と壁側胸膜と間の可動部位（sliding sign）の有無を注意深く観察する。Sliding signのある部位をport孔に用いる。

当科では画像上無水胸膜播種を疑う症例に対する，局所麻酔下胸腔鏡を行った。2012年10月から2013年9月までに無水症例（Dry group）16例に対して局所麻酔下胸腔鏡を施行し，胸水貯留症例（Wet Group）と比較して同等の診断率および合併症発生率であった（表1）[1]。

1 適応

適応は，画像上胸水を認めないが，がん胸膜播種または悪性胸膜中皮腫などを強く疑う症例。なお，Linear型超音波にて臓側胸膜の可能性(sliding sign)が観察できることが条件である。非適応は同側開胸歴のある症例，胸膜肥厚の著明な症例，重度の慢性閉塞性肺疾患症例などである。

2 準備するもの

16. 局所麻酔下胸腔鏡の項と同様

表1　Baseline characteristics of patients who underwent pleuroscopy (n=56)

	Dry group (n=16)	Wet Group (n=40)	p-value
Complications			0.66
Present	2 (13%)	5 (13%)	
Absent	14 (87%)	35 (87%)	
Operation time (min)			
Mean ± SD	55.3 ± 15.4	58.2 ± 15.9	0.54
Instrument			−
SFF	13 (81%)	27 (68%)	
SFF+ IT knife2	3 (19%)	13 (32%)	
Definitive diagnosis			0.49
Success	15 (94%)	39 (98%)	
Failure	1 (6%)	1 (2%)	

SD, standard deviation; SFF, standard flexible forceps; IT knife2, insulated-tip diathermic knife 2.

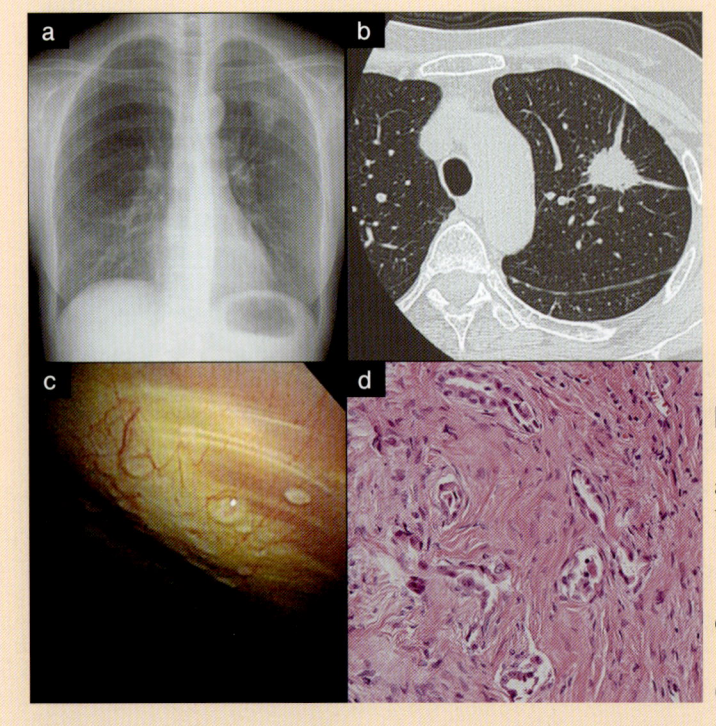

図1　症例提示（文献1）より引用）
a　胸部単純写真　左上肺野結節
b　胸部CT　左上葉腫瘍および葉間胸膜の不整肥厚を認める。胸水貯留はみられない。
c　局所麻酔下胸腔鏡　播種性小結節を認め鉗子生検
d　病理で腺がんと診断

3　手技

　最も重要な手技はフレキシブルトロッカー挿入までの過程である。局所麻酔下（1％リドカイン）を十分に行う。皮切後，助手が小筋鉤で組織をゆっくり開排し視野を確保しながら壁側胸膜が直視下に確認できるところまで鈍的に剥離し，人工気胸作成後フレキシブルトロッカーを挿入する。われわれは鉗子のペアン鉗子に比べて尖端が比較的鈍なコッヘル鉗子を好んで用いている。フレキシブルトロッカー挿入後の手技は，胸水貯留症例と同様である。

4　症例

図1参照

5　画像上無水胸水例に対する局所麻酔下胸腔鏡の限界と対策

　胸水貯留症例と比較し，フレキシブルトロッカー挿入までの過程で臓側胸膜を損傷する危険があるため，手技が熟練した医師による処置が必要である。また，肺虚脱の程度は胸水貯留症例と比較し高度となるため，手技中の低酸素血圧には十分注意する。

◆参考文献
1) Watanabe Y, Sasada S, Chavez C, et al.: Flex-rigid pleuroscopy under local anesthesia in patients with dry pleural dissemination on radiography. Jpn J Clin Oncol, 44: 749-755; 2014.

TOPICS

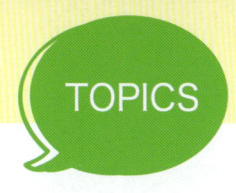

ITナイフによる胸腔鏡下全層胸膜生検

◆ 国立がん研究センター中央病院 内視鏡科　笹田 真滋

Key Notes

- 肥厚性胸膜病変の鑑別診断には全層での胸膜採取が必須である。
- 作成したピンホールの奥をよく観察しendothoracic fasciaを同定，それを超えないよう切開する。
- ITナイフ2のショートブレードを胸膜に引っ掛けて斜めに持ち上げ切開するイメージを持つ。
- 胸膜の癒着が強い場合には無理をせず切開部より生検を行う。
- 保険適用外での使用となるため，原則として施設の倫理委員会での審査が必要である。

1 適応

1) 胸腔鏡検査において従来の軟性鉗子でも胸膜生検が困難な肥厚性胸膜病変がITナイフ（insulated-tipped diathermic knife）による全層胸膜生検の良い適応である[1]。
2) 全層胸膜を採取することにより詳細な病理学的所見が得られるため，悪性胸膜中皮腫を中心としたあらゆる胸膜疾患の診断に有用である[2]〜[4]。特に線維性胸膜炎と線維形成性悪性胸膜中皮腫との鑑別には有用である[5],[6]。
3) 心臓ペースメーカー装着状態および心疾患などの重篤な合併症や出血傾向のある患者は非適応である。

＊ITナイフは消化器がんの内視鏡的粘膜下層剥離術（ESD）に用いられるデバイスであるため，胸腔での使用は現在保険適用外である。そのため原則として施設の倫理委員会での審査が必要である。

2 準備するもの

- ITナイフ2（KD-611L®，オリンパス）
- ホットバイオプシー鉗子（2mmチャンネル用，FD-7C-1®，オリンパス）

＊他は局所麻酔下胸腔鏡と同じ。
＊ITナイフ2は新しいタイプの高周波ナイフで，セラミックチップの根元に3方向のショートブレードがついている。胸膜に引っかかりやすく胸膜生検に向いている。

3 手技

1) 胸膜採取部位を決定しそれを中心に広めに数か所局注を行い，良好にリフティングした場

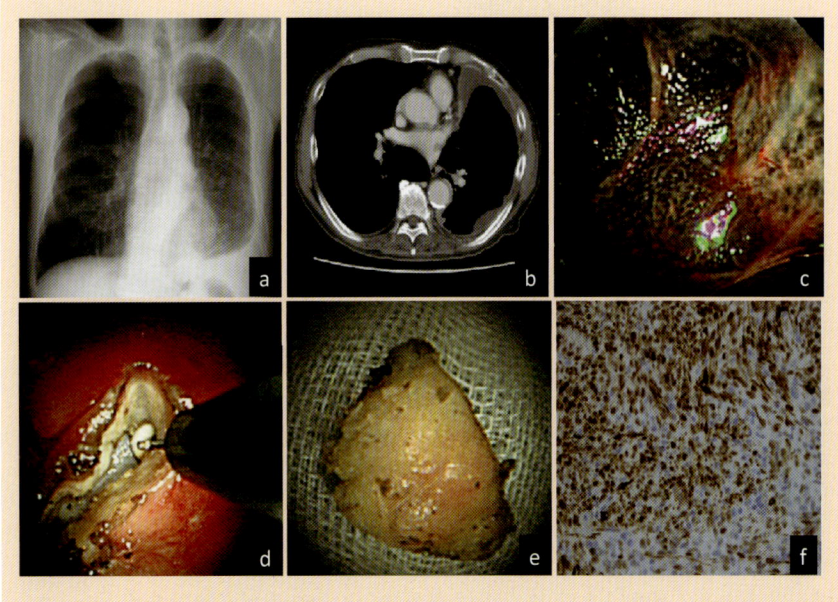

図1 肉腫型悪性胸膜中皮腫におけるITナイフ2を用いた全層胸膜生検（文献5）より引用）
a 胸部単純写真　左胸水貯留
b 胸部CT　左壁側胸膜肥厚および胸水貯留
c 胸腔内フィブリン析出
d ITナイフ2による全層胸膜切開
e 摘出した全層胸膜材料
f 免疫染色　WT-1陽性

所で全層胸膜生検を実施する。局注は 23～25G で針長 4mm の局所注射針を主に使用する。胸膜肥厚の強い場合（CT にて 3～4mm 以上）は針長 6mm を使用した方がよい場合がある。

局注液は 10 万倍エピネフリン生食（生理食塩水 100mL ＋エピネフリン 1A）と 1％リドカインを 1：1 で混和したもの（もしくはエピネフリン入りリドカイン）を使用し，0.5～1.0cc ずつ数か所に計 5～10cc 注入する。胸膜がリフティングしない時には穿刺長が不適切である可能性が高く，介助者が注射器の圧をかけたままで術者が針を押し引きして針の穿刺長を調節し，液が抵抗なく注入でき胸膜が浮いてくる深さで針をキープする。

2）次に IT ナイフ 2 を挿入するためのピンホールを作成する。ピンホール作成にはホットバイオプシー鉗子（2.0mm チャンネル用）が好ましい。ピンホール作成が十分に行えたかどうかの目安は，胸膜を貫く際の手応え（トロッカーを挿入する時と似た感覚）を感じ取ることである。

3）IT ナイフ 2 をピンホールに挿入し，先端のセラミックボールを胸膜に引っ掛け横方向に力を加え鈍的に孔を広げるようにして奥をよく観察する。孔から脂肪組織（もしくは脂肪滴の流出）や endothoracic fascia が見えれば適正に胸膜全層を貫通していると判断される。endothoracic fascia は胸膜下脂肪織と肋間筋を境する層で，露出すると白色の光沢があり，筋線維が透見できる場合が多い。endothoracic fascia の直上に IT ナイフ 2 先端のショートブレード（図 1d，図 2d）をもぐりこませ，胸膜に引っ掛け切開するイメージを持つことが重要である。もし明らかな筋線維を認める場合はピンホールが深すぎるか，胸膜と endothoracic fascia が強固に癒着している可能性があり安易に切開しない。

4）胸膜の切開は IT ナイフ 2 をピンホールに引っ掛け，切開したい方向へテンションをかけ，斜めに持ち上げてから通電する。このとき十分に胸膜を持ち上げてから通電しないと肋間筋に電気が伝わり疼痛を生じる。一連の操作は胸腔鏡と先端の屈曲を意識し行う。

5）切開操作は，胸膜下の脂肪織および endothoracic fascia を常に同定しながら，切開層が間

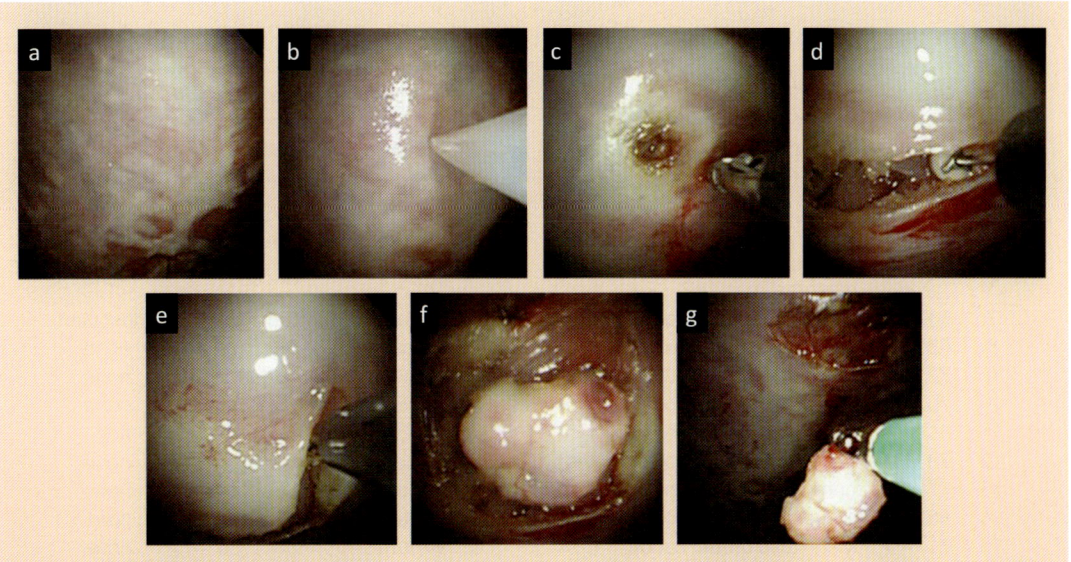

図2 線維形成性悪性胸膜中皮腫におけるITナイフ2を用いた全層胸膜生検（文献7）より引用）
- a　白色の肥厚した壁側胸膜
- b　局所注射針による胸膜下へのリドカイン注入。胸膜の膨隆がみられる。
- c　ホットバイオプシー鉗子によるピンホール作成
- d, e　ITナイフ2による全層胸膜切開
- f　全周切開後
- g　鉗子による摘出

違っていないかを繰り返し確認する必要がある。endothoracic fasciaより上の脂肪織と胸膜を採取することに集中することが，全層胸膜生検を安全・確実に行うコツであり，endothoracic fasciaを超えると肋間動脈損傷の可能性がある。ITナイフ2の1回の通電時間はできるだけ1〜3秒とし，必要以上に長く通電しない。

6) 全周切開が終了したら，ITナイフ2の先端を用いて鈍的に胸膜下脂肪織とendothoracic fasciaの間を剝離したのち，生検鉗子で検体の端を把持し横方向へ動かしめくるように慎重に回収する。剝離が困難な場合には再度ITナイフ2で切開するか，高周波スネアで切除する。採取検体のサイズがわかるようにメジャーを横に置いて近接で撮影しておく。その後，ゴム板やコルクに伸展させた状態で虫ピンで止めホルマリンで固定し病理に提出する。最後に生検部位に出血がないか確認する。

4　限界と対策

1) 本生検法の施行可能部位は進入ルートから正面視できる場所が主で，接線方向となる肋骨横隔膜角や肺尖方向では行えない。横隔膜は穿孔のリスクがあり行わない。
2) 癒着が強くうまく採取できない場合には無理をせず，胸膜にITナイフ2で切り込みを入れ切開部より鰐口鉗子にて胸膜生検を行う。この方法でも胸膜深部の生検は可能である。
3) 自験例において，胸膜肥厚はあるものの肋骨横隔膜角にのみ特異的病変が検出されたがん性胸膜炎症例があり，いかなる場合でも十分な観察および生検鉗子を用いたランダム生検は欠かさない。

表1 ITナイフ2による全層胸膜生検を実施した胸膜肥厚症例一覧

No	Age	Sex	Final diagnosis	Flexible forceps	IT knife 2	Complications
1	68	M	MPM (epithelial type)	Failure	Success	none
2	41	F	MPM (biphasic type)	Failure	Success	none
3	63	F	MPM (sarcomatous type)	Failure	Failure	none
4	75	M	MPM (sarcomatous type)	Failure	Success	none
5	77	M	MPM (sarcomatous type)	Failure	Success	none
6	54	F	Desmoplastic malignant mesothelima	Failure	Success	none
7	51	M	Lung cancer (adenocarcinoma)	Failure	Success	chest pain
8	65	F	Lung cancer (adenocarcinoma)	Success	Success	none
9	72	M	Lung cancer (adenocarcinoma)	Success	Success	none
10	70	M	Lung cancer (adenocarcinoma)	Success	Success	none
11	51	M	Lung cancer (adenocarcinoma)	Success	Success	none
12	79	F	Lung cancer (adenocarcinoma)	Success	Success	none
13	67	M	Lung cancer (adenocarcinoma)	Failure	Success	none
14	48	M	Lung cancer (adenocarcinoma)	Failure	Success	none
15	71	F	Metastatic breast cancer	Failure	Success	none
16	74	M	Chronic pleuritis	Failure	Success	none
17	69	F	Fibrous pleuritis	Failure	Success	none

同一症例において生検鉗子およびITナイフ2による胸膜生検を行い，採取検体を別々に病理診断し比較した．
正診率は鉗子生検 29％（5/17），ITナイフ2 94.1％（16/17）と後者において有意に優れていた（p-value 0.0026, McNemar's test）．
MPM: malignant pleural mesothelioma

5　成績

当院での成績を以下に示す．
- 2011年11月より2013年12月まで56例に局所麻酔下胸腔鏡を施行
- 実施目的は初回診断36例，進展度判定（胸膜播種の確認）4例，初回診断＋進展度判定8例，re-biopsy8例
- 肺がん39例（Ad/Sq/NSCLC/Sm: 36/1/1/1），悪性胸膜中皮腫8例（上皮型／二相型／肉腫型／線維形成型：2/1/4/1），再発乳がん2例，ホジキンリンパ腫1例，慢性胸膜炎4例，線維性胸膜炎1例，結核性胸膜炎1例
- 56例中17例では胸膜肥厚を呈していたためITナイフ2を用いて全層胸膜を採取（**表1**）
- 56例中16例は胸水非貯留／極少量例であり人工気胸を作成
- Re-biopsy症例は胸膜の線維化を伴っている例が多かったため，適宜ITナイフ2やホットバイオプシー鉗子を併用した．
- 全例において重篤な合併症はなかった．

◆参考文献

1) 笹田真滋：ITナイフによる胸腔鏡下全層胸膜生検　気管支鏡ベストテクニック．中外医学社，149-154: 2012.
2) Sasada S, Kawahara K, Kusunoki Y, et al.: A new electrocautery pleural biopsy technique using an insulated tip diathermic knife during semirigid pleuroscopy. Surgical Endoscopy, 23: 1901-1907; 2009
3) 笹田真滋：高周波ナイフによる胸腔鏡下胸膜生検．呼吸器科，14: 481-486; 2009.
4) 笹田真滋，河原邦光，岡本紀雄・他：セミフレキシブル胸腔鏡を用いたITナイフによる全層胸膜生検の診断的有用性．気管支学，31: 55-61; 2009.
5) Deng CS, Sasada S, Izumo T, et al.: Sarcomatoid malignant pleural mesothelioma confirmed by full-thickness biopsy. Chin Med J (Engl), 126: 3391-3392; 2013.
6) Sasada S, Kawahara K, Iwasaki T, et al.: An electrocautery pleural biopsy for the diagnosis of desmoplastic malignant mesothelioma during semirigid thoracoscopy. J Thrac Oncol, 3: 803-804; 2008.
7) Masai K, Sasada S, Izumo T, et al.: Pleuroscopic punch biopsy using insulated-tip diathermic knife-2 for the diagnosis of desmoplastic malignant mesothelioma. J Bronchology Interv Pulmonol, 20: 345-348; 2013.

MEMO

第II部 医師編

17. X線透視を用いたステント留置

◆ 国立がん研究センター中央病院 内視鏡科　笹田 真滋

Key Notes

- 中枢気道狭窄は良悪性疾患いずれにおいても起こりうるが，肺がんによるものが最も多い。
- 臨床症状は比較的緩徐に進行する咳と急速に悪化する呼吸困難であり，呼吸器内科医，呼吸器外科医，放射線科医，麻酔科医の密接な協力体制が必須である。
- ステント留置には軟性気管支鏡および硬性気管支鏡を用いて行う。

1　気道インターベンション

　気道狭窄をもつ患者における気道インターベンションのゴールは症状緩和である。前向き試験における成績では何らかの気道内治療を受けた患者のうち85％に呼吸困難の改善，65％にQOLの改善を認めた[1]。また94％の患者に一時的な喀血の減少を認めたという報告もある[2]。なお生存率の延長に関しては，対象疾患が進行がんであることより証明が難しく現在のところ明確なエビデンスはないが，気道インターベンションの後に化学放射線療法を行った症例で中間生存率12.1か月と報告されている[3]。ただし中枢気道狭窄をもつ患者はすべてハイリスクと認識すべきであり，気道治療後30日の合併症率は19.8％，死亡率は7.8％と報告されている[4]。

2　気道狭窄の進展様式と原因疾患

　中枢気道狭窄の進展様式は大きく3つに分けられる（**図1**）。
　①内腔腫瘍進展性閉塞（endoluminal stenosis）
　②気道壁外圧排性閉塞（extrinsic stenosis）
　③混合性閉塞（mixed stenosis）
　中枢気道狭窄を引き起こす疾患は肺がん（扁平上皮がん，腺様嚢胞がん，粘表皮がん，カルチノイドなど）が最多であり，そのほか転移性腫瘍（甲状腺がん，大腸がん，乳がん，腎細胞がん，悪性黒色腫，カポジ肉腫など），気道近傍の悪性腫瘍（食道がん，喉頭がん，縦隔腫瘍，悪性リンパ腫など）などがあげられる[5]。近年肺がんは増加傾向であり，気道インターベンションを専門とする呼吸器科医が必要とされる機会は増加傾向にある。

3　気道インターベンションの準備と実施場所の決定

　悪性気道狭窄において気管支鏡は腫瘍の進展型式の判断および病変の範囲を確認する意味で重要であり，まず行うべき検査である。なお通常径の気管支鏡（外径5〜6mm）は狭窄部位を越えられない場合があるため細径気管支鏡（外径4mm）もしくは極細径気管支鏡（外径2.8

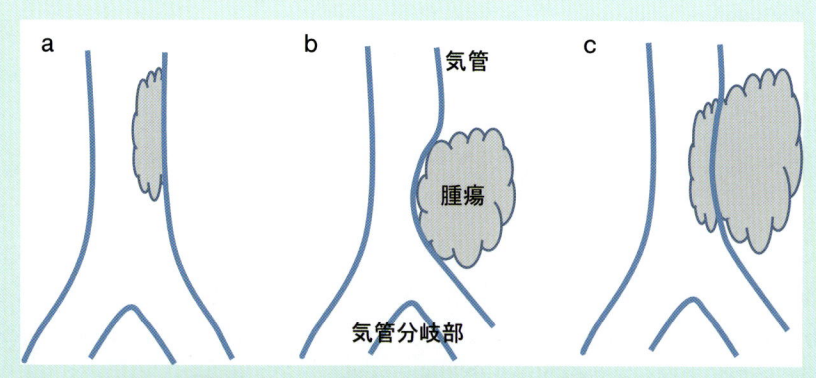

図1 中枢気道閉塞のタイプ分類（文献8）より引用
a 内腔腫瘍進展性閉塞（endoluminal stenosis）
b 気道壁圧排性閉塞（extrinsic stenosis）
c 混合性閉塞（mixed stenosis）

〜3.5mm）などを併用すべきである。そのうえで局所麻酔下での軟性気管支鏡での処置が可能か，全身麻酔下での硬性気管支鏡が必要かを判断する。つまり，病変の程度に合わせて治療手技を選択し治療器具を準備しておくことが安全に治療を遂行するという点で必要不可欠である。呼吸状態が比較的安定している場合には鎮静剤投与下に軟性気管支鏡のみで高周波治療，アルゴンプラズマ凝固，そして金属ステント留置などの気道内治療を行うことができる。一方呼吸不全が高度な場合や高出力レーザー，シリコンステント留置などを行うには全身麻酔下での硬性気管支鏡が必要と判断され，手術室の確保や麻酔科医への依頼などの準備が必要となる。

4 硬性気管支鏡

　中枢気道狭窄・閉塞における硬性気管支鏡（硬性鏡）（図2）を用いた気道拡張術やステント留置術の最大のメリットは十分に気道が確保でき換気をしながら処置ができることであり，軟性気管支鏡での観察や吸引を行っても気道を閉塞することがない。局所麻酔下での処置（組織凝固や焼灼）は患者の苦痛が強いため，処置自体が不十分に終わったり，高度な合併症（気管支損傷，気道出血による窒息など）を引き起こすリスクがある。一方，全身麻酔下の硬性鏡下治療は確実に気道確保しながら安全に気道狭窄・閉塞を解除できる。硬性鏡を通して硬性鉗子を使用することもでき，出血などの合併症に対しても対処しやすい。また硬性鏡の先端で腫瘍を大きく機械的に切除する方法（core out）により短時間での気道開通が得られる。全身麻酔の導入は患者自身の安心感と咳反射の減少が得られる点でも有利である。しかし硬性鏡が実施可能な施設はいまだ限られており，搬送が必要となる場合も少なくない。

5 気管・気管支ステント

　気道ステント留置の適応は①腫瘍の進行性局所増大により気道の確保が難しく，その他の治療法が適応でないもの，②不安定な気道状態を呈するもの，③狭窄度50％以上で呼吸困難な

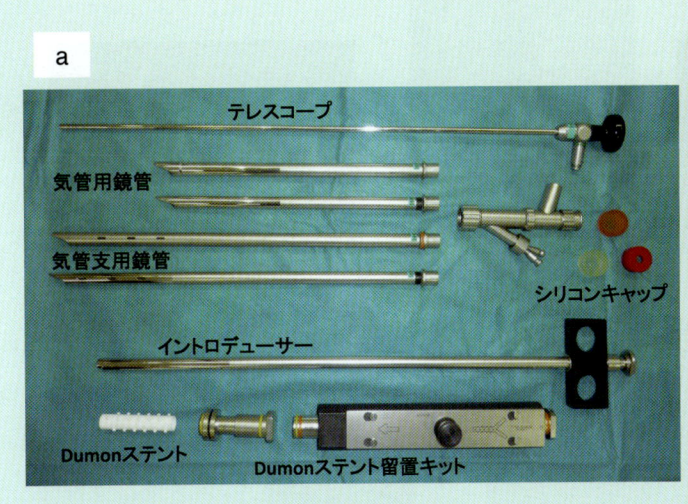

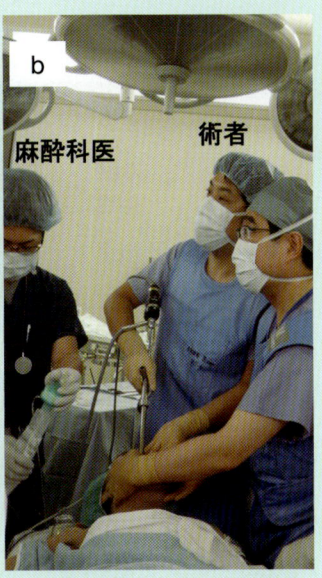

図2 硬性気管支鏡（文献8）より引用）
a 硬性気管支鏡セット（EFER-DUMON）
b 手術室での全身麻酔下硬性気管支鏡手術風景　麻酔科医の協力が不可欠。

どの呼吸器症状を有するもの，④推定生存期間が4週間以上見込まれているもの，⑤ステント留置により気流制限改善などの肺機能的な改善が予測できるもの，などである[6]。

1) わが国で最も頻用されているのはウルトラフレックスステント®で，膜なしと膜付き（カバード）があり（図3a），内腔への腫瘍浸潤を防止したい場合や瘻孔を閉鎖したい場合には後者を用いる。ウルトラフレックスステント®は折りたたまれた状態でデリバリーカテーテルであるシャフトに巻きつけてあり糸を引っ張るとリリースされる仕組みとなっている。簡便な半面，リリース時にステントが短縮するためずれが生じやすく，誤留置のリスクがある。ステントを1/3位リリースしたところでX線透視下に適切な部位に誘導するのが成功のコツである。

2) スパイラルZステント®はウルトラフレックスステント®と異なり膜なしタイプのみである。バリエーションはストレートタイプと末梢径が中枢径より小さいテーパータイプを有し（図3b），長いものを使用すれば一本で気管〜気管支への留置も可能である。イントロデューサーの内筒はダイレーターとなっているため，狭窄が高度であっても1mm弱のガイドワイヤーさえ通過できれば，前拡張を行わなくてもこのステントの挿入・留置は可能である（図4）。またリリースはプッシュ式のためステントの短縮などがなく，正確な留置が行えるのが特徴であるが，網目が大きいため内腔への腫瘍浸潤は防止できない。

3) Dumonステント®やTMステント®などのシリコンステントは中枢気道狭窄の腫瘍浸潤性狭窄に対する内腔保持を目的として使用される（図3c, d）。拡張力が弱いため，留置前にはレーザー焼灼，バルーン拡張，core outなどの前拡張術が必要であるが，ステント内の腫瘍浸潤がないため内腔保持力は良好である。なお留置には硬性気管支鏡と専用のステント留置

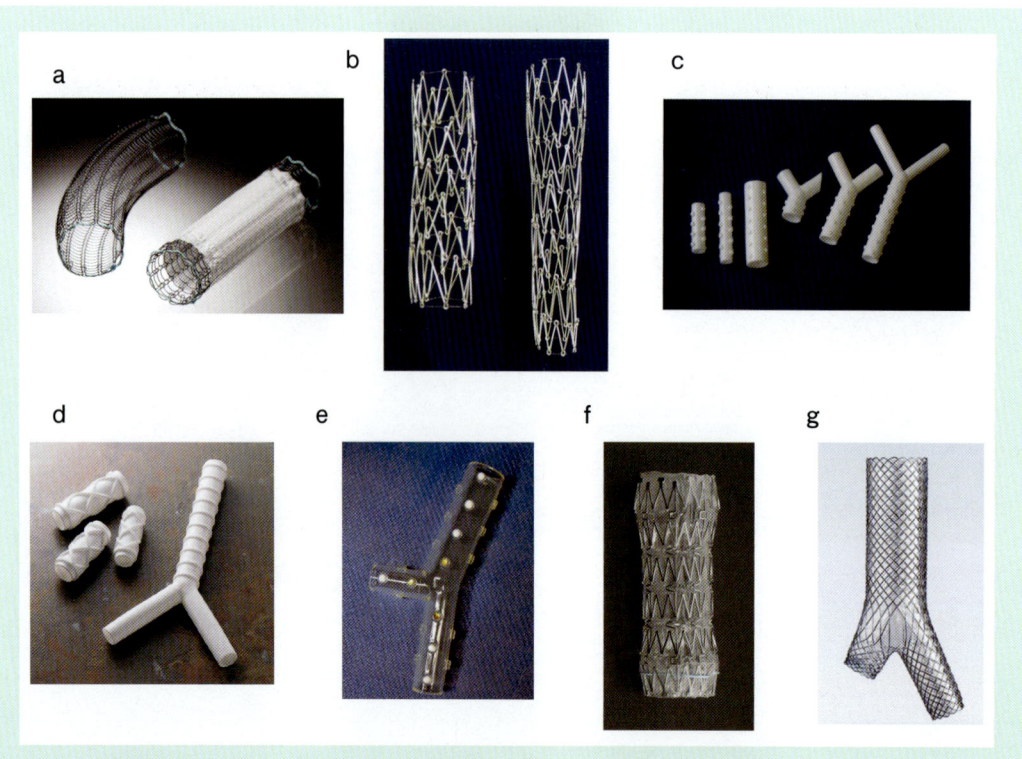

図3 各種気道ステント（文献8）より引用）
a ウルトラフレックスステント®（膜なし，膜付き），b スパイラルZステント®（ストレート，テーパー），c Dumonステント®（ストレート，Y型），d TMステント®（ストレート，Y型），e OKIステント®，f AEROステント®，g Leufenステント®（Y型）

左主気管支の高度狭窄　　ステント留置後

気管内挿管、X線透視下にスパイラルZステント®（ストレート）留置

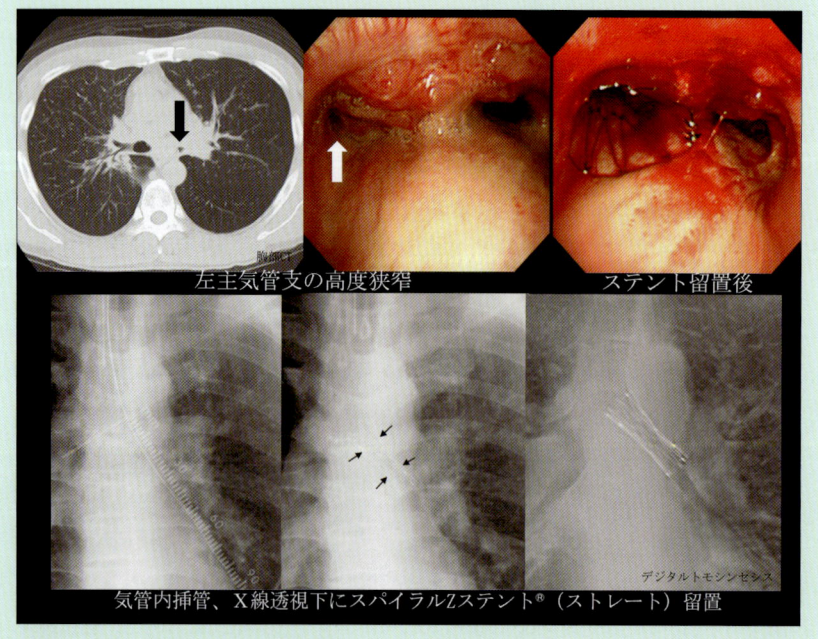

図4 症例（文献8）より引用）
肺線がんによる左主気管支の高度狭窄に対しスパイラルZステント®（ストレート）留置を行い呼吸状態は劇的に改善した。

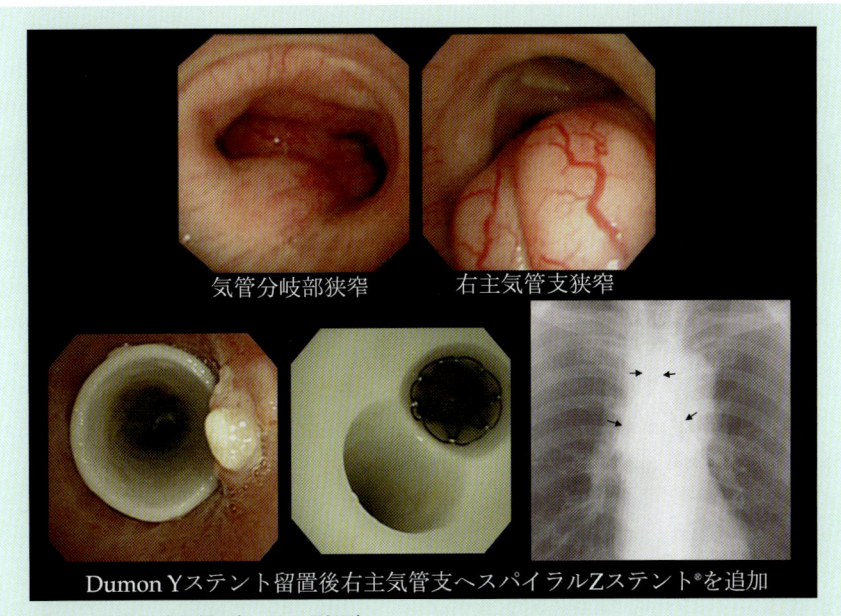

図5 症例（文献8）より引用
腺様嚢胞がんによる気管分岐部狭窄に対しDumon Yステント®を留置し呼吸状態が改善した。

キットが用いられる（図2）。これらのシリコンステントはX線透視下に確認できるようにバリウムを混入しており，表面には逸脱予防のスタッドが付いている。現在のところ気管分岐部病変においては，数多くのステントの中でシリコンY型ステントが最も好ましいと考えられる（図5）。一方，右主気管支から中間気管支幹が狭窄しステント留置によって右上葉を捨てざるを得ないケースに対して，右主幹，右上幹，中間気管支幹に合う変形Y型シリコンステント（OKIステント®）が開発され（図3e）[7]，欧州では臨床応用されている。

4) 2014年，シリコンや人工血管などの素材と形状記憶合ニチノールを合わせたハイブリッドステントであるAEROステント®が薬事承認された（図3f）。シリコンステントと異なり硬性鏡を必須とせず，リリースシステムを用いて簡便に留置できかつ必要に応じて抜去することも可能であることが最大の特徴である。最近ではハイブリッドYステントも登場している（図3g）。

5) 肺がんを中心とした気道狭窄に対する気道インターベンションに使用可能な機器やデバイスは徐々に増えつつあるが，基本的に中枢気道狭窄をもつ患者はすべてハイリスクと認識すべきであり，常に治療前の十分なシミュレーションを行うことが重要である。また他科医師との連携および看護師，技師などのコメディカルも含めた密接な協力体制が気道インターベンションによる最適な治療効果を得るのに必須であることはいうまでもない。現在わが国における医療機器などの認可は依然として厳しく，諸外国との差は広がるばかりであり課題は多い。

◆参考文献

1) Amjadi K, Voduc N, Cruysberghs Y, et al.: Impact of interventional bronchoscopy on quality of life in malignant airway obstruction. Respiration, 76: 421-428; 2008.
2) Hans CC, Prasetyo D, Wright GM: Endobronchial palliation using Nd; YAG laser is associated with improved survival when combined with multimodal adjuvant treatments. J Thorac Oncol, 2: 59-64; 2007.
3) Venuta F, Rendina EA, De Giacomo T, et al.: Nd: YAG laser resection of lung cancer invading the airway as a bridge to surgery and palliative treatment. Ann Thorac Surg, 74: 995-998; 2002.
4) Ernst A, Simoff M, Ost D, et al.: Prospective risk-adjusted morbidity and mortality outcome analysis after therapeutic bronchoscopy procedures. Results of multi-institutional outcomes database. Chest, 134: 514-519; 2008.
5) Hadique S, Jain P, Metha AC: Therapeutic bronchoscopy for central airway obstruction. Intreventional Bronchoscopy; A Clinical Guide, Respiratory Medicine. Springer Science+Business Media New York, 143-176; 2013.
6) 宮澤輝臣, 西根広樹：気管・気管支ステント治療．気管支鏡ベストテクニック．中外医学社，180-192; 2011.
7) Oki M, Saka H: New dedicated bifurcated silicone stent placement for stenosis around the primary right carina. Chest, 144: 450-455; 2013.
8) 笹田真滋：肺癌の Oncologic emergency 気道狭窄．呼吸，33: 990-997; 2014.

MEMO

第Ⅱ部 医師編

18．バルーン，APC，高周波による治療

◆ 国立がん研究センター中央病院 内視鏡科　渡邊 敬夫 / 笹田 真滋

Key Notes

- 気管から区域気管支入口部までの比較的中枢の気管支に発生した気道狭窄・閉塞をきたす病変が治療の対象となる。
- 手技ごとの特徴や欠点を十分理解し安全に十分配慮しながら治療にあたることが重要である。
- いずれも手技も重大なリスクがあることに留意し，最悪の事態を常に想定し準備をしておく。

1 適応

　気管から区域気管支入口部までの比較的中枢の気管支に発生した気道狭窄・閉塞をきたす下記病変が治療の対象となる。なお病変を焼灼させる治療（APC，高周波など）は内腔腫瘍進展性閉塞や混合性閉塞が適応となる。
- 腫瘍性病変（肺がん，食道がん，甲状腺がんなどの気管・気管支浸潤，過誤腫などの良性腫瘍）
- 瘢痕性（肉芽）狭窄（カフステノーシス，気管切開後，気管支形成後，気管支結核，放射線治療後など）

2 バルーン拡張術

　気道狭窄に対するバルーン拡張術は1984年にCohenらによって最初に報告され[1]，以後現在に至るまで様々な疾患における狭窄病変に臨床応用されている。
1) 適応
　　・中枢気道の狭窄
2) 準備するもの
　　・耐圧バルーン（径8〜12mmが適当）
　　・ガイドワイヤー
　　・インフレーター
　　・体表マーカー（針金，クリップ，18G針など）
　　・テープ
3) 手技
　①軟性気管支鏡で狭窄部位を確認しながら，X線透視下に体表マーカーを置きテープで固定する。
　②気管支鏡のチャンネルにガイドワイヤーを通し，狭窄部位を越えるよう挿入する。
　③X線透視下にガイドワイヤーを残しながら気管支鏡のみ抜去する。
　④ガイドワイヤーに耐圧バルーンを通し誘導する。

⑤耐圧バルーンのマーカーを参考に位置を調節し接続したインフレーターで徐々に拡張する。
　⑥インフレーターの圧モニタを参考に目的圧まで加圧，拡張する。
　⑦数分（1～3分）キープし解除する。
4）注意点と対策
　①操作中にガイドワイヤーが深く入りすぎたり抜けたりするので，助手はガイドワイヤーを強く保持しておくことが重要である。深く入りすぎると先端で胸膜を貫き気胸を引き起こす場合があるので注意を要する。
　②過度な圧をかけることにより気管・気管支の断裂・出血が起こりうるため，病変の狭窄程度や部位（特に縦に裂けやすい気管膜様部）によって調整する。
　③安全上，気管・気管支内腔を観察しながら実施する方が好ましい。気管支鏡チャンネルに直接通して可視下に実施できるタイプの耐圧バルーンもあるが，チャンネル内でバルーンを拡張させると気管支鏡破損の原因となるので注意が必要である。
　④狭窄病変が気管の場合は窒息状態となるため，バルーン拡張前に十分酸素化し拡張時間はできるだけ短くする。
　⑤気管・気管支軟化症では拡張圧が十分に伝わらないことと，気管・気管支壁が脆弱なため裂創をきたす可能性があり適応外である。
　⑥バルーン内に造影剤を入れるとX線透視での視認が容易となる。
　⑦バルーン内に液体（生理食塩液，造影剤など）を入れた方が高圧までかけられる。
　⑧安全性を考慮し2～3回の操作の繰り返しを限度とする。

3　アルゴンプラズマ凝固法（argon plasma coagulation：APC）（図1）

　高電圧放電凝固（スプレー凝固）とアルゴンガスを組み合わせたポーラー高周波凝固法である。高周波電流によりイオン化されたアルゴンプラズマにより組織を凝固する方法である[2)～4)]。
1）適応
　・気道狭窄・閉塞を呈する気管・気管支病変の焼灼
　・気道出血に対する凝固止血
2）準備するもの
　・APC装置
　・APCプローブ
　・アルゴンガス
3）手技の実際
　①出力20～40Wで病巣より5mm以内の距離から1回2～3秒の非接触照射を繰り返す。
　②アルゴンガス流量は気管支鏡用の φ1.5mmプローブでは0.3L/分に設定する。
　③凝固手技は全周性狭窄では中心から同心円状に凝固していき内腔を徐々に拡大し，隆起性病変では，狭窄の強い部位の辺縁より凝固していく。
4）注意点と対策
　①APCはアルゴンガスを噴出させるため，局所の酸素濃度が低下し発火の危険性は低いといわれているが注意は必要である。照射中は FiO_2 0.4以下に下げる。

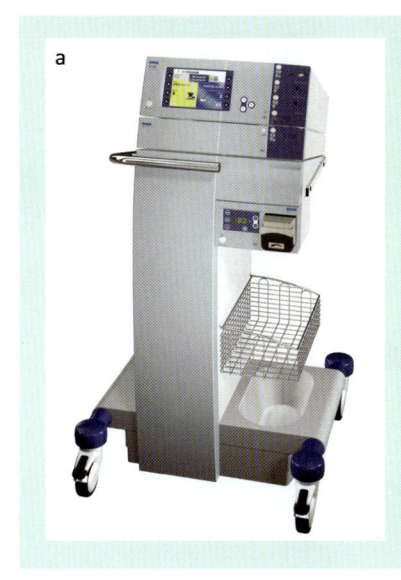

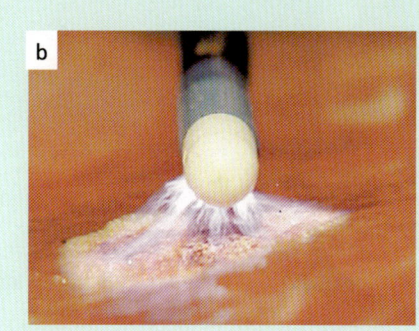

図1　アルゴンプラズマ凝固装置
a　VIO300D（ERBE）
b　接線方向への焼灼が可能

②高出力レーザーと比べると組織深達度が浅いので焼灼に時間を要する場合がある。一方，気管・気管支穿孔の危険性は低い。
③金属ステント周囲の腫瘍や肉芽を凝固する場合には，金属にアーク放電するため予期せぬ凝固になる場合があるので注意する。
④電子スコープ先端のCCD破損を防止するため，APCプローブをスコープ先端から約1cm出して照射する。

4　高周波スネア（図2）

1）適応
　・気管・気管支のポリープ状腫瘍の切除[5), 6)]
2）準備するもの
　・高周波装置
　・高周波スネア
　・把持鉗子
3）手技の実際（図3）
　①気管支鏡でポリープ状腫瘍の基部を確認する。
　②スネアループを開いた状態で腫瘍へ掛け基部を絞扼し高周波電流（30〜50W）を通電する。長時間の通電は避け1〜3秒の通電を繰り返す。
　③腫瘍切離後，把持鉗子を用いて摘出する。気管支鏡で吸引しながら摘出してもよい。腫瘍のサイズが大きい場合にはバスケット鉗子を用いると容易に摘出できる。
　④切除後の基部は腫瘍残存の可能性があるので

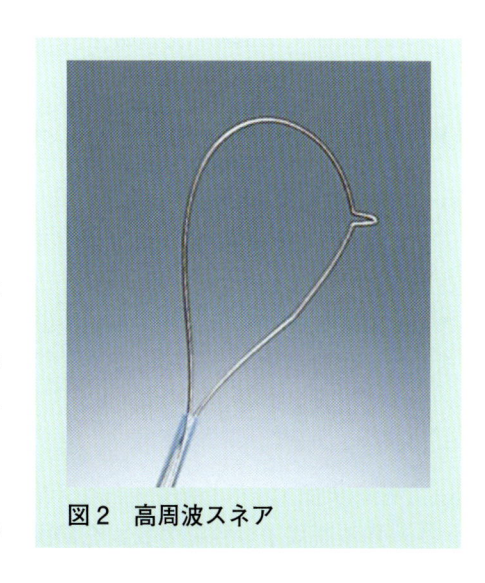

図2　高周波スネア

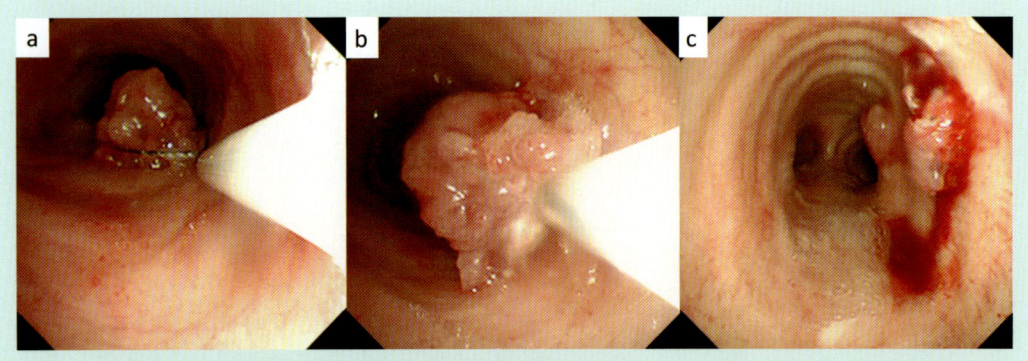

図3 気管右側壁に転移した肺腺癌に対する高周波スネアによる切除
a　スネアループを開き腫瘍に掛ける．
b　外筒を腫瘍に軽く押し当て基部を絞扼し通電
c　切除後

APCなどで焼灼を追加しておく．
4）注意点と対策
　①高周波スネアのハンドルスライダーを先端側へ動かすとスネアループが開き，手元側に動かすと閉じる構造となっている．助手は腫瘍が切れていく感覚を指で感じ随時術者へ伝える．
　②広基性腫瘍では病変への引っ掛かりが軽微であるため助手の繊細な指の感覚が必要である．また絞扼時に術者が高周波スネアの外筒を腫瘍に軽く押しつけるとループが外れにくい．
　③サイズの大きな腫瘍の場合は分割切除が必要になる場合がある．
　④通電されていない状態での腫瘍の絞扼は大出血につながる場合があるため，絞扼は徐々に行い組織の凝固を確認しながら切除していく．通電前に数十秒絞扼しておくと腫瘍への栄養血管が鈍的に閉塞し，切除後の出血を軽減できる場合がある．
　⑤緊急止血のためAPCやホットバイオプシー鉗子がいつでも使用できるようにしておく．
　⑥酸素投与下では発火しやすいので注意する．

5　高周波凝固子，ホットバイオプシー，高周波ナイフ（図4）

1）適応
　・止血および焼灼，狭窄の拡張[6), 7)]
2）準備するもの
　・高周波装置
　・高周波凝固子
　・ホットバイオプシー鉗子
　・高周波ナイフ
3）手技の実際
　①高周波凝固子は腫瘍の表面を局所的に凝固し止血を行う．

図4 高周波処置デバイス
a 高周波凝固子，b ホットバイオプシー鉗子，c 高周波ナイフ

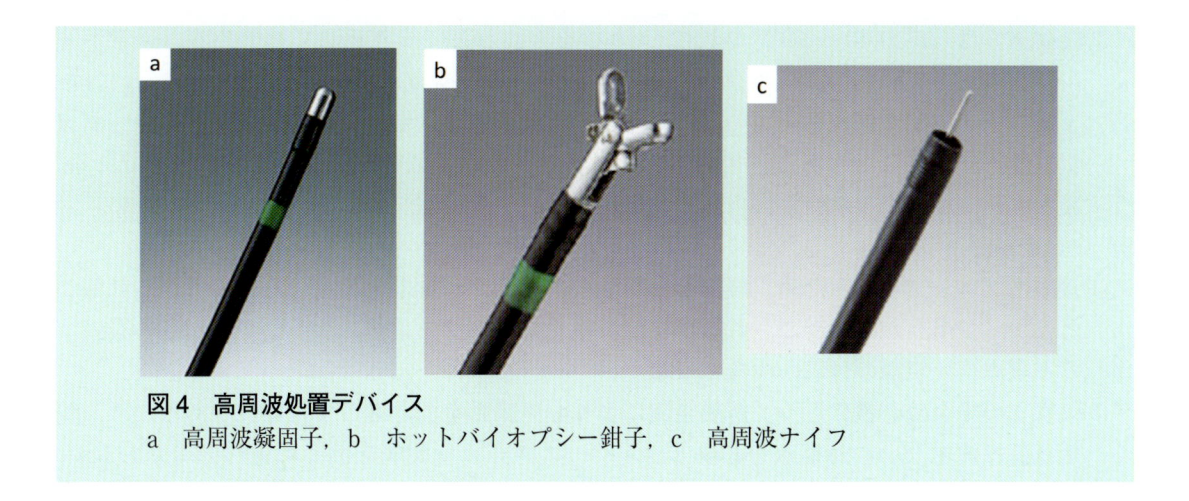

②ホットバイオプシー鉗子は腫瘍を凝固・焼灼し切除を行う。
③高周波ナイフは狭窄部位の拡張に使用する。特に気管切開後などに起こる膜様狭窄（web-like stenosis）に有用であり，高周波ナイフで切れ目を入れたのちに硬性気管支鏡の先端で機械的に拡張する。

4）注意点と対策
①先端が小さいため，大きな熱エネルギーが局所に発生し穿孔のリスクがあるので注意する。長時間の通電は避け1～3秒の通電を繰り返す。
②デバイスの先端が病変の表面に触れるか触れないかの程度に調整し通電すると効率良く焼灼できる。強く押し当てると接地面が大きくなりうまく発火しない。
③酸素投与下では発火しやすいので注意する。

6 マイクロ波凝固療法

マイクロ波凝固装置から発生するマイクロ波（2450MHz，波長12cm）は高周波装置よりもはるかに高い周波数をもち，生体組織に集束照射すると組織内水分子の摩擦熱により誘電熱エネルギーを発生させる。この熱エネルギーにより発生する100℃前後の熱を利用して腫瘍組織を凝固壊死させる治療法である。この療法は，高濃度酸素投与下でも気道内発火の危険性が比較的少なく，組織の炭化を起こさないためぼう煙の発生がなく安全に施行することができることが特徴である[8]。

1）準備するもの
 ・マイクロ波凝固装置
 ・各種マイクロ波凝固用プローブ
2）手技の実際
①プローブには，径1.8mmと2.4mmのボール型・長球型とニードル型がある。気管支鏡の鉗子孔を通してプローブを挿入し，プローブ先端を組織的に接触して凝固する。プローブが鉗子孔をほぼ閉塞してしまうので，処置中は気管支鏡の吸引能が著しく低下する。プローブが太く硬いため，上葉支などの大きな角度で分岐する気管支での凝固は適していない。

②凝固条件は，出力 40〜60W で数秒〜10 秒を 1 回として繰り返して凝固する。通常ボール型プローブで腫瘍の凝固壊死を行うが，完全閉塞の場合や易出血性の腫瘍の場合には，まずニードル型プローブを用い内腔の開通や凝固止血をはかった後にボール型プローブで気道開大を行うこともある。接触型プローブであるので気管支側面の焼灼が容易である。凝固壊死が起こると組織が白色調変化を起こし，壊死組織を摘出しても出血が少ない。

3）注意点と対策
①接触型プローブであるため，凝固した組織がプローブに付着し腫瘍から引き剥がされることによって出血が引き起こされる場合がある。プローブを前後に少し動かしながら凝固すると凝固壊死組織の付着が少なくなる。
②気管支の場合は心臓に近く，解離電流により心室細動を引き起こす可能性があるため，解離電流は流せない。対極板を必要とせずペースメーカー装着症例でも施行可能であるが，解離電流によるペースメーカーの誤作動の危険性がある。
③処置中の呼吸停止時間を要し，即時性効果がレーザー焼灼に劣る欠点があると報告されている[9]。

7　Nd-YAG レーザー

1）適応
　気管もしくは比較的中枢気管支の気道狭窄・閉塞をきたす下記病変。比較的短い距離の中枢気道狭窄でかつ末梢気道開存が確認されていることが条件である。
　・悪性腫瘍（肺癌・転移性腫瘍など）
　・良性腫瘍（過誤腫，間葉系腫瘍など）
　・炎症性瘢痕狭窄

2）準備するもの
　・Nd-YAG レーザー装置
　・各種 Nd-YAG レーザー用プローブ

3）手技
①局所麻酔下または全身麻酔下で行う。
②軟性気管視鏡を挿入し，狭窄部の状況を観察する。気道内腔が狭く通過が困難な場合には細径気管視鏡にて遠位側の観察を行う。
③非接触型プローブを用いることが多い。気管支鏡のチャンネルよりプローブを挿入しスコープ先端より 5〜10mm 程度の距離を保ち，赤色のパイロット光で確認しながら病変部への照射を行う。
④最初は出力 20W，0.5〜2 秒の断続波にて照射を開始する（平均で 10〜40W の出力範囲）。照射部位は病巣の性状によって出力・時間を調節する。白色調の組織ではレーザー光が反射・拡散し吸収が減弱するので，最初は高出力で表面を炭化させておくとよい。しかし一方，黒色炭化するとレーザー光の吸収が良くなり照射効果が増すため注意が必要である。レーザー深達度は照射時間で調節する。照射深度は筋層外までとし，軟骨層から深部に至ると気管支粘膜の再生を遅延させ，さらに軟骨 2 個以上の破壊・消失によって気道内腔の保持が困難となるので注意が必要である。広範囲に軟骨を損傷した場合には術後狭窄をきたすおそれがある。

⑤病巣部基部から照射を行うと病巣が気管内に垂れ下がり狭窄が高度となったり，気道閉塞をきたす危険性があるため，通常は病巣辺縁部から照射を進めていく[10),11)]。

4) 注意点と対策

①膜様狭窄（web-like stenosis）では全周性・低出力・長時間照射により遅発性の肉芽再発をきたす可能性があるため，狭窄部に切れ目を入れるのみにとどめる。高出力・短時間パルスで表面だけ焼灼し硬性気管支鏡の先端で機械的に拡張する方が好ましい。

②気管支穿孔を防ぐため，気管支の軸を確認しながら10〜20Wの低出力で照射を進める。

③レーザー光の直進部が焼灼されるため，APCと異なり接線方向の病変の処置には向いていない。

④レーザー反射光で網膜損傷をきたす可能性があるため，必ず専用保護眼鏡をかけて照射を行う。

⑤酸素投与下では発火しやすいので注意する。通電中はFiO$_2$ 0.4以下に下げる。

◆参考文献

1) Cohen MD, Weber TR, Rao CC: Baloon dilatation of tracheal and bronchial stenosis. AJR, 14: 679-683; 1984.
2) Sutedja T, van Boxem TJ, Schramel FM, et al.: Endobronchial electrocautery is an excellent alternative for Nd-YAG laser to treat airway tumors. J Bronchol, 4: 101-105; 1997.
3) Reichle G, Freitag L, Kullmann H-J: Argon plasma coagulation in bronchology; A new method Alternative or complementary. J Bronchol, 7: 109-117; 2000.
4) 土田敬明：アルゴンプラズマコアギュレーション（APC）による病巣凝固法 気管支鏡 臨床医のためのテクニックと画像診断 第2版．医学書院，264-265: 2008.
5) Pedersen U, Kristensen S, Illum P, et al.: Palliative resection with high frequency cutting loop in malignant tracheobronchial disease. J Bronchol, 1: 23-25; 1994.
6) 古川欣也：高周波凝固法・マイクロ波凝固療法．気管支鏡ベストテクニック．中外医学社，196-204: 2012.
7) 高木佳木：高周波治療 気管支鏡 臨床医のためのテクニックと画像診断 第2版．医学書院，140-3: 2008.
8) 千葉 博：マイクロ波による気道確保 気道をめぐる治療手技 各種インターベンションのすべて．医学書院，117-22: 2007.
9) 瀬戸貴司，千葉 博，深井祐治・他：マイクロウェーブによる気道内腫瘍凝固術の有効性．気管支学，18: 430-436; 1996.
10) 雨宮隆太，朝у裕二：レーザー照射による焼灼・昇華療法 気管支鏡 臨床医のためのテクニックと画像診断 第2版．医学書院，129-135: 2008.
11) 吉井直子，丹羽 宏：Nd-YAGレーザー 気管支鏡ベストテクニック．中外医学社，205-212: 2012.

第Ⅱ部 医師編

19. EWS®を用いた気管支充填術

◆ 国立病院機構姫路医療センター 呼吸器内科　水守 康之
◆ 国立がん研究センター中央病院 内視鏡科　笹田 真滋

Key Notes

- 責任気管支の同定は体位変換による気漏変化の観察，胸部CT読影，バルーンテスト，各種造影などから総合的に行う。
- 3D-CTを用いたシミュレーションは円滑な充填を行ううえで有用である。
- 充填困難例ではEWS®のカットや各種充填補助法を試みる。
- 複数回処置の可能性を事前に患者や家族に説明しておく。
- 難治例では胸膜癒着やフィブリノーゲン第XIII因子の追加を考慮する。

1　適応

　EWS（Endobronchial Watanabe Spigot）®を用いた気管支充填術は難治性の気漏（エアリーク）を有する疾患のすべてが対象となりうる[1)～3)]。とくに外科手術による治療が困難な続発性難治性気胸，有瘻性膿胸，肺切除後に遷延する気漏，および他臓器との瘻孔などが適応となる（図1）。また気管支・肺出血の止血や肺容量減少目的でも有効な場合がある[3), 4)]。

2　準備するもの

- 軟性気管支鏡（外径4～6mmのいずれかのもの）
- EWS®（S; 5mm, M; 6mm, L; 7mm, Novatec）
- 把持鉗子（FG-14P-1, オリンパス）
- 気管チューブ（カフなし，内径8mm以上, Portex）
- バルーンカテーテル（B5-2C, オリンパス）

3　手技の実際

1）責任気管支の同定
　①胸部CT読影
　②バルーンテスト
　③気管支造影
　④体位変換による気漏変化の観察
　⑤胸腔内色素注入法
　⑥胸腔造影
などの方法がある。特に①～③はルーチンに行われる。高度の気腫や間質性肺炎が背景にある

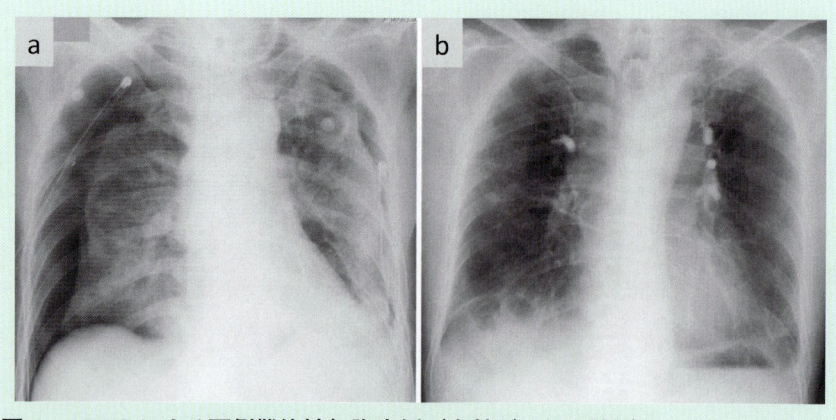

図1　ARDSによる両側難治性気胸症例（文献2）より引用）
a　治療前　両側気胸を認め両側トロッカーカテーテル留置
b　治療後　両側気管支にEWS®充填し（3本ずつ計6本）軽快
EWS®を用いた気管支充填術により呼吸状態は改善し人工呼吸器より離脱しえた。
ARDS: acute respiratory distress syndrome

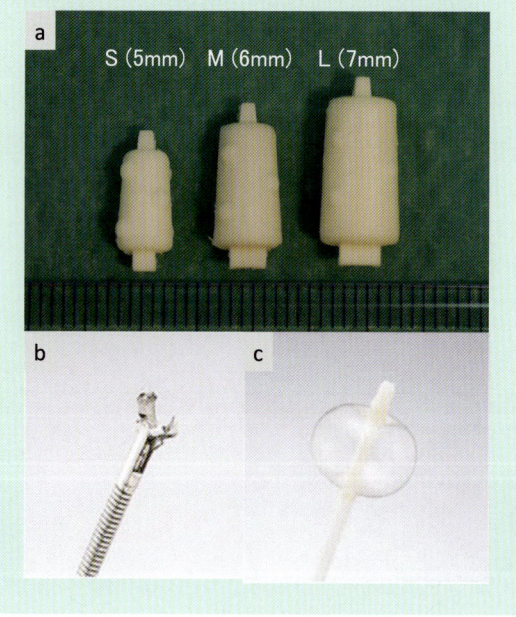

図2　使用デバイス
a　EWS®
b　把持鉗子
c　バルーンカテーテル

症例では側副換気の存在により責任気管支同定が困難な場合があり，複数の方法を組み合わせて総合的に判断する必要がある．以下に各方法について解説する．

(1) 胸部CT読影：胸部CTで胸腔に連続する責任気管支を同定する．特に有瘻性膿胸では責任気管支が単一のことが多く有用である．通常のCT画像（5〜10mmスライス）では連続性の確認が難しいため，0.5〜2mm程度の薄切CTやそれをもとに3Dワークステーション（ziostation®など）で作成した3D-CT（仮想気管支鏡）を参照することが望ましい．一方，嚢胞性変化が高度の場合にはCTでの責任気管支同定が困難なため，気管支と胸腔の連続性やブラ壁の破綻などを手掛かりに気漏部位を推定する．筆者らの経験では，拡張した嚢胞部が気漏の原因であることは少なく，胸膜面がやや虚脱し浸潤影などを伴う

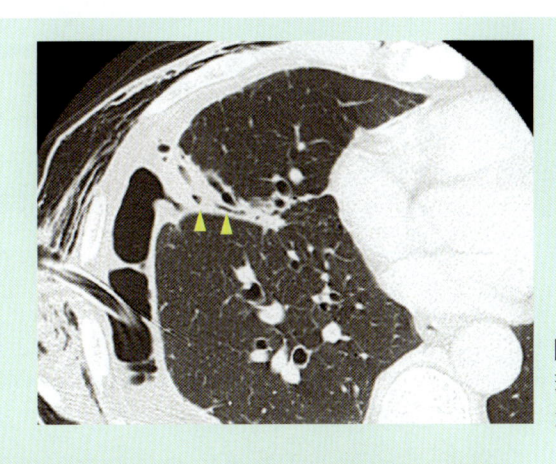

図3　有瘻性膿胸症例
薄切胸部CTで同定された責任気管支（矢印）

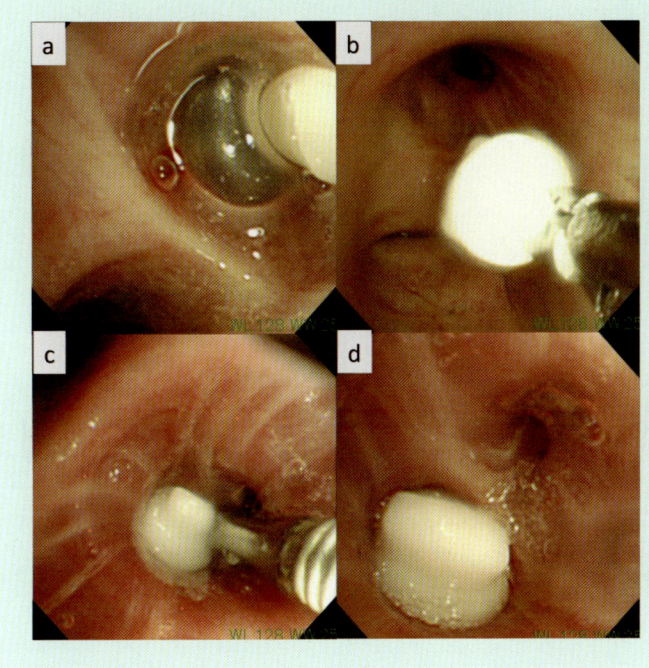

図4　EWS®充填の実際
a　バルーンテスト
b〜d　把持鉗子によるEWS®挿入

　部位に到達する拡張気管支が責任気管支であることが多い（図3）。
(2) バルーンテスト：バルーンで葉支→区域支→亜区域支の順に15秒〜1分間程度気管支を閉塞させ気漏が消失または減少した気管支を責任気管支とする（図4a）。また責任気管支の閉塞によりX線透視で肺の拡張が確認できる場合があり補助的に使用するとよい。バルーンテスト実施時の注意点としては，鎮静による呼吸数低下により相対的に気漏が減少する場合があり，用手的呼吸介助（呼気時に胸郭を手で愛護的に圧迫する）や挿管チューブを通したバッグ加圧での気漏の確認が必要となる場合がある。理想的には鎮静をかけない状態であらかじめバルーンテストをしておくのが好ましい。
(3) 気管支造影：バルーンテストや胸部CTで責任部位と推定された気管支に気管支鏡をウエッジし非イオン性造影剤（2倍希釈）を5〜10mL程度勢いよく注入，典型例では注入直後に胸腔への流出を認める（図5）。その他の症例では数十秒後にX線透視で胸腔への造影剤の漏れ出し（胸膜面が徐々に描出されてくる現象）を確認することにより責任気管

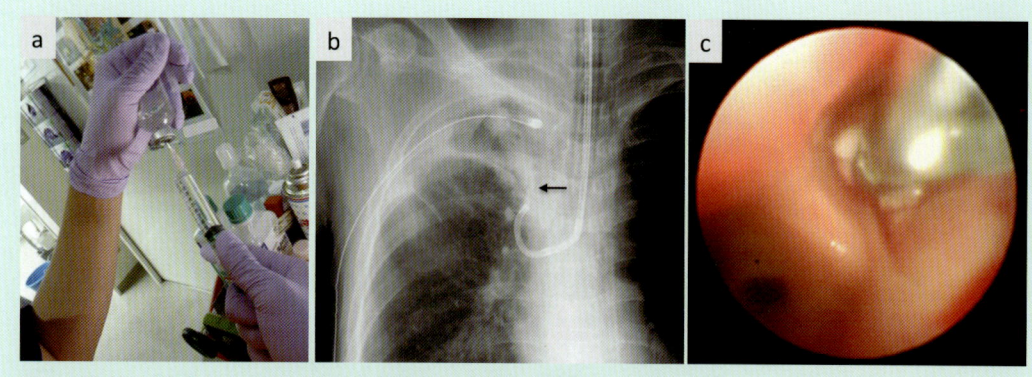

図5 気管支造影による責任気管支同定（有瘻性膿胸）
a 非イオン性造影剤（イオパミロン®など）の準備（2倍希釈）
b 右B^1から5mL注入し胸腔への造影剤の漏れ出しがみられ（矢印）責任気管支と判定
c 斜めカットしたEWS®（M）を右B^1へ充填し気漏停止

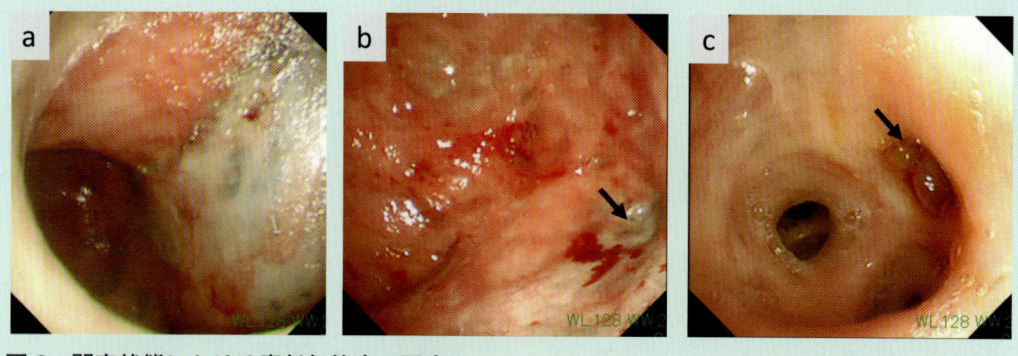

図6 開窓状態における責任気管支の同定
a 開窓部を体表から気管支鏡を用いて観察
b 瘻孔部の同定（矢印），同部位にポピドンヨード塗布
c 右B^6からの逆流を確認（矢印）

支と判定している[5]。

(4) 体位変換による気漏変化の観察：責任病巣が下になる体位をとると気漏が減少〜停止する場合がある。

(5) 胸腔内色素注入法：生理食塩液で2倍希釈したインジゴカルミン（約10mL）をドレナージチューブより胸腔内に注入し，適宜生理食塩液（20mL程度）を追加する。あらかじめ気管支内に挿入しておいた気管支鏡で色素の逆流を観察し責任気管支とする。開窓状態であれば開窓部を詳細に観察し気漏が疑われる部分にポピドンヨードを塗布し上記同様逆流を見る（図6）。

(6) 胸腔造影：非イオン性造影剤（2倍希釈）をドレナージチューブより胸腔内に注入，体位変換を行いつつX線透視下で観察し，気泡が透見される部位を責任部位と推定する。バルーンテストと併用すると気泡の消失をリアルタイムに確認することができさらに効果的である。

2）処置前シミュレーション
　①目的気管支の立体構造を把握し，充填順を決定する．

　CT 画像から，目的とする気管支の方向や角度，周囲の気管支との大小関係をイメージする．これにより充填の難易度が予測できる．複数の気管支を充填する場合には充填する順番を事前に決めておく．
　②充填部位との EWS® のサイズを設定する．

　EWS® は目的気管支の径に合わせて S，M，L の 3 サイズの中から選択するが，基本は M サイズを亜区域枝に充填することを念頭に置く．サイズ選択の参考としては，充填予定の気管支内径が胸部 CT で 3 〜 4mm の場合には S サイズ，4 〜 6mm では M サイズ，6 〜 7mm では L サイズを考慮する．
　③3D ワークステーションを活用する．

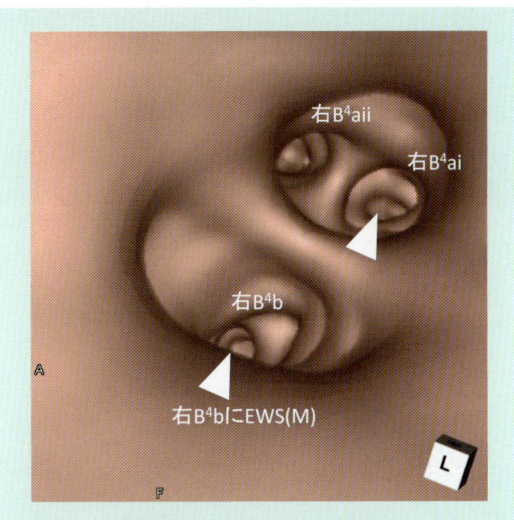

図 7　仮想気管支鏡による充填のシミュレーション

　気管支内腔の立体構造の把握には 3D-CT（仮想気管支鏡）が有用である（図 7）．多くの施設では冠動脈 CT 作成などの目的で各社 3D ワークステーション（ziostation®，Vincent®，Aze® など）を保有していると思われ，ぜひ活用されたい．もちろん各種仮想気管支鏡ソフトウエア（BF-Navi®，LungPoint®，DirectPath®）でも同様のことが可能である．

3）EWS® 充填の実際
　①挿管と充填前の準備

　気管チューブ（カフなし）を気管支鏡ガイド下に挿管する．咳嗽や気道分泌物は処置の難易度を上げるため，十分な噴霧麻酔と気道分泌物の吸引を行う．禁忌がなければ，前処置としてアトロピンやスコポラミンなど抗コリン作用を有する薬剤を使用した方が処置に有利との意見がある[6]．
　②EWS® の挿入

　把持鉗子で EWS® を把持し，目的気管支へ向けて挿入する（図 4b 〜 d）．挿入の方向はスコープの出し入れ，先端部のアップダウン，回転操作などで調整する．なおオリンパス電子スコープ 290 シリーズは新たに回転機構を搭載し EWS® 挿入に有利と思われる．

　挿入を容易にするための工夫としては，角度をつけた把持（図 8a），気管支壁に押し付けて EWS® の先端の方向を変える heel kick method，deep heel kick method（図 8b），EWS® カット（図 8c）などがあり状況によって使い分ける[6]．EWS® カット（斜め切り）は挿入を容易にするだけではなく，脱落防止にも有用でありよく用いる．
　③その他の充填方法の工夫

　目的とする気管支によっては EWS® の充填は必ずしも容易でない．このため，いくつかの充填補助法が報告されている[7〜9]．

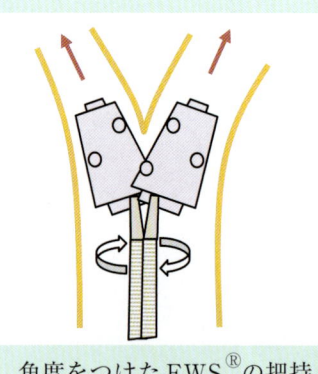

a 角度をつけたEWS®の把持。回転により先端の方向を変えられる。

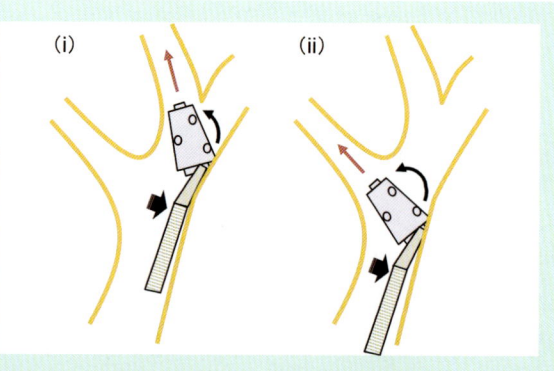

b (i) heel kick method, (ii) deep heel kick method
目的の気管支と反対の壁にEWS®の後端（おしり）を押し当てEWS®先端の向きを変える。

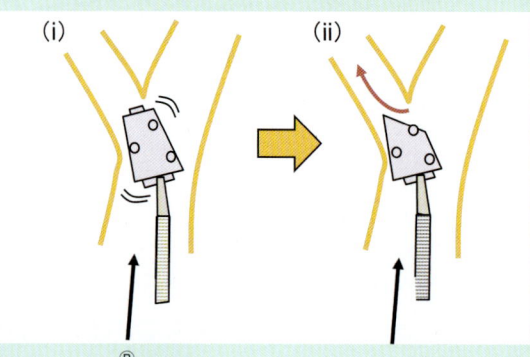

c EWS®カット
EWS®が目的方向に進まない場合 (i), 斜めカットにより挿入が容易となる (ii)。

図8 EWS®の挿入

　キュレット法[7]では気管支鏡にキュレットを通し，EWS®の把持用突起の近傍に18G針で切れ込みを入れ，キュレットの先端を関節部分まで差し込み，そのまま屈曲と回転を利用してEWS®を目的気管支の入口部まで誘導する。入口部に充填後はキュレットをわずかに引きつつ気管支鏡を入口部に到達させ，気管支鏡の先端で押さえながらキュレットを引き抜く（図9a）。簡便で短時間の処置が可能な優れた方法である。しかしキュレット法の問題点は，キュレットを引き抜く際に気管支鏡先端を押し付けるためEWS®が気管支の末梢に入り過ぎる可能性があることや入口部から脱落すること，などである。また，気管支鏡先端が入口部に届かない気管支には充填が困難である（図9b）。
　上記の問題点を解決する方法として，筆者らはガイドシースキュレット法を考案し活用している。手順としてはガイドシース（SG-201C, オリンパス）の手元接合部から3cmのところをカット，キュレットを挿入し気管支鏡のチャンネルに通す（この際，抵抗を軽くするために鉗子栓は外しておく）。EWS®のセットおよび誘導は上記キュレット法と同様に行い，EWS®充填後キュレットを引き抜く際に，EWS®をガイドシースで押さえつつガイドシースにキュレットを収納する（図9c）。本法の利点は視野の確保が容易でEWS®を充填しやすいこと，EWS®充填部位まで気管支鏡の挿入が困難な場合でも実施可能なことである。
④ロープウェイ法[8]
　上葉支など角度が強く挿入困難な気管支への充填や，より選択的に充填を行いたい際に有

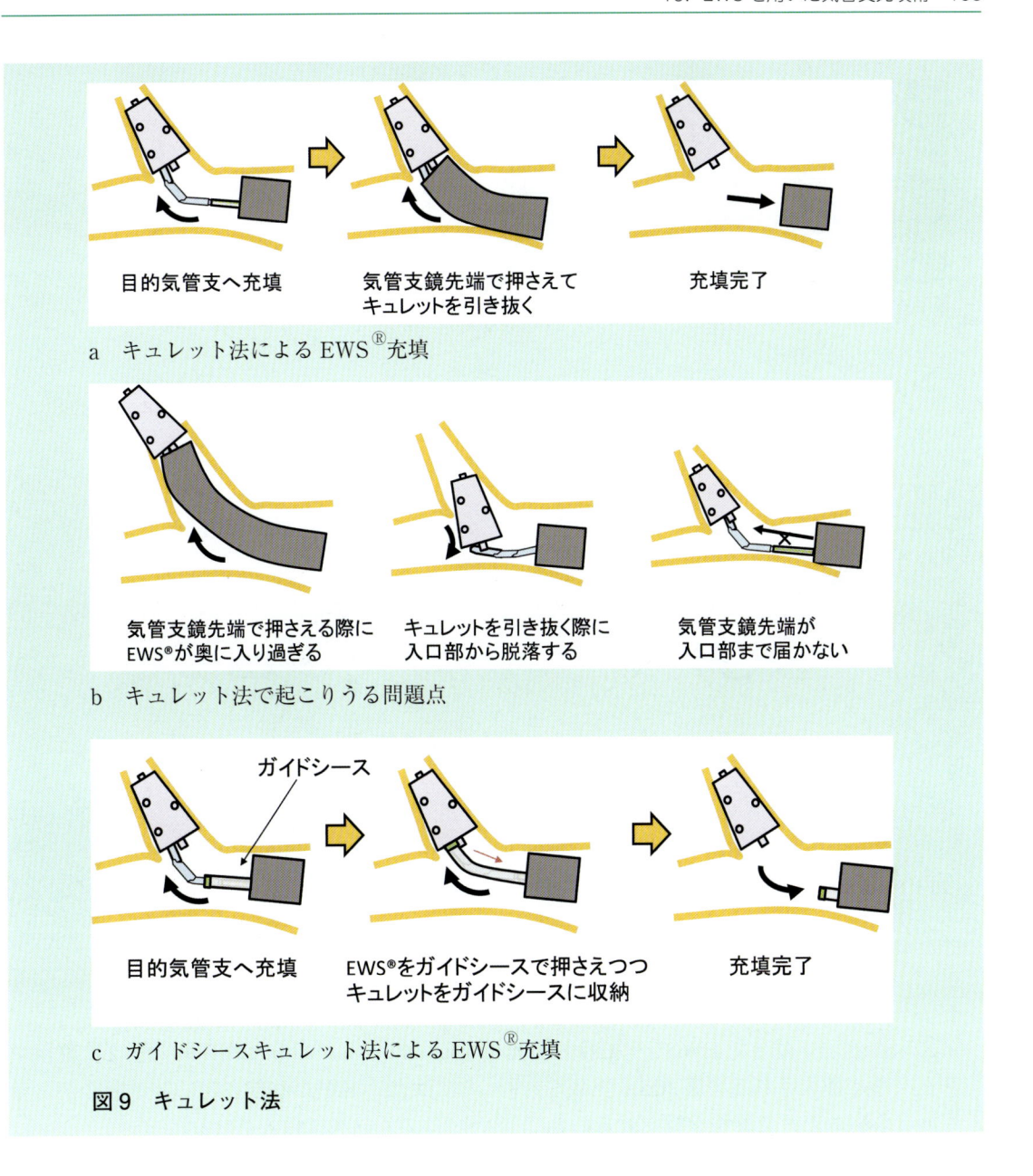

a　キュレット法によるEWS®充填

目的気管支へ充填　→　気管支鏡先端で押さえてキュレットを引き抜く　→　充填完了

b　キュレット法で起こりうる問題点

気管支鏡先端で押さえる際にEWS®が奥に入り過ぎる　　キュレットを引き抜く際に入口部から脱落する　　気管支鏡先端が入口部まで届かない

c　ガイドシースキュレット法によるEWS®充填

目的気管支へ充填　→　EWS®をガイドシースで押さえつつキュレットをガイドシースに収納　→　充填完了

図9　キュレット法

用と考えている。
- 準備：EWS®の両端に 2-0 または 3-0 ナイロン糸でループを作成し，ガイドに通しておく（図10a）。ループはEWS®がガイドにスムーズに通過する範囲でなるべく小さく作成する。
- ガイド留置：ガイドをスネア（SD-7P-1，オリンパス）などで把持してスコープに沿わせて挿入する（図10b）。目的気管支に到達すれば，スネアを緩めて気管支末梢にガイドを留置する。ガイドに誘導子（CC-6DR-1，オリンパス）を用いると，先端の関節部を屈伸させることで目的気管支へ選択的に挿入しやすく，また抜けないよう屈曲固定できる。
- スネア抜去：ガイドが留置できればスネアとスコープを一旦抜去する（図5c）。スネアのリングを広げることで誘導子の挿入部および操作部も通過可能である。

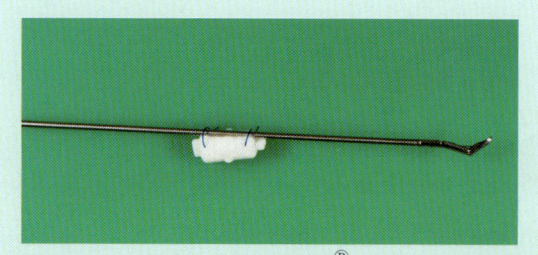

a　ガイド（誘導子）をEWS®のループに通す。

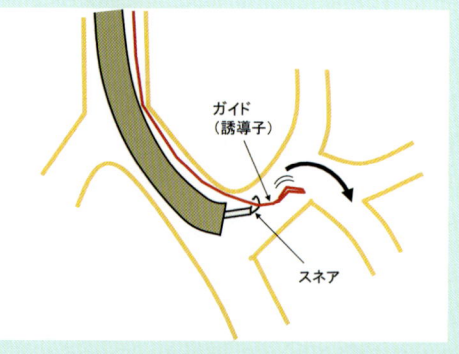

b　ガイド（誘導子）をスネアで把持して目的とする気管支に挿入する。

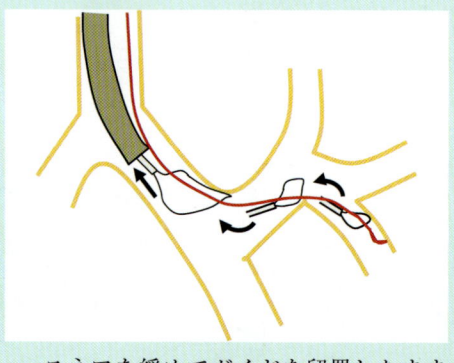

c　スネアを緩めてガイドを留置したままスコープを抜去する。

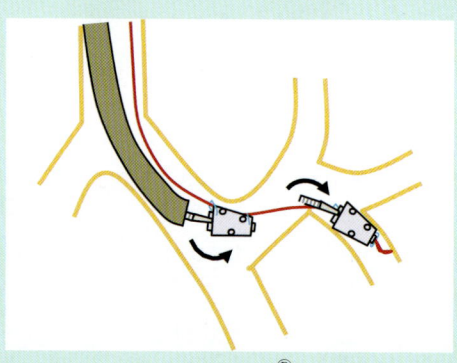

d　ガイドに沿ってEWS®が充填される。

図10　ロープウェイ法

- EWS®充填：続いてEWS®を把持して充填する。ガイドがあるため目的気管支に脱落や迷入なく挿入される（**図10d**）。EWS®挿入中にはガイドがたるむ方向に力が働くが，介助者が引き上げて緊張を持たせることでEWS®はスムーズに挿入される。
- ガイドの抜去：目的気管支にEWS®が充填されたら，抜けないよう把持鉗子で抑えつつ，ガイドを抜去して終了。

⑤ EWS®の抜去

　渡辺らの検討では1年以上（中央値24.5か月）の観察が可能であった22症例のうち4例で閉塞性肺炎，1例で気管支拡張像を呈したと報告しており[6]，1年以上の予後が見込める症例では気漏改善後3か月程度でEWS®抜去を検討することが好ましい。一方，全身状態が不良な場合や充填効果の持続が必要な場合はEWS®の抜去は必須ではないという報告もある[10]。抜去の際，充填されたEWS®周囲に分泌物などの貯留があると把持しにくい場合があり，縫合糸ループを作成していると把持が容易である[8]。これは処置中のEWS®脱落，迷入した際の回収にも役立つ。一方で長期間の留置（約6か月以上）によりEWS®周囲の肉芽形成や癒着のため抜去困難となる場合があることも知っておくべきである。

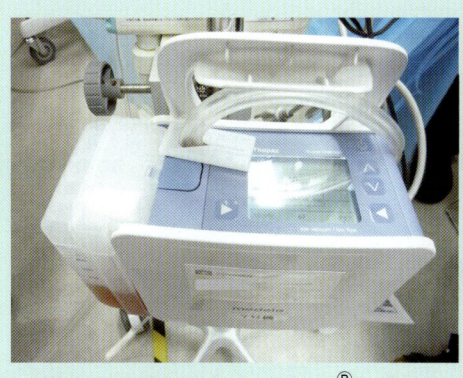

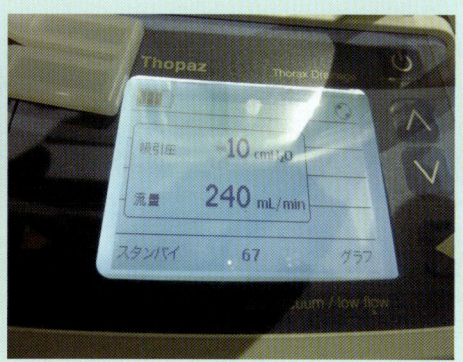

図 11　電動式低圧吸引器（Thopaz®, Covidien）
客観的なエアーリーク量の継時的デジタルモニタリングが可能。正確な責任気管支同定や治療効果判定への応用が期待される。

4　限界と対策

　高度の肺気腫や間質性肺炎など側副換気が多い病態では，責任気管支を充填しても気漏が停止せず繰り返しの処置が必要となる場合があり，複数回の治療が必要となる可能性をあらかじめ患者や家族に説明しておく。また処置後数日～数週で気漏が徐々に減少，停止することもあり忍耐強く治療にあたることが大切である。

　気管支充填術後に肺が膨張してもわずかに気漏が残存する場合には，胸膜癒着療法の追加が有効である。なお，肺の膨張が得られていない状態での胸膜癒着療法の成功率は高いとはいえない。とくに間質性肺炎を背景とした難治性気胸では肺のコンプライアンスが不良であることに加えて急性増悪のリスクもある。まず気管支充填術を優先させ，気漏減少後に自己血やミノサイクリンなど比較的安全性の高い癒着剤による胸膜癒着を適宜追加することが好ましいと考えられる。わが国では良性疾患への使用が保険適用外であるがユニタルク®も選択肢のひとつである。また，責任気管支を充填したと考えられても気漏が残存する場合の対策として，留置したEWS®の間隙からバルーンカテーテルを用いたフィブリノーゲン加第ⅩⅢ因子（ボルヒール®，ベリプラスト®など）の注入が気漏改善に有効な場合がある[5]。

　最近の話題としては，客観的なエアーリーク量を継時的にデジタルモニタリングできる電動式低圧吸引器（Thopaz®）が発売され臨床応用されている[11]。気管支充填術を実施する症例に使用することにより，バルーンテストやEWS®挿入によるエアーリーク量の変動を簡便に知ることができ，責任気管支の同定や治療効果判定に有用である。

5　成績

　国立病院機構姫路医療センターでの成績を以下に記す。難治性気漏23例中20例（87.0％）で気漏が消失もしくは減少した。合併症は肺炎2例（8.7％），無気肺1例（4.3％）を認めた。肺炎は抗菌薬投与にて治癒し，無気肺は気漏消失後EWS®を抜去し改善した（気漏再発なし）。

◆**参考文献**

1) 渡辺洋一, 松尾圭祐, 玉置明彦・他：難治性気胸, 気管支瘻に対する EWS（Endobronchial Watanabe Spigot）を用いた気管支充填術の有用性. 気管支学, 23: 510-515; 2001.
2) Sasada S, Tamura K, Chang YS, et al.: Clinical evaluation of endoscopic bronchial occlusion with silicone spigots for the management of persistent pulmonary air leaks. Intern Med, 50: 557-561; 2011.
3) 渡辺洋一：気管支充填術の臨床応用. 呼吸, 25: 950-955; 2006.
4) Tsujino K, Sasada S, Kodama M, et al.: Severe bullous emphysema and hypercapnia successfully treated by bronchoscopic lung volume reduction. Respirology, 14: 907-909; 2009.
5) 笹田真滋, 西根広樹, 宮澤輝臣：集学的気管支充填術が有効であった難治性気胸症例. 気管支鏡ベストテクニック 第1版. 中外医学社, 231-234: 2012.
6) 渡辺洋一：気管支充填術（Bronchial occlusion）—EWS を用いた気管支充填術を中心に—. 気管支鏡ベストテクニック 第1版. 中外医学社, 222-230: 2012.
7) 井上祐一, 近藤 晃, 泊 慎也・他：肺非結核性抗酸菌症に合併した難治性気胸に対する EWS の使用経験；キュレットを利用した EWS 充填の有用性について. 気管支学, 34: 442-449; 2012.
8) 水守康之, 中原保治, 望月吉郎・他：Endobronchial Watanabe Spigot（EWS）充填法の工夫（ロープウェイ法）—より迅速, 正確な充填を目指して—. 日気嚢疾会, 13: 190-194; 2014.
9) 宮澤秀樹, 新納秀樹, 能登啓文・他：EWS を用いた気管支充填術の検討；新しい EWS の充填法（Push & Slide 法）と Bronchoscopic Lung Volume Reduction への適応. 気管支学, 25: 695-703; 2003.
10) 吉田光輝, 先山正二, 鳥羽博明・他：当院における EWS の治療経験 長期留置は可能か. 気管支学, 31: 5-9; 2009.
11) Pompili C, Detterbeck F, Papagiannopoulos K, et al.: Multicenter international randomized comparison of objective and subjective outcomes between electronic and traditional chest drainage systems. Ann Thorac Surg, 98: 490-496; 2014.

MEMO

第Ⅱ部 医師編

20. 自己血を用いた気管支鏡的肺容量減少療法

◆ 国立病院機構姫路医療センター 呼吸器内科　水守 康之

Key Notes

- 気管支鏡的に気腫領域の縮小をはかる治療である。
- 自己血を用いるため安価で安全である。
- 適切な内科的治療を十分に行ったうえで呼吸困難が緩和されない症例に考慮する。
- 肺機能の著明な改善は一時的であり緩和的治療と考える。
- 治療後の呼吸リハビリが効果の維持に重要である。

1 適応

　最大限の内科的治療，酸素療法，呼吸リハビリを行っても呼吸困難の改善が得られない重症肺気腫が対象となる。肺の過膨張が強く，運動耐用能が低い症例，また治療後に呼吸リハビリを継続できる症例が良い適応と考えられる。一方，外科的肺容量減少療法では1秒量が予測値の20％以下の症例や肺気腫の分布が均質な症例[1]，$PCO_2>60torr$ の患者はハイリスクとされるが，本法では，気管支鏡施行可能であればこれらの症例についても適応となりうる。本法は気管支の閉塞による無気肺を目的としないため，側副換気の発達した肺気腫症例や不全分葉を伴う症例も対象となりうる。

2 準備するもの

- 処置用気管支鏡（BF-1T260 または BF-1TQ290, オリンパス）
- 散布用カテーテル（PW-1L-1®, オリンパス）
- トロンビン液15000単位，22G留置針，シュアプラグ®（またはロック付三方活栓）

3 手技の実際

　本法はKanohらにより報告された[2]〜[4]。本項では原法に基づいて筆者らが実際に行っている手順について記す。
1）気腫領域の選定
　胸部CTで気腫化の高度な領域を選定する。また，肺血流 99mTc-MAA シンチグラムで血流欠損，肺換気 133Xe シンチで換気欠損を確認する。びまん性の肺気腫では，より気腫が高度な側の肺上葉を選択する。選定部位の支配気管支を亜区域支レベルで同定しておく。
2）麻酔および鎮静
　局所麻酔下にミダゾラム1.5〜2mg静注による鎮静下にて行う。ただし本法の処置時間は6〜10分と短時間であり，また高炭酸ガス血症を伴う症例では CO_2 ナルコーシスのリスクもあ

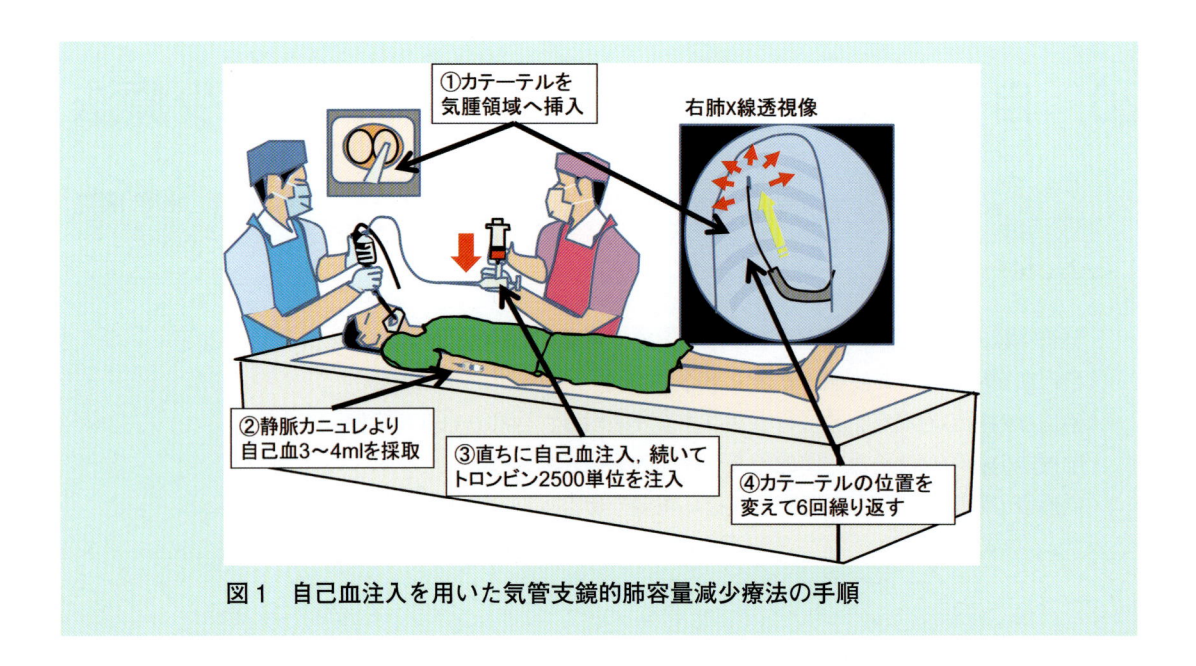

図1 自己血注入を用いた気管支鏡的肺容量減少療法の手順

ることから鎮静は必須ではない．ミダゾラムによる鎮静を行った場合は処置後に直ちにフルマゼニル®2.5mgにてリバースを行う．

3) 処置の手順（図1）
　①気管支鏡を挿入する．X線透視下に散布用カテーテルを目標とする気腫領域に挿入，先端が胸膜から2cm程度となるように留置する[4]．
　②22G留置針で肘正中静脈に確保したルートから，新鮮自己血3（～4）mLを採取する．
　③採取した自己血を，直ちにカテーテルを通して気腫領域に注入する．次いで，トロンビン2500単位を注入する．ややカテーテルを引いて少量のエアーでカテーテルをフラッシュする．
　④同じ肺葉内で目標気管支を中心とした周囲の気管支にカテーテルの先端位置を変えて6回注入を繰り返して終了する．

4) 処置後の経過観察
　治療効果を高めるために，治療後数時間はなるべく治療側を下にした側臥位とする．処置直後より数日間は自己血により惹起された炎症（肺炎）による発熱，頻脈，SpO_2低下が予想されるため頻回のバイタルチェックを行う．
　胸部X線では注入側肺に浸潤影を認め，この改善後に肺容量減少および肺過膨張により平定化していた横隔膜のドーム形成が認められる（図2）．
　浸潤影は自己血とトロンビンを注入した肺葉に限局せず，隣接した他肺葉にも及ぶ．これは炎症性滲出液が不全分葉，側副路を介して葉間を超えて移動するためと考えられる．治療後に体位を変えて撮像した胸部CTでは，炎症性滲出液が重力に従い肺区域を越えて移動することが確認できる（図3）．気腫領域は，浸潤影の消退とともに著明な縮小を認める（図4）．
　この肺炎を認めない場合は自覚的な副作用は少ないが肺機能の改善効果も乏しい．1回の処置で効果が不十分な場合は数日の間隔をあけて繰り返す．

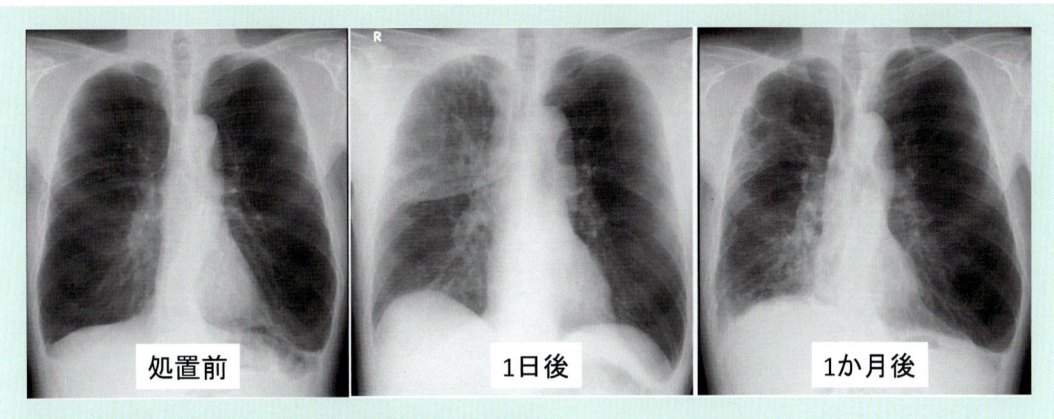

図2　治療後の胸部レントゲン像の変化（自験例）
右肺治療後。注入側の浸潤影改善後に肺容量減少を認め，過膨張により平定化していた横隔膜のドーム形成を認める。

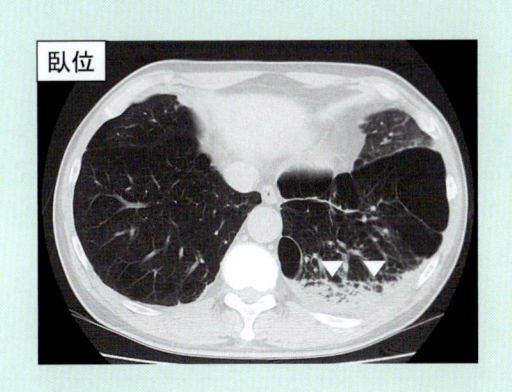

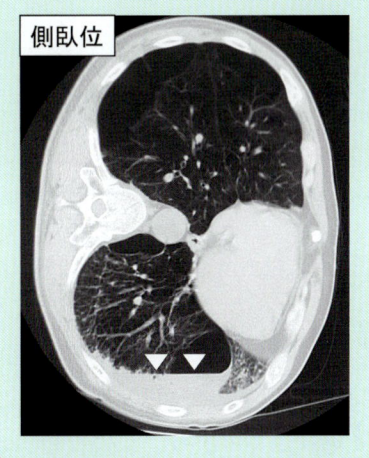

図3　体位による肺内滲出液の移動（自験例）
左肺への治療4日後の胸部CT像（臥位および側臥位4分後に撮像）。ブラ内貯留液および浸潤影は重力に従い肺区域を越えて移動している。

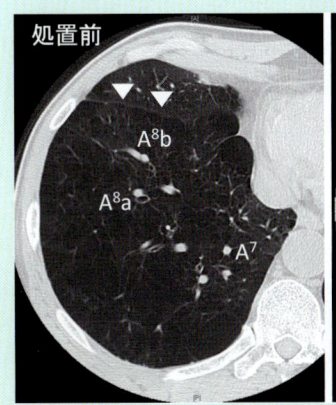

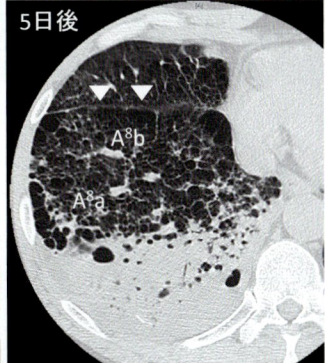

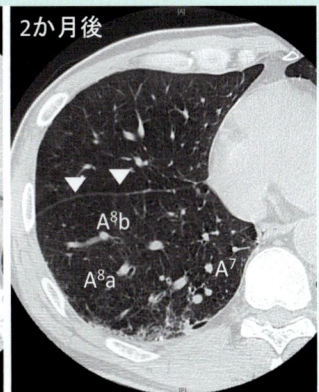

図4　治療後のCT像の変化（自験例）
右肺治療後。浸潤影の改善後に右下葉背側を中心に気腫領域の著明な縮小を認める。

表1　治療前後の変化（延べ5回の平均±標準偏差）

	治療前		治療後（ピーク時）	治療後日数
1秒量	0.45 ± 0.04L	→	0.76 ± 0.12L	77 ± 32 日
最大吸気量	1.50 ± 0.30L	→	2.05 ± 0.20L	138 ± 101 日
3分間歩行距離※	46.8 ± 23.4m	→	89.6 ± 34.5m	189 ± 115 日

※肺機能低下により6分間歩行が困難なため3分間で測定。

5）呼吸リハビリ

　治療後に肺過膨張が改善することにより胸郭の可動域が増大する。換気の改善により息切れからの回復が早くなり，ADLの著明な改善がみられる。後述するように肺機能の改善は一時的であるので，この時期に呼吸リハビリを行い呼吸筋および四肢筋力の増強をはかることが重要である。

6）成績

　重症COPD（MRC grade 4）の患者3名（58〜74歳，1秒量予測値14.8〜23.4％）に施行した延べ5回の治療について，治療前後の肺機能，3分間歩行距離の平均を**表1**に記す。また2名について治療前と1年後のQOL（St. George's Respiratory Questionnaire）を測定し，それぞれ－15.6，－11.9ポイントの改善が見られた。

4　限界と対策

　本治療による肺機能やADLの著明な改善は永続的なものではなく，肺機能は6か月程度でベースラインに近くに戻る。このため，まずは吸入療法や呼吸リハビリなど適切な内科的治療を最大限に行うことを優先し，緩和的治療として考慮するべきである。治療後は呼吸リハビリの継続により効果の維持につとめる。

　本治療は自己血により惹起された炎症性滲出液が気腫領域を虚脱，瘢痕収縮させることが機序と推測される。効果を得るにはある程度の強さの炎症（肺炎）が必要と考えられる。一過性の発熱，頻脈，SpO_2の低下に対しては，ステロイド（メチルプレドニゾロン125mg）の単回投与を行う。また感染合併の否定は困難なため，ペニシリン系抗菌薬を併用する。肺炎は2週程度で消退し，この時期に肺機能の改善がみられる。その後，末梢血の好酸球数の上昇（10〜20％程度）を数週間認めるが自然に低下する。

　対側肺に対する治療を行う場合は，半年以上の間隔をあける。なお，同側肺への再治療を行った自験例2例では，いずれも効果はわずかであった。治療後の肺再過膨脹は，縮小した気腫領域以外の代償性過膨脹により生じており，既治療肺への再治療の効果は低いと考えられる。

◆参考文献

1) National Emphysema Treatment Trial Research Group: A randomized trial comparing lung volume reduction surgery with medical therapy for severe emphysema. N Engl J Med, 348: 2059-2073; 2003.
2) Kanoh S, Kobayashi H, Motoyoshi K: Intrabullous blood injection for lung volume reduction. Thorax, 63: 564-565; 2008.
3) Kanoh S, Kobayashi H, Motoyoshi K: Bronchoscopic blood injection reducing lung volume in lymphangioleiomyomatosis. Ann Thorac Surg, 87: 1266-1268; 2009.
4) 小林英夫, 叶宗一郎：自己血注入による気管支鏡的肺容量減少療法. 日本呼吸器学会雑誌, 47: 765-771; 2009.

MEMO

第Ⅱ部 医師編

21. 肺門部早期肺がんに対する光線力学的治療

◆ 国立がん研究センター中央病院 内視鏡科　土田 敬明 / 出雲 雄大

Key Notes

- 機器の取り扱いに習熟する。
- 機器に合った正しいプローブを用いる。
- レザフィリン®投与前にレーザー機器が正しく作動するかチェックする。
- 面順次式の電子スコープは使用できない。

1 適応

1) 0期またはⅠ期（図1）
2) 腫瘍全体の範囲の観察が可能
3) 亜区域支より中枢側
4) ポルフィリン症を合併しない。

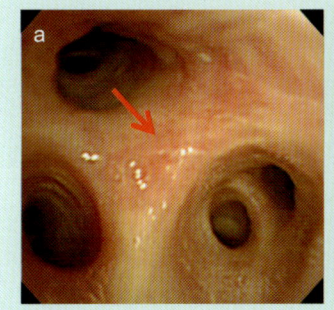

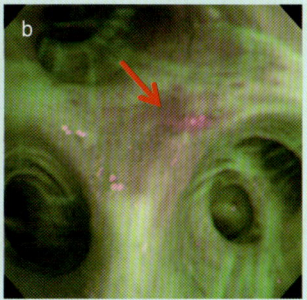

図1
a　左上区分岐に軽度の肥厚と発赤を認める（矢印）。生検で扁平上皮がんの診断。
b　AFIで同部位（矢印）に蛍光の減弱を認める。

2 準備するもの

- レーザー機器（PDレーザ®など）
- 照射用プローブ：必ず使用する機器専用のものを用意する（図2a, b）。
- ファイバースコープまたは同時式の電子スコープ（わが国で発売されているオリンパスの電子スコープは面順次式のためレーザーを照射すると内視鏡画面がホワイトアウトするため使用できない（図2c, d）。電子スコープを用いる場合は，同時式の富士フイルムまたはペンタックスの電子スコープを用いる。当院では富士フイルムのEB-530Tを使用している）。
- ファイバースコープを用いる場合は，接眼部に装着する専用フィルター
- 光感受性物質（レザフィリン®など）
- 患者の遮光管理に必要な準備
（サングラス，帽子，大きめのマスク，肌の露出を避けるための服装，手袋）

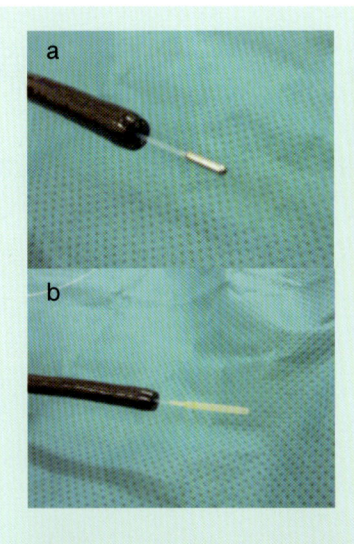

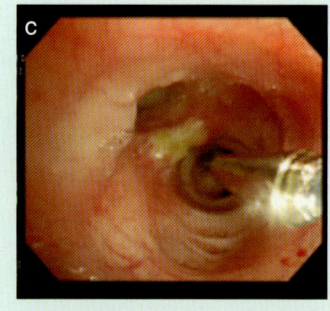

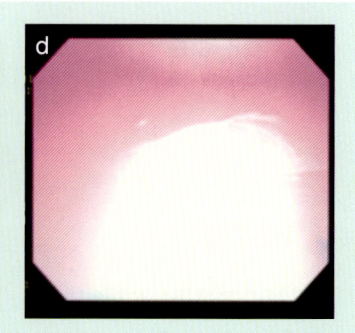

図2 照射用プローブとPDT
a 直射型プローブ
b 側射型プローブ
c 面順次式電子スコープ
d レーザー照射にて画面がホワイトアウトしている。

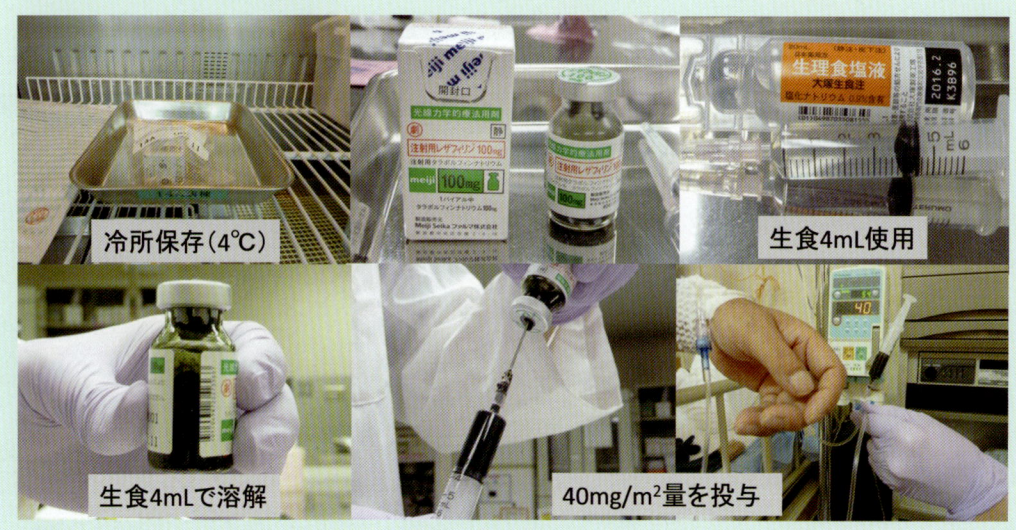

図3 レザフィリン®投与の実際

3　手技の実際

1) レザフィリン®投与前にレーザー機器が正しく作動するかチェックする。
2) レーザー照射の4〜6時間前にレザフィリン®を生食4mLでまず全量を溶解し，その後40mg/m²となる投与量を静脈投与する（図3）。
3) 静脈注射中より，500ルクス以下の遮光管理とし，サングラスを装着させる。
4) 遮光管理継続しつつ，4〜6時間待機。

5) 局所麻酔中に，レーザー機器を始動し，出力テストを行う。
   ① PD レーザ®のキースイッチを入れ，背部の電源スイッチを ON にする（図4）。

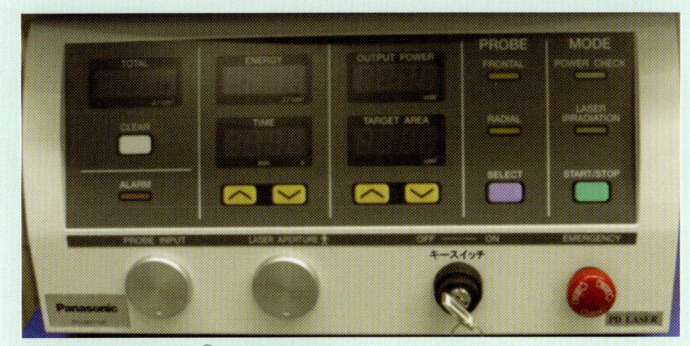

図4　PD レーザ®の前面パネル

   ② ウォーミングアップが終わるまで待つ（図5）。
   ③ 出力テストモードになるので，レーザープローブを装着する。

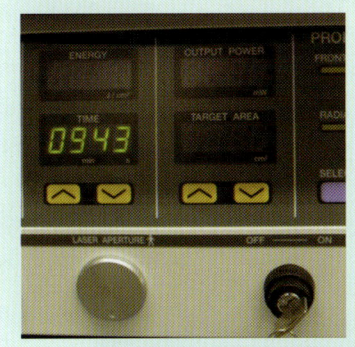

図5　ウォーミングアップ中の表示

   ④ レーザープローブ（→）を，出力テスト用のアダプターに奥まで挿入する。このときは，アダプターの白いボタン（ストッパー）を押しながら挿入する（図6）。
   ⑤ プローブの入ったアダプターを PD レーザ®本体に装着する（図7）。

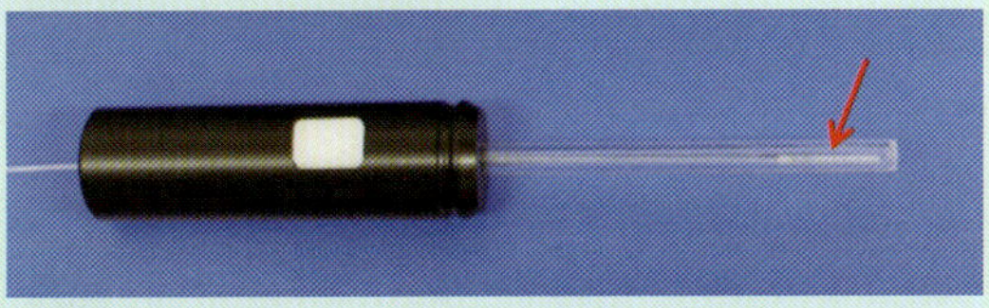

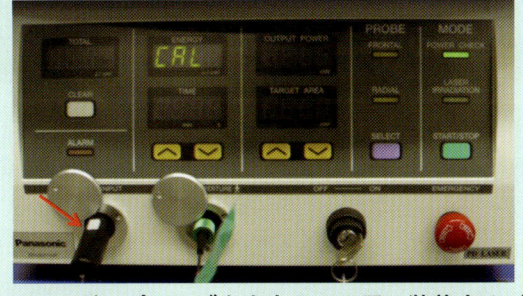

図6　出力テスト用アダプターに装着されたレーザープローブ

図7　レーザープローブを出力テスト用に装着する（→）

   ⑥ 本体のプローブ選択ボタンを押して，装着したプローブに合ったモードにする（写真では側射型プローブ（RADIAL）を選択）（図8）。
   ⑦ START/STOP ボタンを押して出力測定を開始（図9）。

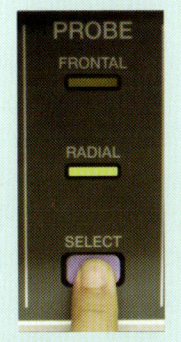

図8　レーザープローブの選択

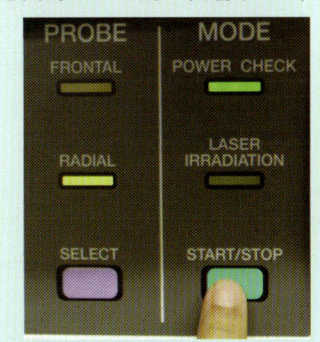

図9　プローブ先端のレーザー出力を測定する

⑧出力が十分あることを確認（OUTPUT POWER が 100mW 以上あることを確認）。出力が低い場合は，新しいプローブと交換する（**図10**）。

⑨使用するプローブごとに出力テストを行う。

⑩最初に使用するプローブを装着し，照射範囲を設定し，レーザー照射の準備を完了する（**図11**）。レーザー照射範囲の設定については照射条件換算表を参照のこと（**表1，表2**）。照射直径が大きいほど本体出力を上げることで単位面積あたりの照射パワー密度を一定（150mW/cm^2）にしている。

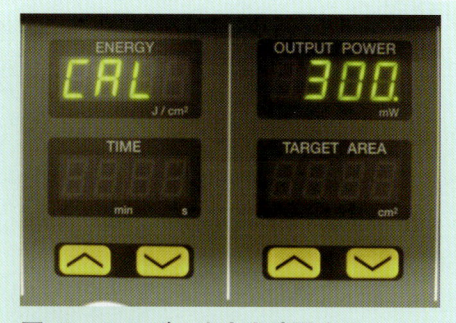

図10　レーザー出力を確認する

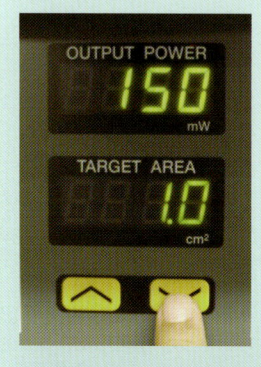

図11　レーザー照射範囲（面積）を設定する

6）光線力学的治療に使用できる気管支鏡による病変へのアプローチを行う。鎮静はやや強めにする。

7）気管支鏡で病変を確認し，レーザープローブをワーキングチャンネルより誘導する。

8）レーザープローブと病変の位置を確認し，START/STOP ボタンを押して照射開始する（**図12**）。

9）分泌物が増えてきたら，START/STOP ボタンを押して照射を一時中断し，分泌物を吸引する。

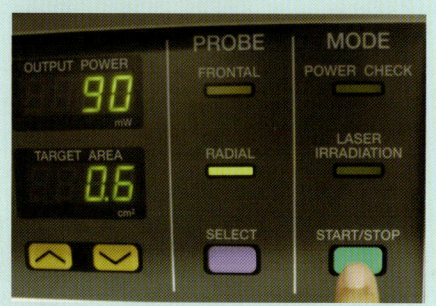

図12　レーザー照射を開始する

10）助手は，気道吸引の間にレーザープローブの先端をガーゼでやさしくぬぐい，きれいにしておく。

11）気道がクリアになったら，レーザー照射を再開する。

12）照射量が 100J/cm^2 になると，レーザー照射は自動で終了する。

13）プローブを換えて照射する必要があれば，プローブ交換し，照射範囲を再設定した後，照射を行う。

14）照射が終了したら，PD レーザ®本体背部の電源スイッチを切り，キースイッチを OFF にする。

15）治療終了後は，500 ルクス以下の遮光を 2 週間継続する。サングラスを 3 日間はできるだけ装着させる（睡眠時や十分に暗い場所でははずしてもよい）。

16）治療 2 週間以降に，片手のみ手袋を装着させ，外で 5 分間日光暴露を行い，日光過敏の有無を確認する。

17）日光過敏を認めなければ，遮光を解除するが，治療から 1 か月間は直射日光を避けるように指導する。

表1 直射プローブ 照射条件換算表（パナソニックヘルスケアより引用）

照射直径 (mm)	設定照射面積 (cm²)	設定照射パワー (mW)
8	0.5	75
9	0.7	105
10	0.8	120
11	1.0	150
12	1.2	180
13	1.4	210
14	1.6	240
15	1.8	270
16	2.1	315
17	2.3	345
18	2.6	390
19	2.9	435
20	3.2	480
21	3.3	500

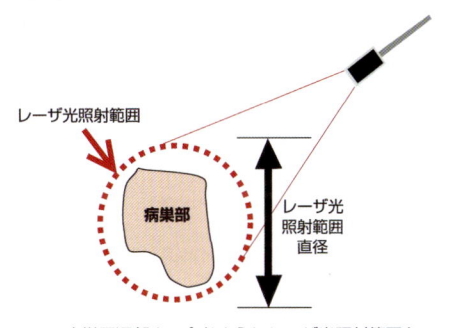

■ 直射プローブの照射条件設定

レーザ光照射範囲
病巣部
レーザ光照射範囲直径

※病巣周辺部まで含むようにレーザ光照射範囲を設定します。

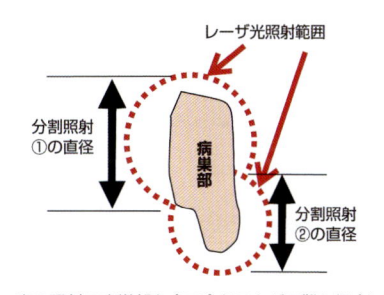

レーザ光照射範囲
病巣部
分割照射①の直径
分割照射②の直径

※一度の照射で病巣部を全て含むことが困難な場合には照射部を分割します。

分割照射する場合、重なる領域への過剰照射には十分に注意のこと。

FRONTAL

表2　側射プローブ　照射条件換算表（パナソニックヘルスケアより引用）

病巣部周辺内径 (mm)	設定照射面積 (cm^2)	設定照射パワー (mW)
密着に近い状態	0.6	90
1.6　～　2.0	0.8	120
2.1　～　2.5	1.0	150
2.6　～　3.0	1.2	180
3.1　～　3.5	1.4	210
3.6　～　4.0	1.5	225
4.1　～　4.5	1.7	255
4.6　～　5.0	1.9	285
5.1　～　5.5	2.0	300

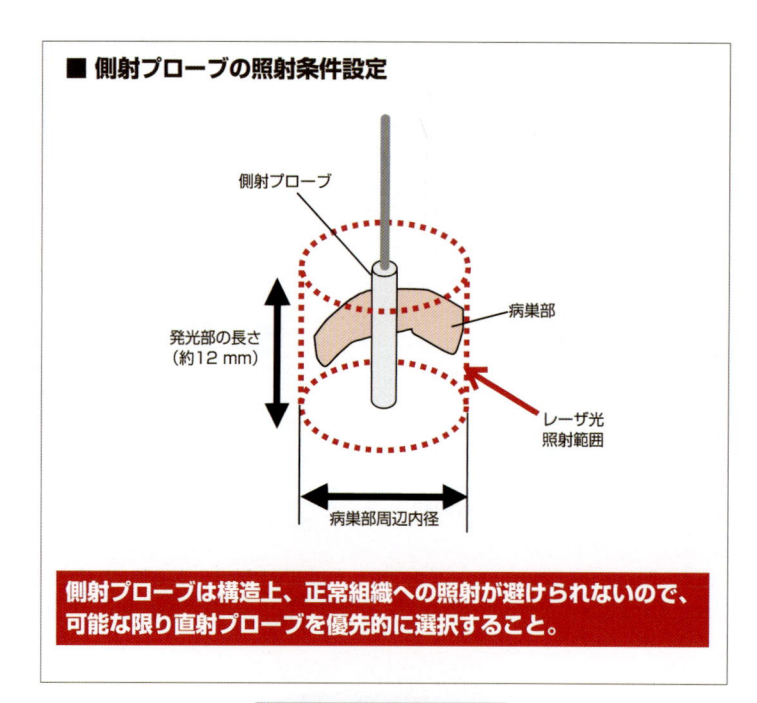

■ 側射プローブの照射条件設定

側射プローブ／発光部の長さ（約12 mm）／病巣部／レーザ光照射範囲／病巣部周辺内径

側射プローブは構造上、正常組織への照射が避けられないので、可能な限り直射プローブを優先的に選択すること。

RADIAL

4　限界と対策

1）レザフィリン®投与後のレーザー照射のタイミングについて

　光線力学的治療では，薬剤（レザフィリン®など）投与からレーザー照射までのタイミングが重要である．レザフィリン®などの光感受性物質は，投与直後には腫瘍だけでなく周囲の組織にも多く存在するが，時間と共に腫瘍組織以外の薬物濃度は低くなる．レザフィリン®の場合，投与後4〜6時間が最適なタイミングであり，このタイミングでレーザー照射を行う必要がある．フォトフリン®の場合は，最適なタイミングは48〜72時間後であり，レーザー照射はこのタイミングとなる．フォトフリン®ではレーザー照射の照射タイミングが2日間あり，2日に分けて照射することも可能であるが，一方で，薬剤の排泄が遅く，4週間の遮光期間が必要で，遮光の度合いも300ルクス以下と厳密になる．

2）レーザーの照射角度について

　光の特性から，腫瘍表面にレーザーが浅い角度で当たると反射してしまい，有効な光照射ができない．有効な光照射を行うためには腫瘍の表面に対して60度以上の角度で照射を行いたい．そのため，腫瘍の形状により直射型プローブと側射型プローブを使い分ける（図2a, b）．

第II部 医師編

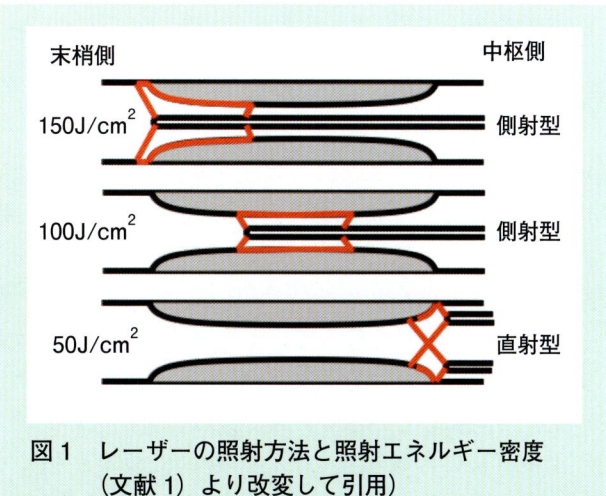

22. 進行がんに対する光線力学的治療

◆ 国立がん研究センター中央病院 内視鏡科　土田 敬明／出雲 雄大

Key Notes

- 適応外使用での治療となる。
- レーザー照射量は確立していない。
- 面順次式の電子スコープは使用できず，同時式の電子スコープを用いる。
- 海外ランダム化比較試験では，焼灼療法より優れていると報告されている。

1 適応

1) 進行がんによる主気管支・葉気管支の狭窄で腫瘍が露出するもの。
2) ポルフィリン症を合併しない。
3) 適応外使用での治療となる。

2 準備するもの

　肺門部早期肺がんに対する光線力学的治療と同様であるが，特に電子スコープを用いた方が処置しやすい。面順次式の電子スコープは内視鏡画面がホワイトアウトし使用できないため，富士フイルム（EB-530T）などの同時式の電子スコープを使用する。

3 手技の実際

1) 薬剤の投与および機器の使用法・準備については肺門部早期肺がんに対する光線力学的治療と同様。
2) レーザーの照射方法は，狭窄部の末梢側に側射型プローブで150J/cm^{2}照射，中間部に側射型プローブで100J/cm^2，中枢側に直射型プローブで50J/cm^{2}照射を行うが，示適照射量は確立していない（図1，図2）。
3) 術後の管理については肺門部早期肺がんに対する光線力学的治療と同様。

図1　レーザーの照射方法と照射エネルギー密度（文献1）より改変して引用）

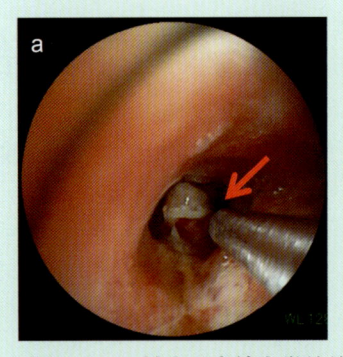

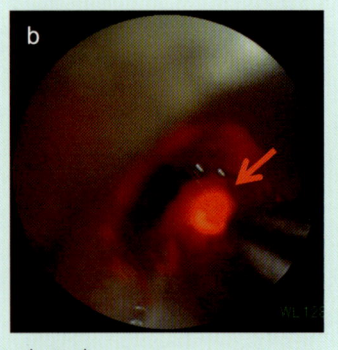

図2 進行がんに対する光線力学的治療（PDT）
a, b 右中間幹の腫瘍狭窄に対して直射型プローブにてレーザー照射（矢印）

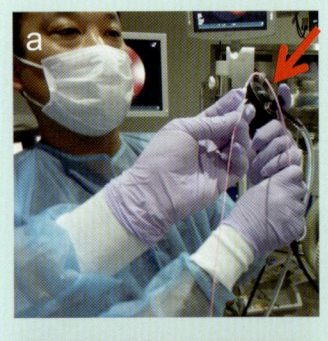

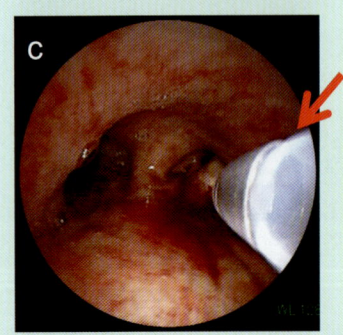

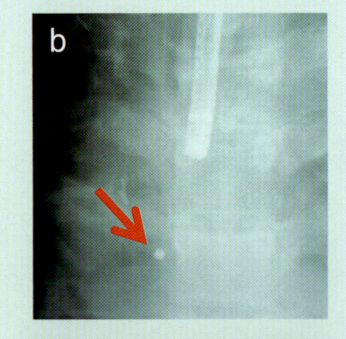

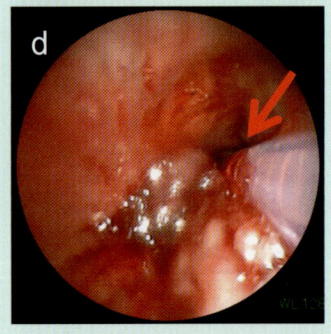

図3 進行がんに対するガイドシースを併用した光線力学的治療（PDT）
a ガイドシース（SG-201C, オリンパス）に側射型プローブを通してレーザー照射（矢印）
b X線透視にてガイドシース先端の金属マーカーで位置を確認
c ガイドシースを気管支鏡のworking channelより挿入（矢印）
d ガイドシースを狭窄部位を越えるように保持し側射型プローブを通してガイドシース越しにレーザー照射（矢印）

4 限界と対策

1) 末梢側を照射する際に，末梢側を内視鏡的に観察することが困難なことが多い．側射型プローブは透視でも映らないため，末梢側の照射範囲は，CTで中枢からの距離を確認し，中枢側からのプローブの挿入長で末梢側の照射位置を決定する．
2) 最近は肺末梢病変の診断で用いるガイドシース（SG-201C，オリンパス）にプローブを通してレーザー照射を行っている．プローブの出し入れや汚れを落とすことなどが容易である．またガイドシースの先端は透視にて確認可能なため，位置確認も容易となる（図3）．
2) 完全に閉塞しているケースではこの方法を用いることはできない．
3) 治療直後に浮腫を起こし，一時的に狭窄が強くなることがあるので，狭窄が比較的強いケースでは，治療直後にステロイドを投与する．至適投与量のエビデンスはないが，当院で

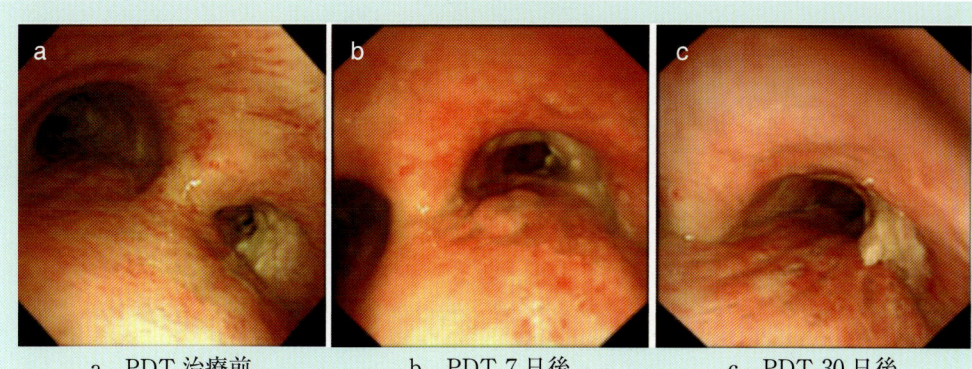

| a PDT 治療前 | b PDT 7 日後 | c PDT 30 日後 |

図2　右主気管支の狭窄を認めた肺扁平上皮がん症例（文献1）より引用）

は通常サクシゾン®100mg＋生理食塩水100mL/30分点滴を治療直後，6時間後および12時間後に投与している。

症例を提示する。右主気管支の狭窄を認めた肺扁平上皮がん症例。aはPDT治療前の気管支鏡所見，bはPDT 7日後，cはPDT 30日後の所見である。PDTにより狭窄は著明に改善している[1]（図4）。

5　成績

海外でのランダム化比較試験[2]によると，Nd-YAG laserでの焼灼と比較して，光線力学的治療では，術後の症状改善は変わりなく，再狭窄までの期間は長く，中央生存期間は長かったと報告されており，今後のさらなる検討が必要である。

◆参考文献

1) Tsuruoka K, Izumo T, Tsuchida T, et al.: Photodynamic therapy for advanced lung cancer with airway stenosis: a case report. J Jpn Soc Respir Endscopy, 36: 392-397; 2014.
2) Diaz-Jimenez JP, Martinez-Ballarin JE, Llunell A, et al.: Efficacy and safety of photodynamictherapy versus Nd-YAG laser resection in NSCLC with airway obstruction. Eur Respir J, 14: 800-815; 1999.

TOPICS

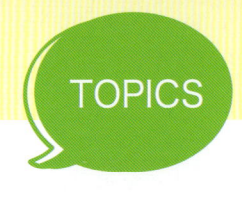

肺末梢病変に対する光線力学的治療

◆ 国立がん研究センター中央病院 内視鏡科　土田 敬明 / 出雲 雄大

Key Notes

- 添付文書によると禁忌であり，実施には施設の倫理委員会の審査が必要である。
- レーザー照射量は確立していない。

1 適応

1) 最大径20mm以内の結節性病変
2) 経気管支生検・細胞診で非小細胞肺がんの診断が得られた病変
3) 充実部分の最大径が結節の50％以上の腺がんは除外する。
4) 手術不能例または手術拒否例
5) ポルフィリン症を合併しない。
6) 臨床試験での治療となる。

2 準備するもの

- 肺門部早期肺がんに対する光線力学的治療と同様のPDT装置など。
- 太径ガイドシース（SG-201C, オリンパス）およびradial EBUS（Endobronchial Ultrasound）プローブ，超音波観察装置（図1a, b）

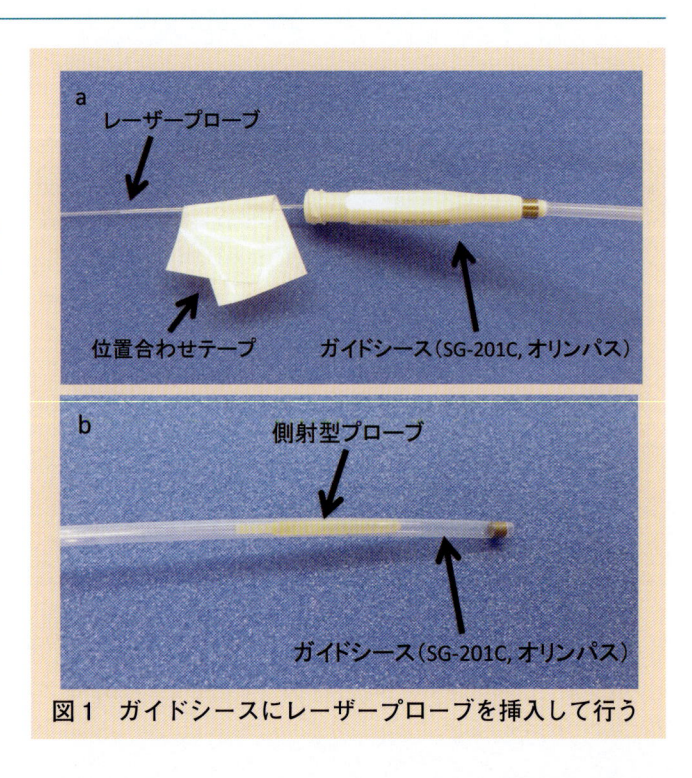

図1　ガイドシースにレーザープローブを挿入して行う
a：レーザープローブ／位置合わせテープ／ガイドシース（SG-201C, オリンパス）
b：側射型プローブ／ガイドシース（SG-201C, オリンパス）

3　手技の実際

1) 薬剤の投与および機器の使用法・準備については肺門部早期肺がんに対する光線力学的治療と同様。
2) EBUS-GSによる経気管支生検と同様の方法で、太径ガイドシースを病変部手前に誘導する。
3) ガイドシースより生食2mLを注入する。これにより、レーザー光を乱反射させ拡散させるようにする。
4) 病変末梢側よりレーザーの照射を行う。
5) レーザー照射密度は、腫瘍の最大断面積に対して50J/cm^2 または100J/cm^2 で行うが、確立はしていない。
6) 術後の管理については肺門部早期肺がんに対する光線力学的治療と同様。

4　限界と対策

1) 手技は確立しておらず、臨床試験として行われるため、各施設の倫理委員会により審査が必要である。
2) 胸膜に近い病変では治療により胸膜炎をきたす可能性があり、現時点では胸膜より離れた病変に行うのが望ましい。
3) 病変にプローブを正確に誘導する必要がある。気管支鏡ナビゲーションなどを用いて、生検時に誘導した部位に正確に誘導する。

5　成績

1) 経気管支的な治療の報告はまだない。
2) 経皮的に外筒針を穿刺し、外筒針よりレーザー照射を行った報告[1]では、9例中7例で有効であったとされている。

◆参考文献

1) Okunaka T, Kato H, Tsutsui H, et al.: Photodynamic therapy for peripheral lung cancer. Lung Cancer, 43: 77-82; 2004.

第III部
看護師編

◆ 国立がん研究センター 中央病院第二領域外来　小林 晶子
◆ 国立がん研究センター 中央病院第二領域外来・内視鏡センター
　平田寿賀子 / 大賀 繭美 / 坂爪 明美 / 島田 香織 / 金子 順子

第Ⅲ部　看護師編

1. 内視鏡センターにおける看護師の役割

> **Key Notes**
> ・起こりうることを予測した事前準備を行い，多職種協働のうえ，安全を確保する。
> ・患者の恐怖心や不安の緩和をはかる。

　呼吸器内視鏡は，検査および治療を目的とし，肺や気管支の腫瘍を疑い，侵襲を伴う気管支鏡もしくは胸腔鏡検査が行われる。気管支鏡は，前処置咽頭喉頭麻酔や施術中の体位保持のため患者の協力が不可欠である。看護師は患者の協力を得るため，患者に処置の必要性を理解してもらい，安全を確保する必要がある。また，事前に患者の病状や合併症，既往歴などの情報を把握し，起こりうることを予測した準備をしておく。患者の中には，気管支狭窄による呼吸困難などの自覚症状を伴っていることも多く，看護師は低酸素症や循環障害などの急変時にも備えておく。施行中は，医師，放射線技師，内視鏡技師など多職種が関わることが多く，多職種との声かけを行い，進捗状況を把握することも重要である。看護師は多職種からの情報と患者の状態変化に注意し，検査もしくは治療が円滑に進むように介助にあたる必要がある。

　また，患者の多くは外来患者であり，はじめて行う検査や処置がどのようなものか，痛みを伴うのかなどのわからないことでの恐怖心や不安を抱いている。看護師は初対面の患者が安心して検査や処置を受けることができるよう，準備から検査後までの流れをわかりやすく説明することが求められる。検査や処置前に十分にコミュニケーションをはかり，できるだけ不安を軽減させ，リラックスした状態で検査室へと誘導する必要がある。施行中も患者のそばにいることを保証し，患者への声かけやタッチングにより安心感を与えることができるようつとめる。さらに，検査や治療後は日常生活上注意すべきことや異常時の対応について説明し，不適切な日常生活が合併症のリスクにつながらないよう，患者自身が危険を回避できるように指導することも看護師の重要な役割である。

　近年，内視鏡技術は進歩しており，看護師は患者の安全と安楽を確保するため，新たな知識と技術の習得に励み，自己研鑽していくことが必要であると考える。

◆参考文献
1) 宮脇美保子・編：新体系看護学全書・基礎看護学4　臨床看護総論．メディカルフレンド社，2-18: 2012.
2) 日本看護協会・監：新版・看護者の基本的責務（定義・概念／基本法／倫理）．日本看護協会出版会，2009.
3) 日本消化器内視鏡技師会看護委員会・編：消化器内視鏡看護業務基準—内視鏡検査・治療における看護業務基準—．2008.

第Ⅲ部　看護師編

2. 呼吸器内視鏡を用いた検査や治療を受ける患者への看護

> **Key Notes**
> ・検査・治療に必要な情報を収集し，医療チームで共有する。
> ・検査・治療による患者の身体への影響を予測し，合併症の予防と早期発見を行う。

　気管支鏡検査は，組織採取による出血リスクや麻酔薬によるショック，鎮静剤による身体への影響など，比較的侵襲の大きい検査である[1]。

　当院はがん専門病院にて，肺がんの治療前の確定診断，あるいは病期（進行度）診断や化学療法や放射線治療，手術療法の合併症の診断目的や，治療効果の判定目的で気管支鏡検査が行われており，気管支鏡検査の約9割が外来患者となっている。

　以下に，気管支鏡を用いた検査・治療を受ける患者の看護を検査・治療の流れに沿って説明する。

1　検査・治療前の看護

1) 看護に必要な情報収集
　検査の合併症予防や異常の早期発見のために，検査前の状態や今後の治療方針などの情報収集は重要である[2]（表1）。

2) 患者の精神的苦痛へのケア
　患者・家族の精神的苦痛として，未体験の検査や，その結果への不安がある。検査の経験がある場合も，前回の経験の印象次第で不安の大きさは異なる。事前の情報収集を基に，患者の心理的状況にも配慮した声かけを心がけ，緊張をほぐし安心

表1　事前に把握しておきたい情報

・身体的情報
　（年齢，性別，PS，身長，体重，社会的背景）
・現病歴
　（気管支鏡検査までの経過・病態，前医の情報）
・既往歴
　（出血性素因の有無・薬物アレルギーの有無）
・自覚症状の有無，検査データ
　（十二誘導心電図，呼吸機能検査）
・検査目的，気管支鏡の経験の有無
・検査の同意は得られているか
・医師からの説明を受けて補足説明が必要なことはないか

感を与えるようにつとめることが必要である[3]〜[5]。介助に入る担当看護師は，患者・家族に自己紹介する際に，常にそばでサポートすることを保証する。そのうえで，これから行う前処置から実際の処置の流れについて，家族も含めて質問を促しながら説明を行っていく。検査の流れが理解でき，自分の身に起こることがイメージできると不安は軽減されることが多い。写真付きのパンフレットを提示するなど，イメージしやすい材料を用いて，患者や家族の理解力やニーズに応じたオリエンテーションを実施することが重要である。

また，病気や今後の治療に対する不安は，検査室での対応だけでは解決しないため，外来や病棟の看護師と継続看護がはかれるように看護記録に残し，情報を共有する。

3）前準備
　①同意書
　　当院では，患者は事前に医師より処置の必要性や偶発症・合併症のリスクについて説明を受け，同意書へのサインを済ませている。内視鏡センターでは，患者に紙面を示し，内容に相違はないか再度確認する。
　②問診票の記入，バイタルサイン（血圧，脈拍，体温）検査前の一般状態を観察する。過緊張となり，バイタルサインが異常値となる場合もあるので，検査前の値が平常時の値と同じとは限らない。異常値の場合は，一般状態と共に，平常時の値を患者へ確認することも重要である。
　③付き添い者の同伴，連絡先
　　検査中やその後に起こりうる状態変化や合併症の発症，安全確保を考慮し，可能な限り付き添い者の同伴が望まれる。
　　当院の場合は，同伴者が不在の場合には，緊急連絡先を確認している。
　④禁食指示
　　午前中の検査の場合は，朝からの禁食とする。
　　午後からの検査の場合は11時以降禁飲食とし，嘔吐による誤嚥予防策をとっている。禁食指示においては，説明した内容が正しく理解されているか確認する必要がある。「ご飯以外のおかずやゼリーは良いと思って食べた」といった解釈の違いにより指示が伝わらず，トラブルに繋がることのないよう，説明時には注意が必要である。
　⑤貴重品や荷物の取り扱い
　　更衣して検査に臨むことや鎮静による影響も想定して，衣服を含めた私物は，紛失のないように管理する必要がある。外来患者の場合は，貴重品や荷物は事前にコインロッカーに保管してもらうか，付き添い者に預けておくことが望ましい。
　　当院では，鍵付きロッカーを設置し，鍵を貸し出している。鍵の紛失トラブルを回避するため，鍵に長い紐をつけ，首にかけていただいている。
　⑥前処置準備
　　前処置前に，看護師より排泄誘導し，更衣を促す。
　⑦連絡事項
　　およその所要時間を，前処置から検査終了まで約40分間，リカバリー室での経過観察に約1時間として，患者と付き添い者へ伝えておく。付き添い者が席を外す場合には，受付に声をかけてもらうよう依頼しておく。

なお，入院患者においては，事前のオリエンテーションはクリニカスパスに沿って実施されており，終了後も病棟看護師の介入を得られることから，内視鏡センターでの確認事項は少ない。入院患者の入室時の流れを表2に示す。

> **表2　入院患者の入室時の流れ**
>
> 1) 術前の患者の容態，同意書等の持参物品について申し受ける。
>   チェックリストに沿って，相互に確認する。
>   出棟時のバイタルサインや一般状態。精神状態や前夜の睡眠状況を確認する。
>   装着物，持参品を確認する。
>   X線透視下の際は，上半身に金属や衣服のボタンなどを確認する。
> 2) 患者への対応
>   担当看護師として自己紹介し，あいさつをする。
>   開始前に聞いておきたいことや心配事はないか確認し，対応する。
>   検査・治療中はそばにいることを伝え，不安の軽減につとめる。

2　検査・治療中の看護

当院では，検査・治療開始時は，「ブリーフィング」として，医師・看護師・その他関係者の間で，患者名・疾患名・これから行う処置内容・リスクの高い合併症などの情報共有をはかっている。検査・治療に伴う合併症を表3に示し，その看護について説明する。

> **表3　検査・治療に伴う合併症**
>
> ①リドカイン中毒
> ②鎮静剤による血圧低下
> ③低酸素
> ④気胸
> ⑤気道出血
> ⑥発熱・肺炎

1) リドカイン中毒

リドカイン中毒の諸症状には，応答性の低下，意識消失，振戦，けいれん，意識低下，徐脈，不整脈などであり，前処置中，検査前後には声かけに対する応答を確認しながら観察する。振戦，けいれん，意識低下等の異常があれば，医師に報告する。状況次第では，救命措置が必要となる。リドカインは，使用量が8.2mg/kg（体重50kgで410mg，2％リドカイン20.5mL）以下に留めるべきとされている。通常，咽頭喉頭麻酔には4％リドカイン5mL，気管支麻酔は2％リドカイン20mLを準備しており，使用量が増えるほどに観察を強化する。

2) 鎮静剤による血圧低下

鎮静剤は，患者の苦痛緩和と体動による危険を回避するために用いられる。看護師は，患者の容態を医師へ報告し，医師の指示のもと追加投与することが多い。投与時は，血圧低下に十分注意する必要がある。すでに数値が低い場合には，医師に再度報告し，確認することも重要である。また，この時モニタの数値に加え，自身で脈圧を確認したり，実測することも有効である。薬剤投与は，慎重に行い，異常時はすぐに報告し対応にあたる。

3) 低酸素

バイタルサインとともに，ルームエアー下でSpO_2値を測定する。医師の指示のもと，経鼻カニュラで酸素2〜3Lから投与開始し，SpO_2値をモニタする。状態に応じて酸素を増減する。鎮静剤による舌根沈下の傾向がある場合は，顎を挙上させ気道を確保することが有効である。

4）気胸

当院では，検査室内にX線透視装置が設置されており，検査後すぐに肺の状態を確認することができる。検査室を退室した直後は，バイタルサインや胸痛・呼吸困難感などの一般状態をリカバリー室にて観察し，状態変化があれば医師へ報告する。気胸発症により胸腔ドレナージが必要な場合は，リーダー看護師へ報告のうえ，必要物品等を速やかに準備する。

5）気道出血

気管支鏡直視下生検により組織や細胞を採取する場合，止血処置として5000倍希釈したエピネフリン生食1mLを事前に散布している。医師は，止血を確認してからスコープを抜去する。止血処置の直後は，モニタの確認とともに，実測によるバイタルサインのチェックにより異常の早期発見につとめる。当院では，出血時の対応に備え，入院患者であっても医師の指示によりリカバリー室にて1時間程度の観察を行う。特に，血小板が少ないなど易出血性のリスクがある場合には，ショックバイタルに注意し，患者の状態変化に注意を払う。

6）発熱・肺炎

検査・治療中に感染症が疑われた場合は，抗生剤が処方されることがあり，検査後の説明時に服薬指導が必要となる。肺炎は，数日後の発熱や咳・痰の増加，呼吸困難感などの自覚症状に始まる。検査終了時オリエンテーションのパンフレットに明記し，病院への連絡方法を記載しておく必要がある。

3 検査後の看護

1）鎮静剤を用いた検査の終了時

当院では，鎮静剤ミダゾラムの拮抗剤としてフルマゼニルを投与することが多い。投与後，まずは，検査台の上で臥床したままの状態でバイタルサインを測定し，一般状態の変化を把握する。バイタルサインに異常がなく，呼名に対して返答があり，呼吸が10〜20回/分以下で努力様呼吸でなく，大気中のSpO_2が92％以上あればリカバリー室の担当看護師へ連絡のうえ，車椅子でリカバリーエリアへ搬送する。

2）リカバリー室での観察

患者は，車いすからリカバリーベッドに移動し，安静に過ごす。当院のリカバリー室では，室内の患者のSpO_2値と脈拍値がセントラルモニタに表示できる。また，新たな出血を疑う血痰やSpO_2値低下時には，すぐに対応できるように，各病床には酸素と吸引装置が配備されている。ベッドは，全周囲をカーテンで閉ざすこともできるが，部分的に開放して呼吸状態や体動の様子も観察できるようにしており，ナースコールも設備している。末梢ルートも検査終了後の状態変化に備えて確保したままとし，補液を持続投与している。麻酔からの覚醒遅延がある場合に拮抗剤を投与することもあるので，すぐに使えるよう常備薬として保管している。覚醒後は，労いの言葉とともに，現在の状態を説明し，理解を得られたところで今後の変化として咽喉頭部の違和感は持続するが時間とともに軽減すること，生検部の出血予防のため強い咳嗽は避け，唾液は吐き出すこと等を説明する。

4 リカバリー室の退室基準

外来患者は，検査終了後に麻酔や検査による影響がないことを確認できるまで，約1時間程度の観察のために休憩時間をとる。当院では，患者が自宅に帰ることが可能かを判断するために「リカバリー退室基準」（表4）を用いてアセスメントを行っている。状態に応じて，休憩時間を延長する。

通常，1時間の休憩後，介助で座位とし，ふらつきや気分不良がないことを確認したうえで点滴を抜去する。退室可能と判断された場合も，更衣の際に前かがみになり再度ふらつきが出現し転倒する危険性もあるので注意して見守る。特に，高齢者の場合は立位や歩行時の付き添いや介助が必要である。また，覚醒状態にも個人差があるので，十分に状態を見極める必要がある。リカバリー室の担当看護師は，外来患者は歩いて帰宅することを念頭に置き，付き添いの有無や帰宅方法，帰宅までの所要時間を考慮して退室基準を満たしているか，注意深く観察を行っている。当院では，内視鏡センターからの退室は，最終的に状態報告を受けた医師の帰宅許可で決定する。

表4 リカバリー退室基準

①呼吸困難感がない
②血痰がない
③歩行時にふらつきがない

5 検査・治療後の注意説明

外来患者には，最後に内視鏡センターで，パンフレットを用いて，検査後に注意事項を説明をしている（図1）。

特に，検査・治療の影響で起こりうる症状（咳，咽頭痛，胸痛，血痰，微熱）については，初動対応として，安静にて経過観察したうえで，症状が増強する場合は連絡するように説明する。検査の状況により抗生物質や止血剤が処方される場合があるので，患者の年齢や理解状況をアセスメントしながら服薬指導を行う必要がある。服薬の自己管理ができない場合は，付き添い者への指導が必要となる。

◆参考文献

1) 浅野文裕, 宮澤輝臣：気管支鏡ベストテクニック．中外医学社，2012．
2) 大槻　歩, 笹田真滋：気管支鏡検査の準備やモニタリングはどうするの？．呼吸器ケア，12(7), 2014．
3) 野村和弘, 平出朝子・監：がん看護　実践シリーズ3　肺がん．メディカルフレンド社，2007．
4) 近江明子・他：気管支鏡検査の看護．呼吸器ケア，3(5)：2005．
5) 井上智子・監訳：ベナー　看護ケアの臨床知　行動しつつ考えること．医学書院，2005．

気管支鏡検査を終えた患者さんへ

　お疲れ様でした。この用紙は検査後の合併症予防のため、ご協力いただきたい内容と異常な症状が出現したときの対応について、説明したものです。よくお読みいただき、ご不明な点やご質問があれば、医師または看護師へおたずねください。

1. 検査後の安静と注意事項について

    1）鎮静・鎮痛剤を使用しました。
    本日は自転車・オートバイ・自動車等の運転は出来ません。足元にお気をつけてお帰りください。

    2）うがい・飲水・食事は　　　時　　　分より可能です。
    水を一口飲んで、むせなければ食事が始められます。

    3）本日の入浴は差し支えありません。

    4）組織の一部を採取された方は、検査当日の刺激物（香辛料）やアルコールの摂取、喫煙はおやめ下さい。

    5）抗凝固剤を服用中で、検査のために休薬されていた方は、
    　　　月　　　日から再開してください。

2. 検査結果は、次回の外来で担当医からお聞きください。

3. 緊急時の対応

    　組織の一部を採取された場合、数日間、咳・痰に血が混じる、発熱する等の症状が出現する事がありますが、心配ありません。血痰が多量に出た、高熱が続いている、息が苦しい、胸が痛い、等の症状がありましたら、下記へご連絡ください。

4. 緊急時の連絡先

    （当院の診療券番号を伺いますので、お手元にご用意の上ご連絡ください）

（独）国立がん研究センター中央病院　内視鏡センター
電話番号03-3542-2511（代表）内線1740（平日8：30～17：15）
10：00～16：00音声ガイダンスが流れます。ダイヤル「9」を押してください。
オペレーターが出ますので、「1740」と言って下さい。
（平日の17：15以降、土・日・祝日は事務当直が対応します）

2014.1.7 改訂

図1　気管支検査を終えた患者さんへ

3. 呼吸器内視鏡を用いた検査・治療別看護手順

1 咽頭喉頭麻酔

> **Key Notes**
> ・侵襲性が高く精密な検査や治療を，安全で確実に行うためには，咽頭喉頭反射を抑える必要がある．霧状の麻酔薬をしっかり吸入し，咽頭喉頭麻酔を確実に行う．
> ・鎮静，鎮痛，緊急時の対応できるように，あらかじめ末梢静脈ルートの確保を行う．

1) 必要物品
　①薬剤
　・4%キシロカイン液® 　1人分5mL（咽頭喉頭麻酔）
　・維持液200mL　　末梢静脈ルート確保用
　②物品
　・ディスポキャップ
　・ガーゼ（眼の保護用）
　・ディスポ膿盆（口腔内の唾液を吐き出す）
　・紙ウエス
　・未滅菌手袋
　・末梢輸液ルート確保セット一式
　③医療機器
　・咽頭喉頭麻酔器
　・点滴台

2) 準備
　処置室の環境整備
　①検査・治療の流れに応じて動線を確保し，必要物品を適切に配備する．
　②救急カートは，すぐに使用できるよう整備されたものを準備しておく．

3) 入室後の流れ
　①患者にディスポキャップを装着してもらう．毛髪の汚染防止と，落下による周辺環境の汚染を防ぐため，長い毛は束ねてキャップの中に入れる．
　②頭頸科診察用ユニットに座ってもらい（**図1**），末梢静脈ルートを確保する．当院では，鎮静剤などの薬液の影響等による急変時対応に備え，ショック体位のとれる頭頸科診察用ユニットを使用している．
　③咽頭喉頭麻酔のオリエンテーションを行う．

咽頭喉頭麻酔では，薬はスプレーで噴霧されることや，口腔内に溜った唾液などは飲み込まず，ディスポ膿盆に吐き出すこと，口呼吸により噴霧に合わせて吸い込むことをアドバイスする。
④リドカイン中毒の症状早期発見につとめる。

　症状を早期発見できるよう，患者自身にも症状を説明し，異常を感じた時に声をかけられるように説明する。麻酔が効いてくると，咽喉の奥が詰まる感じがあるが，呼吸はできることを説明する。初回使用時には，急性過敏症状（めまい・呼吸抑制・脱力感・顔色不良など）の出現にも注意する。
⑤緊張をほぐす。

　過緊張から気分不快，嘔気，嘔吐に至らないように，声かけやタッチングで緩和をはかる。医師により咽頭喉頭麻酔が施行される際には，患者の容態観察と適切な声かけを実施する。特に肩の力を抜くように声をかけ，口呼吸を促し医師の手技に合わせ，吸気・呼気のタイミングの声かけを行う。
⑥咽頭喉頭の麻酔後の移動介助

　起立時は患者の横に立ち，立ち上がる際には脇をサポートし，めまいやふらつきによる急な脱力や転倒に注意する。歩行可能な場合がほとんどだが状況に応じて車いすを使用するなど安全な移動手段を選択し，検査室へ誘導する。

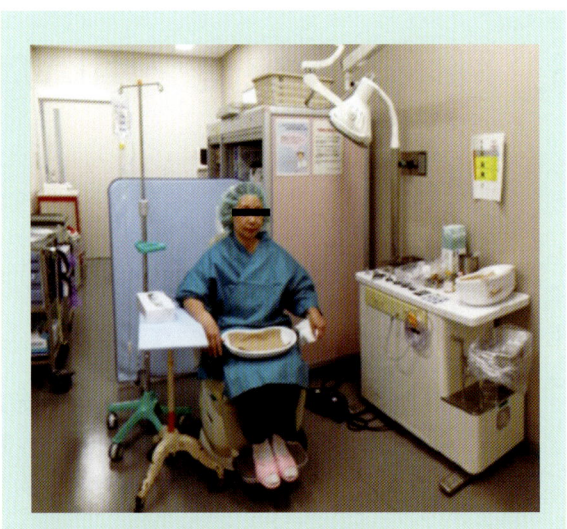

図1　咽頭喉頭麻酔を受ける体勢
患者の手元に，ディスポ膿盆とティッシュを準備しておく。

2　気管支鏡

Key Notes

- 声かけやタッチング（手を握る，肩をさするなど）により，緊張をほぐす。
- 必要物品は，チェックリストを基に指さし呼称し，複数名でダブルチェックのうえ，欠品などの不備がないように準備する。
- 看護師は，多職種協働の中心として患者の安全と安楽を保証する。

1) 必要物品
　①薬剤
　・オピスタン® 1A（鎮痛目的）
　・ドルミカム® 1A＋生食20mL（鎮静目的）
　・フルマニゼル® 1/2A（ドルミカム®の拮抗剤リバース目的）
　・2％キシロカイン® 20mL（検査中の追加麻酔）

＊オピスタン®の使用量
　当院では，通常 0.5mL 静注するが，80 歳以上または体重 45kg 以下の場合はオピスタン® 0.25mL 静注としている。
②物品
・バンド付きマウスピース（図1）
・シリンジ　　10mL（ドルミカム®用）
・シリンジ　　2.5mL（フルマゼニル®用）
・シリンジ　　1.0m（オピスタン®用）
・緑シリンジ　10mL（麻酔散布用）
・目隠しガーゼ（眼の保護用）
・滅菌シャーレ（2％キシロカイン®を入れる）
・吸引チューブ（口腔内吸引用）
・プラスティックトレイ　小（注射薬を入れる）
・酸素カヌラ

③医療機器
・心拍・心電図・血圧・酸素飽和濃度モニタ
・吸引装置（口腔内吸引用）
・酸素吸入装置
・救急カート

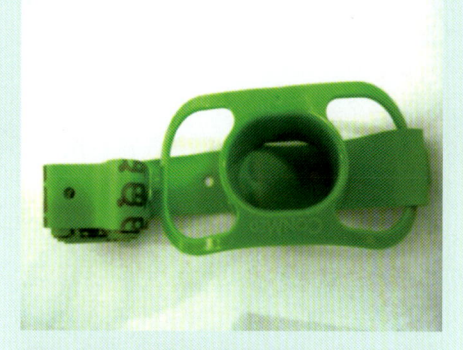

図1　バンド付きマウスピース

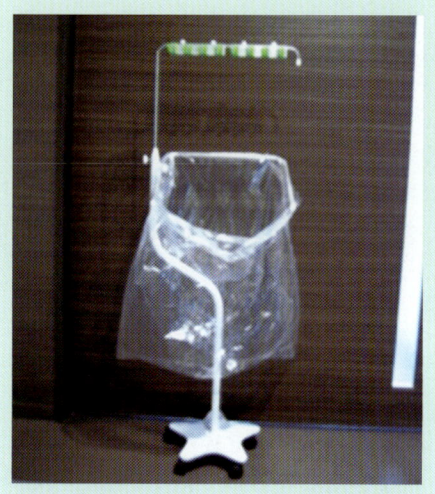

図2　デバイスハンガー（使用する処置具をかける）

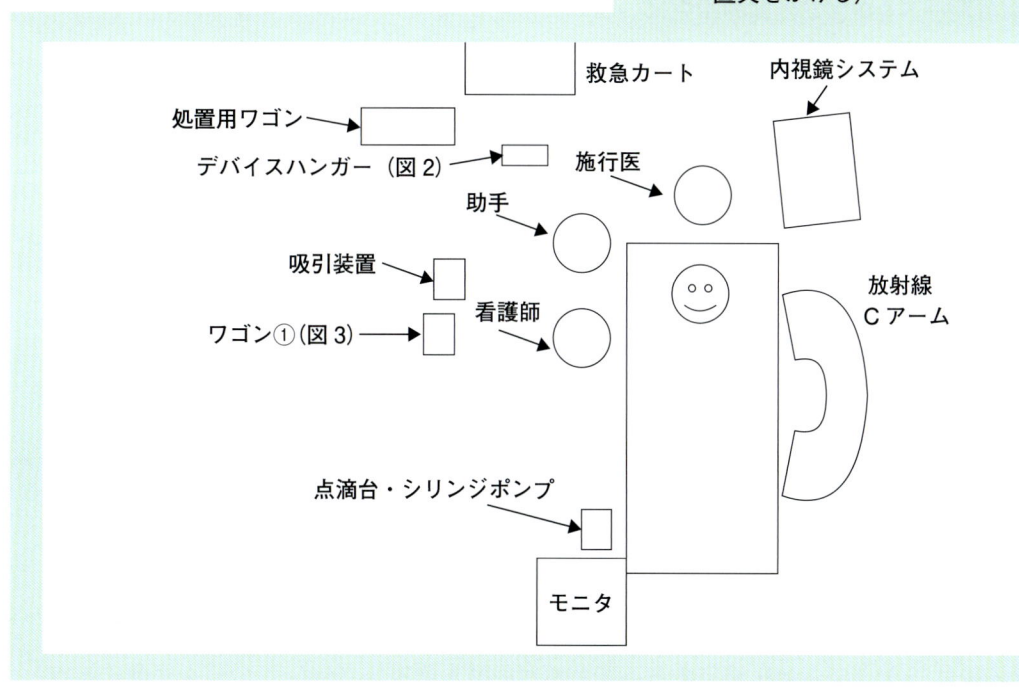

2）準備
　①検査室の環境整備

入室する患者や，術者・多職種の立ち位置や動線に配慮したレイアウトとする。
②モニタ類
　患者足側サイドに置き，施行医・施行医助手・看護師より見えるように配置する。
③救急カート
　整備された状態で準備しておく。当院では，1フロアに1台ずつ，2台所有しており，救急カートは使用次第，すぐに整備して次の使用に備えている。

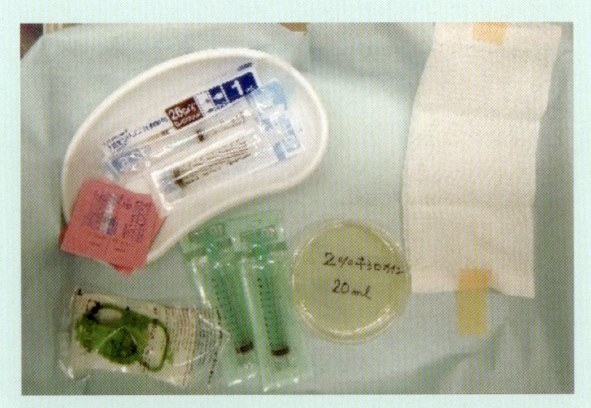

図3　ワゴン①
（左下）バンド付きマウスピース
（トレイ内）18G針＋シリンジ10mL（ドルミカム®用）
　　　　　シリンジ2.5mL（フルマゼニル®用）
　　　　　シリンジ1.0m（オピスタン®用）
緑シリンジ　10mL（麻酔散布用）2本
目隠しガーゼ（未滅菌ガーゼの両端にテープをつけて準備する）
滅菌シャーレ（2%キシロカイン®を入れる。マジックで内容を記載する）

3）入室〜検査開始まで
　①患者を検査台に仰臥位とする。
　※術者は，患者の頭側に立って検査を行う。医療機器の配置や術者の利き手などによりどちらを頭側とするか，体位・ポジションなど事前に打ち合わせておく。
　※患者の体型や身体症状等を考慮し，最初に腰掛ける場所をはかり，誘導する。また，安楽な体位となるように，立膝した膝下に安楽枕を入れるなどの工夫を行う。
②モニタ機器を装着する。
(1) 末梢ルートを確保した腕の指先に，パルスオキシメーターを装着する。
(2) 反対の末梢ルートが確保されていない腕（または下腿）に血圧計を装着する。
③保温につとめる。
　患者自身が感じる暑さ寒さに配慮した声かけのもと，胸元から足元にかけてタオルケット等で保温する。
④目隠しガーゼを置く。
　検査中に薬液が誤って目に入らないように目隠しガーゼを当てる。視界が閉ざされる恐怖に配慮し，必ず「お薬が目に入らないように覆いますね」と声をかける。
⑤バンド付マウスピースを装着する。
(1) 検査中外れないように少しきつめにしっかりと固定する。
(2) 義歯を外している場合は，歯茎を守るためマウスピースラバーを装着する。
(3) この後，患者は思うように話せなくなるので，「はい」「いいえ」で返答できる声かけで進行していくことや，気になることがあれば片側の肘から先を挙げて知らせていただけるよう説明する。
⑥酸素カヌラを装着する。
⑦①〜⑥まで準備できたら（図4），処置開始前のバイタルサインを測定する。
⑧その後は，5分間隔で血圧測定する。また，血中酸素飽和度（SpO_2）の値を医師に報告し，

指示により酸素投与を開始する。
⑨静脈麻酔を開始する。医師の指示により，オピスタン®，ドルミカム®を静注する。
(1) 患者に対しては，「少し眠くなる薬が入ります」「お注射の入っているところは痛みありませんか」など細やかに声かけを行い，不安の軽減につとめる。
(2) 医師に向け，指示内容を復唱し，指さし声出し確認をしながら準備する。投与時には「オピスタン® ○mg 入ります。ドルミカム® ○mg 入ります」と薬剤名と使用量を声に出し，医師や技師らへ周知したうえで，実施する。

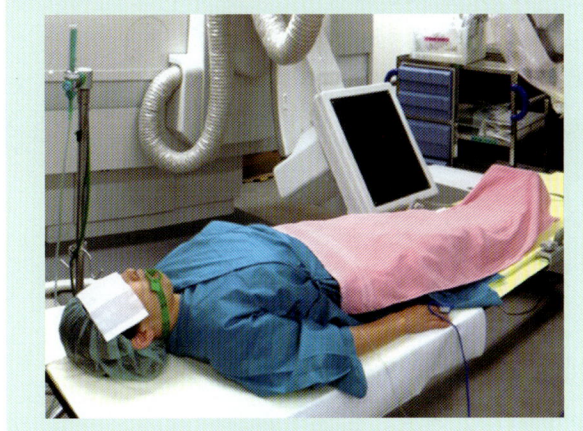

図4　①〜⑥まで終えた患者の状態

⑩鎮静剤投与後のバイタルサインの測定をする。
(1) 鎮静剤使用による呼吸抑制・血圧低下など副作用出現に注意して測定し，異常の早期発見につとめる。
(2) モニタ画面の測定値が，術者や技師にも見えるように，画面の角度を調整したり，拡大表示に切り替えるなどの工夫する。

4) 検査中
①気管支鏡挿入時の注意
　気管支鏡挿入時の患者では，特に，SpO_2の低下，血圧の低下に注意する。急変時に対応できるよう，あらかじめ準備した拮抗薬や救急カートは近くに配備しておく。
②口腔内に唾液などが貯留した場合の対応
　あらかじめ，患者自身が吸引して欲しい時には，手を挙げて合図してもらうよう指導しておく。または，吸引の必要性を感じた時には，SpO_2値を確認後，術者へ声かけしてから口腔内吸引する。
③鎮静剤投与時の対応
(1) 医師からの指示は復唱し，確認のうえ，指さし声出し確認して準備する。
(2) 投与時は，薬剤名，投与量を声に出し，室内の医療者へ周知する。
(3) 追加投与の際にも，同様に薬剤名や投与量，そこまでの積算量を声に出して周知をはかる。

5) 検査終了後
①バイタルサインのチェック
　医師の指示にて拮抗剤のフルマゼニル®を静脈注射した場合には，急激に血圧上昇が起こりうることも念頭に置いておく。当院の場合は，180mmHgを超えた場合は医師へ報告している。
②覚醒状態の観察を行う。

(1) 終了後，処置台に臥床したままの状態で，声かけでの開眼，指示動作ができるかを確認する。
(2) 口腔内の分泌物が多い場合は，口腔内吸引を行う。
(3) 吸引後，覚醒状態を再度確認し，覚醒良好であればマウスピースを外す。
(4) 再度バイタルサインを測定し，医師へ報告する。
(5) 医師の指示により，リカバリー室へ移動する。
(6) 座位となる際には，急激な血圧低下やめまい，脱力などの症状に注意する。1〜2分ほど座位保持し，気分不快等の自覚症状がないことを確認し，車いすへ移る。

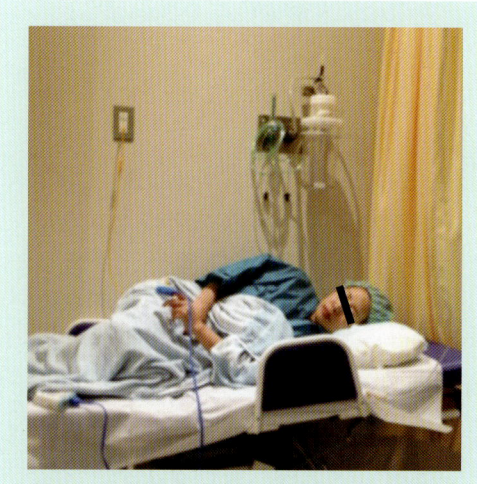

図5　上体が少し挙上されている状態

③リカバリー室への対応
(1) リカバリー室担当看護師へ，術中の経過と今後の注意点について引き継ぎを行う。使用薬剤・使用量・検査中の状態・最終バイタルサイン・覚醒状態など。
(2) 患者の家族等，同伴者に検査終了を伝え，1時間程度の状態観察のために，休憩をとる旨を説明する。

6) 検査後の観察ポイント
　鎮静剤は拮抗剤より作用時間が長く，リカバリー入室時に覚醒状態が良好であっても，遅延して状態変化を及ぼす可能性がある。誤嚥防止のために，上体を少し挙げた仰臥位とする（図5）。
　呼吸が浅くなる（SpO_2低下），口腔内分泌物が溜まることによるむせ，咳き込みが続くなどの症状が改善しない場合には，医師へ報告する。

7) 術者・介助者の準備
　透視下での検査・治療の場合は，放射線管理区域での作業となり，フィルムバッチを所定の位置（頭側・腹部）に装着することが義務づけられている。また，被曝防護のため，体幹部と頸部にはプロテクターと防護メガネを装着する。

3 気管支肺胞洗浄（BAL）

> **Key Notes**
> ・呼吸困難，SpO$_2$ 低下，喀痰が増加することがあり，検査後，喀痰喀出を促す。
> ・生理食塩水の注入量，回収量，回収率を確認する。

1）必要物品
　①薬剤
　・オピスタン® 1A（鎮痛目的）
　・ドルミカム® 1A＋生食 8mL（鎮静目的）
　・フルマニゼル® 1/2A（ドルミカムの拮抗剤リバース目的）
　・2%キシロカイン® 20mL（検査中の追加麻酔）
　・生理食塩水 150mL（BAL用）
　＊オピスタン®の使用量
　　当院では，通常 0.5mL 静注するが，80歳以上または体重 45kg 以下の場合はオピスタン® 0.25mL 静注としている。
　②物品
　・バンド付きマウスピース
　・18G 針＋シリンジ 10mL（ドルミカム®用）
　・シリンジ 2.5mL（フルマゼニル®用）
　・シリンジ 1.0m（オピスタン®用）
　・緑シリンジ 10mL（麻酔散布用）
　・目隠しガーゼ（眼の保護用）
　・滅菌シャーレ（2%キシロカインを入れる）
　・吸引チューブ（口腔内吸引用）
　・トレイ 小（注射薬を入れる）
　・酸素カヌラ
　・50mL シリンジ 3本（BAL用の生食を入れる）
　・50cm 延長チューブ（BAL時に鉗子孔に接続）
　・滅菌スピッツ 3本（検体採取用）
　・ペアン（気管肺胞洗浄用）
　③医療機器
　・心拍・心電図・血圧・酸素飽和濃度モニタ
　・吸引装置（口腔内吸引用）
　・酸素吸入装置
　・救急カート

2）準備
　①検査室の環境整備
　入室する患者や，術者・多職種の立ち位置や動線に配慮したレイアウトとする。

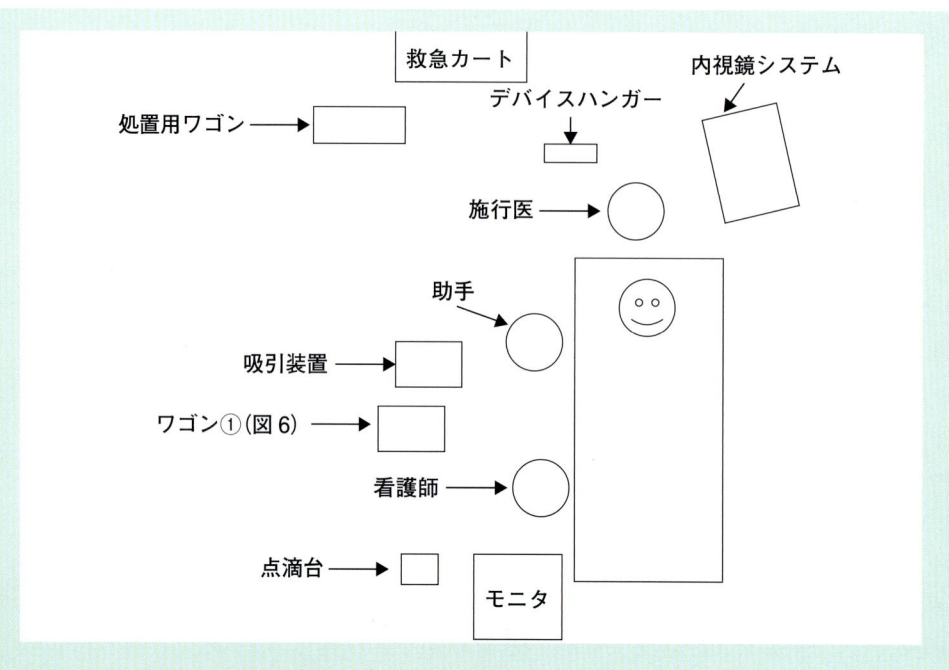

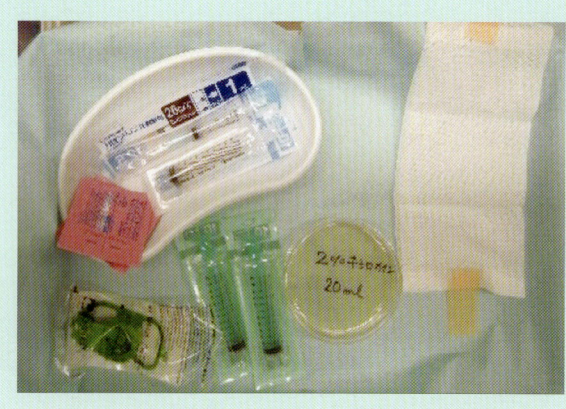

図6 ワゴン①
(左下) バンド付きマウスピース
(トレイ内) 18G針＋シリンジ10mL
　　　　　　　(ドルミカム®用)
　　　　　　シリンジ2.5mL
　　　　　　　(フルマゼニル®用)
　　　　　　シリンジ1.0m (オピスタン®用)
緑シリンジ　10mL (麻酔散布用) 2本
目隠しガーゼ (未滅菌ガーゼの両端にテープをつけて準備する)
滅菌シャーレ (2%キシロカイン®を入れる。マジックで内容を記載する)

②モニタ類

患者足側サイドに置き，施行医・施行医助手・看護師より見えるように配置する。

③救急カート

整備された状態で準備しておく。当院では，1フロアに1台ずつ，2台所有しており，救急カートは使用次第，すぐに整備して次の使用に備えている。

④体温程度に温めた生理食塩水を準備する。

BALの1回の注入量：生理食塩水50mL

あらかじめ，50mLシリンジに生理食塩水50mLを吸い上げ，50cm延長チューブを接続して3セットを作成しておく(図7)。

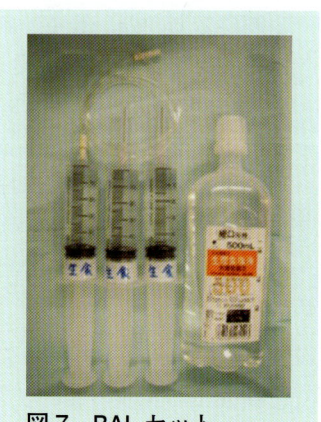

図7　BALセット

3) 入室〜検査開始まで
　①患者を検査台に仰臥位とする。
　⑴ 術者は，患者の頭側に立って検査を行う。医療機器の配置や術者の利き手などによりどちらを頭側とするか，体位・ポジションなど事前に打ち合わせておく。
　⑵ 患者の体型や身体症状等を考慮し，最初に腰掛ける場所をはかり，誘導する。また，安楽な体位となるように，立膝した膝下に安楽枕を入れるなどの工夫を行う。
　②モニタ機器を装着する。
　⑴ 末梢ルートを確保した腕の指先に，パルスオキシメーターを装着する。
　⑵ 反対の末梢ルートが確保されていない腕（または下腿）に血圧計を装着する。
　③保温につとめる。
　　患者自身が感じる暑さ寒さに配慮した声かけのもと，胸元から足元にかけてタオルケット等で保温する。
　④目隠しガーゼを置く。
　　検査中に薬液が誤って目に入らないように目隠しガーゼを当てる。視界が閉ざされる恐怖に配慮し，必ず「お薬が目に入らないように覆いますね」と声をかける。
　⑤バンド付マウスピースを装着する。
　⑴ 検査中外れないように少しきつめにしっかりと固定する。
　⑵ 義歯を外している場合は，歯茎を守るためマウスピースラバーを装着する。
　⑶ この後，患者は思うように話せなくなるので，「はい」「いいえ」で返答できる声かけで進行していくことや，気になることがあれば片側の肘から先を挙げて知らせるよう説明する。
　⑥酸素カヌラを装着する。
　⑦ ①〜⑥まで準備できたら（P231 図4参照），処置開始前のバイタルサインを測定する。
　⑧その後は，5分間隔で血圧測定する。また，SpO_2の値を医師に報告し，指示により酸素投与を開始する。
　⑨静脈麻酔を開始する。医師の指示により，オピスタン®，ドルミカム®を静注する。
　⑴ 患者に対しては，「少し眠くなる薬が入ります」「お注射の入っているところは痛みありませんか」など細やかに声かけを行い，不安の軽減につとめる。
　⑵ 医師に向け，指示内容を復唱し，指さし声出し確認をしながら準備する。投与時には「オピスタン®○mg入ります。ドルミカム®○mg入ります」と薬剤名と使用量を声に出し，医師や技師らへ周知したうえで，実施する。
　⑩鎮静剤投与後のバイタルサインの測定をする。
　⑴ 鎮静剤使用による呼吸抑制・血圧低下など副作用出現に注意して測定し，異常の早期発見につとめる。
　⑵ モニタ画面の測定値が，術者や技師にも見えるように，画面の角度を調整したり，拡大表示に切り替えるなどの工夫する。

4) 検査中
　①医師が気管支鏡を挿入する際は，患者へ検査開始の声かけをし，バイタルサイン，SpO_2の変動，体動に注意する。
　②気管支鏡が挿入された後は，口腔内分泌物の貯留，咳嗽反射に注意し，SpO_2の低下はす

ぐに医師へ報告する。
③口腔内吸引を行う際は，医師へ確認して，タイミングを見計らって実施する。また，気管支鏡操作の妨げにならないように，マウスピースの淵もしくは，口角より吸引チューブを挿入し吸引する。
④医師が気管内を観察している時は，体動や表情から鎮静の状況や，口腔内分泌物の貯留に注意し，引き続き観察する。
⑤気管支内に生理食塩水 50mL 注入し，洗浄を開始する時にも，バイタルサイン，SpO_2 の変化に注意する。生理食塩水を注入した直後は，一時的に SpO_2 は低下するが，吸引により回収した後は改善されるのは通常である。回収後も SpO_2 が戻らず，80％台と下降した場合には，施行医へ報告し，急変時対応に備える。
⑥最後に回収された量と，注入に対する回収率を介助者は確認しておく。

5) 検査終了後
①バイタルサインのチェック
医師の指示にて拮抗剤のフルマゼニル®を静脈注射した場合には，急激に血圧上昇が起こりうることも念頭に置いておく。当院の場合は，180mmHg を超えた場合は医師へ報告している。
②覚醒状態の観察を行う。
(1) 終了後，処置台に臥床したままの状態で，声かけでの開眼，指示動作ができるかを確認する。
(2) 口腔内の分泌物が多い場合は，口腔内吸引を行う。
(3) 吸引後，覚醒状態を再度確認し，覚醒良好であればマウスピースを外す。覚醒状態が不良の場合，マウスピースを外さずに口腔内吸引を施行し，誤嚥防止につとめる。
(4) 再度バイタルサインを測定し，医師へ報告する。
③口腔内分泌物や喀痰の喀出方法についての指導を行う。
(1) 覚醒状態が良好となったら，飲み込まずに吐き出すように声をかけ，ティッシュを渡す。
(2) 口腔内分泌物を吐き出す時は，喉に力を入れないように口腔内に溜まっているものは，力を入れて吐き出したり，咳込むと咽頭に損傷を与える可能性があり，静かに出すように声かけをする。
④医師の指示により，リカバリー室へ移動する。
座位となる際には，急激な血圧低下やめまい，脱力などの症状に注意する。1～2分ほど座位保持し，気分不快等の自覚症状がないことを確認し車いすへ移る。
⑤処置後の経過観察を行う。
(1) リカバリー室担当看護師へ，術中の経過と今後の注意点について引き継ぎを行う。使用薬剤，使用量，検査中の状態，BAL 回収量，回収率，最終のバイタルサイン，覚醒状態，患者持参品を申し送る。
(2) 患者の家族等，同伴者に検査終了を伝え，1時間程度の状態観察のために，休憩をとる旨を説明する。
(3) 注入した生理食塩水の回収量によっては，喀痰の量が多くなる場合がある。喉の感覚が戻ってきたら，なるべく喀出するよう患者へ説明する。
(4) SpO_2 値，胸痛，呼吸困難等の胸部症状の有無を確認し，治療の状態を説明する。胸部症状があった場合は速やかにナースコールするように告げる。

⑥病棟看護師へ引き継ぐ。
処置中の様子や今後の観察における注意点や，患者への指導内容を伝達する。

4 ステント留置

> **Key Notes**
> - 気管内挿管時の鎮静剤使用による呼吸状態の変化と患者の苦痛に注意する。
> - ステント挿入直後は，ステントの位置がずれないように強い咳を避けるよう指導する。
> - 会話による咳の誘発を防ぐため，患者が発語せずともコミュニケーションが成立するように，「はい／いいえ」のサインで対応可能な質問や誘導を行う。
> - ステント留置後は，気管拡張により分泌物が増えることに注意する。

1) 必要物品
①薬剤
- オピスタン® 1A（鎮痛目的）
- プロポフォール® 20mL（麻酔剤）
- 2%キシロカイン® 20mL（検査中の追加麻酔）

＊オピスタン®の使用量
　当院では，通常0.5mL静注するが，80歳以上または体重45kg以下の場合はオピスタン®0.25mL静注としている。

②物品
- バンド付マウスピース
- 1mLシリンジ（オピスタン®用）
- 緑シリンジ（麻酔散布用）
- 20mLシリンジ（プロポフォール®用）
- エクステンションチューブ（プロポフォール®使用時点滴ルート側管の接続に使用）
- 目隠しガーゼ（眼の保護用）
- 滅菌シャーレ（2%キシロカイン®を入れる）
- 吸引チューブ（口腔内吸引用）
- プラスティックトレー（注射薬を入れる）
- 酸素カヌラ
- カフなし挿管チューブ7.0～8.0Fr（図8）
  （気管内挿管　オーバーチューブのように使用）
- 気管支ステント
- ガイドワイヤー
- 把持鉗子（鰐口鉗子）
- マーキング用　金属（針金など），定規
- カテーテルマウント（図9）
- ジャクソンリース（図10）

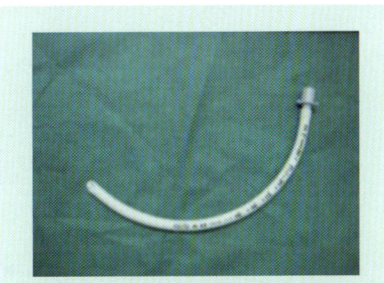

図8　カフなし挿管チューブ

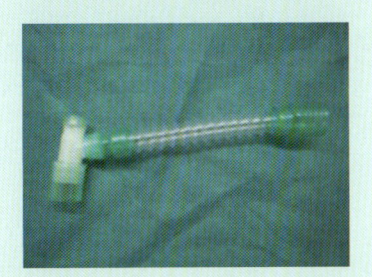

図9　カテーテルマウント

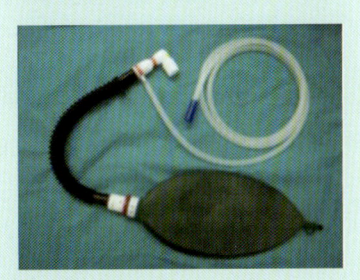

図10　ジャクソンリース

（挿管チューブに接続。ジャクソンリースで換気しながら気管支鏡を挿入できる）
・気管支用バルーンカテーテル
④医療機器
・心拍・心電図・血圧・酸素飽和濃度モニタ
・吸引装置（口腔内吸引用）
・酸素吸入装置
・救急カート
・シリンジポンプ
・BISモニタ

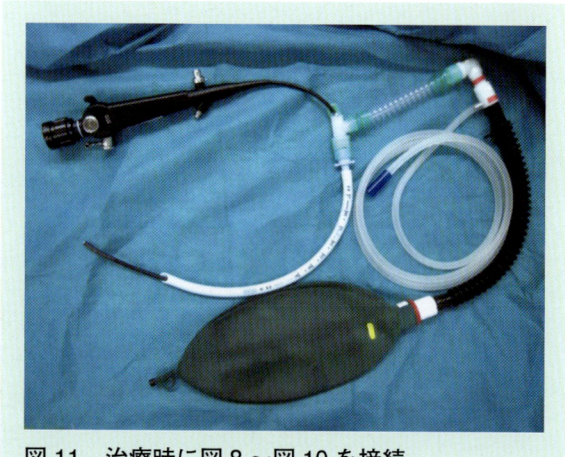

図11　治療時に図8〜図10を接続

2）準備
①検査室の環境整備
　入室する患者や，術者・多職種の立ち位置や動線に配慮したレイアウトとする。

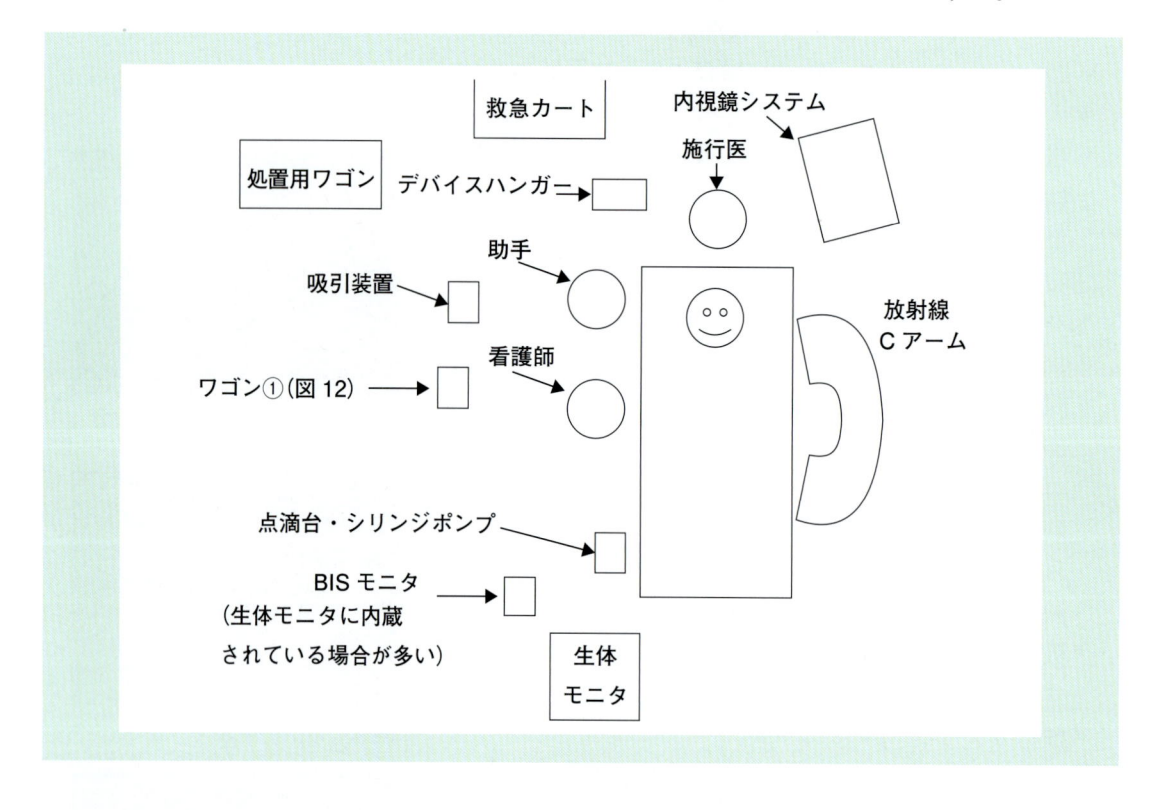

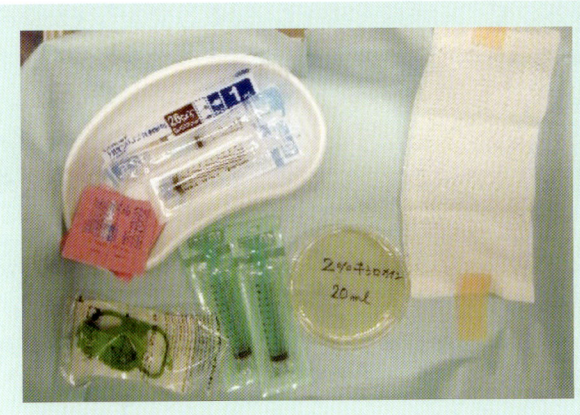

図12　ワゴン①
（左下）バンド付きマウスピース
（トレイ内）18G 針＋シリンジ 10mL
　　　　　　　　　（ドルミカム®用）
　　　　　　シリンジ 2.5mL
　　　　　　　　　（フルマゼニル®用）
　　　　　　シリンジ 1.0m（オピスタン®用）
緑シリンジ　10mL（麻酔散布用）2本
目隠しガーゼ（未滅菌ガーゼの両端にテープをつけて準備する）
滅菌シャーレ（2％キシロカイン®を入れる。マジックで内容を記載する）

②モニタ類
　患者足側サイドに置き，施行医・施行医助手・看護師より見えるように配置する。
(1)救急カート
　整備された状態で準備しておく。当院では，1フロアに1台ずつ，2台所有しており，救急カートは使用次第，すぐに整備して次の使用に備えている。

3）入室～検査開始まで
①患者を検査台に仰臥位とする。
(1)術者は，患者の頭側に立って検査を行う。医療機器の配置や術者の利き手などによりどちらを頭側とするか，体位・ポジションなど事前に打ち合わせておく。
(2)患者の体型や身体症状等を考慮し，最初に腰掛ける場所をはかり，誘導する。また，安楽な体位となるように，立膝した膝下に安楽枕を入れるなどの工夫を行う。
②モニタ機器を装着する。
(1)末梢ルートを確保した腕の指先に，パルスオキシメーターを装着する。
(2)反対の末梢ルートが確保されていない腕（または下腿）に血圧計を装着する。
(3)額部にBISセンサーを貼用する。プロセッサーに接続しBIS値を測定する。
・センサーがしっかり密着しないと測定できないため，少し強く押しながら貼る。
・BISセンサーの額部に貼る部分は，小さい突起物があり，少し強く押しながら貼るため，チクチクと痛みを感じる。そのため，貼用前に「チクチクとします」などとあらかじめ声かけを行う。
③保温につとめる。
　患者自身が感じる暑さ寒さに配慮した声かけのもと，胸元から足元にかけてタオルケット等で保温する。
④目隠しガーゼを置く。
　検査中に薬液が誤って目に入らないように目隠しガーゼを当てる。視界が閉ざされる恐怖に配慮し，必ず「お薬が目に入らないように覆いますね」と声をかける。
⑤バンド付マウスピースを装着する。
(1)検査中外れないように少しきつめにしっかりと固定する。
(2)義歯を外している場合は，歯茎を守るためマウスピースラバーを装着する。

(3) この後，患者は思うように話せなくなるので，「はい」「いいえ」で返答できる声かけで進行していくことや，気になることがあれば片側の肘から先を挙げて知らせるよう説明する。
⑥酸素カヌラを装着する。
⑦①～⑥まで準備できたら（P231 図4参照）処置開始前のバイタルサインを測定する。その後は，2.5分ごとに血圧測定する。
⑧病棟より引き継いだ点滴の側管よりプロポフォール®を接続する。シリンジポンプが正常に作動していることを確認後，指示を復唱し，投与する。
(1) 必ずプロポフォール®投与前にBIS値を測定し医師に報告する。BIS値が正常に測定されているか確認後，プロポフォール®を投与する。
(2) プロポフォール®を投与後，バイタルサイン，呼吸状態を確認する。投与直後の血圧低下やSpO_2の低下に注意し，低下がみられた場合直ちに医師に報告する。
(3) バイタルサインが安定し，BIS値が45～60位であれば，鎮静状態が良好である。
　この状態で，気管支鏡を挿入し治療開始となる。

4) 治療中
①バイタルサインをチェックする。
　検査中は医師の指示により，2.5分間隔で血圧測定する。SpO_2の値を医師に報告し，医師の指示により酸素投与を開始する。
②呼吸管理を介助する。
　医師が気管支鏡を挿入した直後に，カフなし挿管チューブを挿入しジャクソンリースで換気を行う。酸素カヌラは装着したまま，酸素はジャクソン側に切り替える。酸素カヌラはそのままでよい。
③立ち位置に配慮する。
　医師は，頭側で操作しているため，気管支鏡操作などの妨げにならないように頭側にする。
④急変時に備える。
　気管狭窄をきたす疾患のため，医師が気管支鏡を操作している最中にも，気管閉塞を起こす可能性がある。気管支鏡挿入直後は特に細心の注意を払い，救急カートが使用できるように準備し，バイタルサインの変動に注意する。
⑤状態報告を行う。
　ステントの位置やサイズを決定するまでの間，患者の前胸部にマーキング用の金属を置きX線透視下で確認が繰り返される。患者は鎮静状態にてBIS値，バイタルサインを測定し，全身状態を観察する。異常時は医師に速やかに報告する。
　医師や介助者は，手技に集中していることが多いことから，看護師が異常や急変の兆候を早期発見する役割を担っている。
⑥ステントの準備をする。
　ステントの位置やサイズが決定したら，ステントに潤滑剤を塗布し，鰐口鉗子と共に使用できる状態にしておく。
⑦ステント挿入から留置の介助を行う。
(1) 医師は，鉗子口からガイドワイヤーを挿入し，狭窄部位を通過するところまで挿入する。

ガイドワイヤーを残して，気管支鏡を一時抜去する。ガイドワイヤーを介してステントが挿入されるため，ガイドワイヤーが抜けないようにマウスピース付近でしっかりとガイドワイヤーを保持する。
(2) 気管支鏡を抜去する時には，患者の体動，バイタルサイン，呼吸状態に注意する。
(3) 体動がある場合は，医師に報告し鎮静剤の追加等の指示をもらう。ステント挿入時に患者が動くと，正しい位置に挿入することが難しい。また，気管を傷つけてしまう可能性もあるため，十分注意し，医師との連携をはかりながら，患者の安全を確保する。
⑧ステントの固定を介助する。
　X線透視下でステント挿入位置を確認し，気管内で固定する際には，狭窄部位にステントを留置するため，位置の微調整を行う等繊細な操作となる。引き続き，体動や鎮静状態に十分注意し，患者の安全を確保する。
⑨終了時の観察を行う。
　位置の調整が終了したら，医師の指示により，プロポフォール®を中止する。呼吸状態，バイタルサイン測定，全身状態の観察をし，ステント留置直後の異常がないか確認する。

5) 治療終了後
①覚醒状態の観察を行う。
(1) 終了後，処置台に臥床したままの状態で，声かけでの開眼，指示動作ができるかを確認する。
(2) 口腔内の分泌物が多い場合は，口腔内吸引を行う。
(3) 吸引後，覚醒状態を再度確認し，覚醒良好であればマウスピースを外す。
(4) 覚醒状態が不良の場合，マウスピースを外さずに口腔内吸引を施行し，誤嚥防止につとめる。
(5) 再度バイタルサインを測定し，医師へ報告する。
②口腔内分泌物や喀痰の喀出方法についての指導を行う。
(1) 覚醒状態が良好となったら，飲み込まずに吐き出すように声をかけ，ティッシュを渡す。
(2) 口腔内分泌物を吐き出す時は，喉に力を入れないように口腔内に溜まっているものは，力を入れて吐き出したり，咳込むと咽頭に損傷を与える可能性があり，静かに出すように声かけをする。
(3) 医師の指示により，リカバリー室へ移動する。座位となる際には，急激な血圧低下やめまい，脱力などの症状に注意する。1～2分ほど座位保持し，気分不快等の自覚症状がないことを確認し車いすへ移る。
④リカバリー室担当看護師へ引き継ぐ。
　術中の経過と今後の注意点について引き継ぎを行う。使用薬剤，使用量，処置中の状態，最終のバイタルサイン，覚醒状態，患者持参品を申し送る。
⑤状態観察を行う。
　SpO_2値，胸痛，呼吸困難等の胸部症状の有無を確認し，治療の状態を説明する。胸部症状があった場合は速やかにナースコールするように告げる。
⑥病棟看護師へ引き継ぐ。
　処置中の様子や今後の観察における注意点や，患者への指導内容を伝達する。ステントによる気管支拡張により，以前より溜まっていた喀痰の喀出も予測される。施術後数日は，ス

テントは動きやすい状態にあるため、強い咳き込みは避けていただくよう伝える。

5 バルーン拡張術

> **Key Notes**
> - 気管内挿管時は鎮静しているため、患者の苦痛や呼吸状態に注意する。
> - 拡張直後は、血管が腫瘍に押される状態になり血流障害が起きる。バイタルサインの変動、特にSpO_2の低下、頻脈または徐脈に注意する。

1) 必要物品
   ①薬剤
   - プロポフォール® 20mL（麻酔用）
   - 2％キシロカイン® 20mL（検査中の追加麻酔）
   - オピスタン 1A（鎮痛目的）
   ＊オピスタン®の使用量
     当院では、通常0.5mL静注するが、80歳以上または体重45kg以下の場合はオピスタン® 0.25mL静注としている。
   ②物品
   - バンド付マウスピース
   - 1mLシリンジ（オピスタン®用）
   - 緑シリンジ（麻酔散布用）
   - エクステンションチューブ（プロポフォール®使用時点滴ルート側管の接続に使用）
   - 目隠しガーゼ（眼の保護用）
   - 滅菌シャーレ（2％キシロカイン®を入れる）
   - 吸引チューブ（口腔内吸引用）
   - プラスチックトレー（注射薬を入れる）
   - 酸素カヌラ
   - カフなし挿管チューブ7.0〜8.0Fr（気管内挿管 オーバーチューブのように使用）
   - 耐圧バルーン（図13 上）
   - ガイドワイヤー
   - インフレーター（図13 下）
   - ジャクソンリース
   - カテーテルマウント
   ③医療機器
   - 心拍・心電図・血圧・酸素飽和濃度モニタ

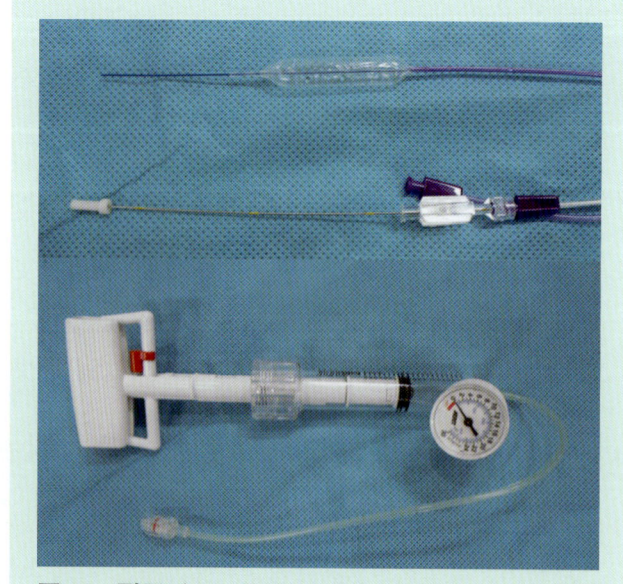

図13 耐圧バルーンとインフレーター

・吸引装置（口腔内吸引用）
・酸素吸入装置
・救急カート
・シリンジポンプ
・BIS モニタ（プロポフォール®使用のため）

2）準備
　①検査室の環境整備
　　入室する患者や，術者・多職種の立ち位置や動線に配慮したレイアウトとする。

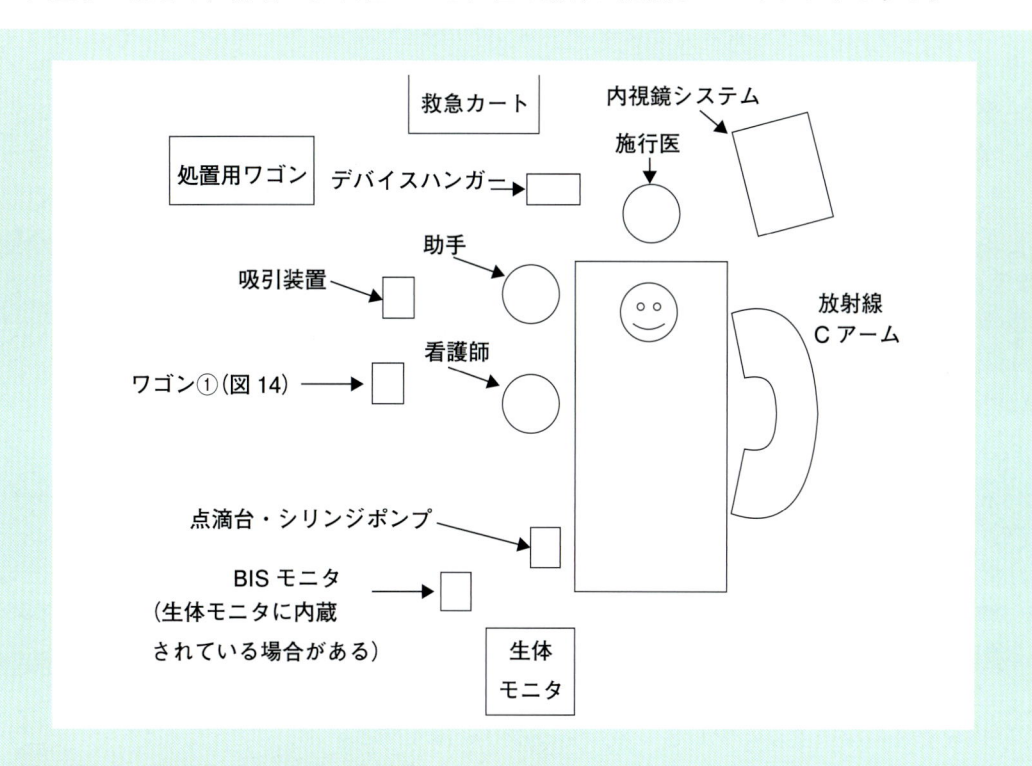

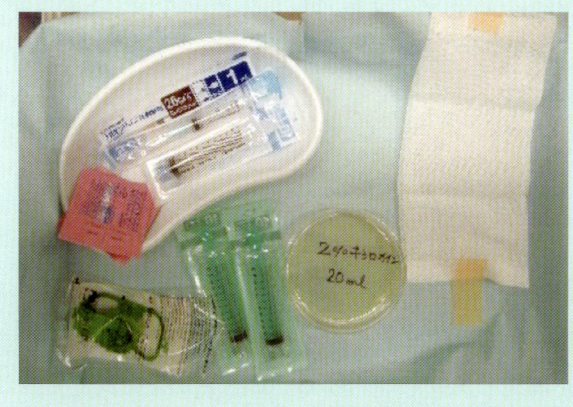

図14　ワゴン①
（左下）バンド付きマウスピース
（トレイ内）18G 針＋シリンジ 10mL
　　　　　　（ドルミカム®用）
　　　　　シリンジ 2.5mL
　　　　　　（フルマゼニル®用）
　　　　　シリンジ 1.0m（オピスタン®用）
緑シリンジ　10mL（麻酔散布用）2 本
目隠しガーゼ（未滅菌ガーゼの両端にテープ
　　　　　　をつけて準備する）
滅菌シャーレ（2％キシロカイン®を入れる。
　　　　　　マジックで内容を記載する）

②モニタ類

　患者足側サイドに置き，施行医・施行医助手・看護師より見えるように配置する。

③救急カート

　整備された状態で準備しておく。当院では，1フロアに1台ずつ，2台所有しており，救急カートは使用次第，すぐに整備して次の使用に備えている。

3）入室〜治療開始まで

①患者を検査台に仰臥位とする。
(1) 医師は，患者の頭側に立って検査を行う。医療機器の配置や術者の利き手などによりどちらを頭側とするか，体位・ポジションなど事前に打ち合わせておく。
(2) 患者の体型や身体症状等を考慮し，最初に腰掛ける場所をはかり，誘導する。また，安楽な体位となるように，立膝した膝下に安楽枕を入れるなどの工夫を行う。
(3) 額部にBISセンサーを貼用する。プロセッサーに接続しBIS値を測定する。センサーがしっかり密着しないと測定できないため，少し強く押しながら貼る。BISセンサーの額部に貼る部分は，小さい突起物があり，少し強く押しながら貼るため，チクチクと痛みを感じる。そのため，貼用前に「チクチクとします」などとあらかじめ声かけを行う。

②モニタ機器を装着する。
(1) 末梢ルートを確保した腕の指先に，パルスオキシメーターを装着する。
(2) 反対の末梢ルートが確保されていない腕（または下腿）に血圧計を装着する。

③保温につとめる。

　患者自身が感じる暑さ寒さに配慮した声かけのもと，胸元から足元にかけてタオルケット等で保温する。

④目隠しガーゼを置く。

　検査中に薬液が誤って目に入らないように目隠しガーゼを当てる。視界が閉ざされる恐怖に配慮し，必ず「お薬が目に入らないように覆いますね」と声をかける。

⑤バンド付マウスピースを装着する。
(1) 検査中外れないように少しきつめにしっかりと固定する。
(2) 義歯を外している場合は，歯茎を守るためマウスピースラバーを装着する。
(3) この後，患者は思うように話せなくなるので，「はい」「いいえ」で返答できる声かけで進行していくことや，気になることがあれば片側の肘から先を挙げて知らせるよう説明する。

⑥酸素カヌラを装着する。

⑦①〜⑥まで準備できたら（P231 図4参照）処置開始前のバイタルサインを測定する。その後は，5分ごとに血圧測定する。

⑧病棟より引き継いだ点滴の側管よりプロポフォール®を接続する。シリンジポンプが正常に作動していることを確認後，指示を復唱し，実際に投与する。
(1) 必ずプロポフォール®投与前にBIS値を測定し医師に報告する。BIS値が正常に測定されているか確認後，プロポフォール®を投与する。
(2) プロポフォール®を投与後，バイタルサイン，呼吸状態を確認する。投与直後の血圧低下やSpO_2の低下に注意し，低下がみられた場合直ちに医師に報告する。
(3) バイタルサインが安定し，BIS値が45〜60位であれば，鎮静状態が良好である。

この状態で，気管支鏡を挿入し治療開始となる。

4）治療中
　①バイタルサインをチェックする。
　　検査中は医師の指示により，2.5分間隔で血圧測定する。SpO_2の値を医師に報告し，医師の指示により酸素投与を開始する。
　②呼吸管理を介助する。
　　医師が気管支鏡を挿入した直後に，カフなし挿管チューブを挿入しジャクソンリースで換気を行う。酸素カヌラは装着したまま，酸素はジャクソン側に切り替える。酸素カヌラはそのままでよい。
　③立ち位置に配慮する。
　　医師は，頭側で操作しているため，気管支鏡操作などの妨げにならないように頭側にする。
　④急変時に備える。
　　医師は，バルーンサイズを決定するため，気管支鏡にて内腔を観察する。この時，気管狭窄に加え，気管閉塞を起こす可能性がある。気管支鏡挿入直後は特に細心の注意を払い，救急カートが使用できるように準備し，バイタルサインの変動に注意する。
　⑤バルーン挿入の介助を行う。
　⑴バルーンサイズが決定したら，医師は，鉗子口からガイドワイヤーを，狭窄部位を通過するところまで挿入する。一時，ガイドワイヤーを残して，気管支鏡を抜去し，ガイドワイヤーを介して耐圧バルーンが挿入される場合もある。この時，ガイドワイヤーが抜けないようにマウスピース付近でしっかりとガイドワイヤーを保持する。
　　　気管支鏡を抜去する時やガイドワイヤーに耐圧バルーンを通し，気管支鏡を同時に挿入する時には，体動，バイタルサイン，呼吸状態に注意する。
　⑥体位保持につとめる。
　　医師は拡張する位置を確認し，狭窄部位に耐圧バルーンを挿入する。インフレーターでバルーンをゆっくり広げる。この時，患者に体動があると，医師にとっては視野が動くため手技が難しくなり，患者にとっても気管の損傷につながる。安全を確保するため，体動がある場合は，医師に報告し，鎮静剤の追加等の指示を受ける。
　⑦状態観察を行う。
　　医師によってバルーンが広げられると，近隣の血管がバルーン部分や腫瘍に押され，血流障害をきたし，SpO_2低下，頻脈または徐脈などを起こしやすい状態となる。バイタルサインの変動や顔面の浮腫に注意し，異常があった場合は速やかに医師へ報告する。バルーンの収縮（デフレート）により改善する。拡張を数回行い，狭窄部位が改善されたことを確認する。
　⑧終了時の観察を行う。
　　呼吸状態，バイタルサイン測定，全身状態を観察する。

5）治療終了後
　①覚醒状態の観察を行う。
　⑴医師の指示により，プロポフォール®を終了する。その後，処置台に臥床したままの状態

で，声かけでの開眼，指示動作ができるかを確認する。
(2) 口腔内の分泌物が多い場合は，口腔内吸引を行う。
(3) 吸引後，覚醒状態を再度確認し，覚醒良好であればマウスピースを外す。
(4) 覚醒状態が不良の場合，マウスピースを外さずに口腔内吸引を施行し，誤嚥防止につとめる。
(5) 再度バイタルサインを測定し，医師へ報告する。
②病棟看護師へ引き継ぐ。
(1) 医師の指示により退室許可を得る。帰室はストレッチャーとなる。
(2) 処置中の使用薬剤名，使用量，患者の状態（バイタルサイン，覚醒状態）術中の状況バルーンカテーテルのサイズ，拡張状態を伝える。患者持参品は相互で確認する。
(3) 拡張後は，呼吸状態が改善される。また，分泌物が増える場合があるため，十分に排痰するように促す。

6　EWS®を用いた気管支充填術

Key Notes

- 充填部位の特定，責任気管支の同定などを繰り返し行う治療手技である。
- 入院治療であり再施行することもあるため，病棟看護師との連携が重要となる。
- 治療についての理解度，バイタルサイン，心理状態，治療中，治療後の状態を情報共有することが重要である。

1) 必要物品
　①薬剤
　・プロポフォール®　20mL（麻酔薬）
　・2％キシロカイン®　20mL（検査中の追加麻酔散布用）
　・オピスタン®　1A（鎮痛目的）
　＊オピスタン®の使用量
　　当院では，通常0.5mL静注するが，80歳以上または体重45kg以下の場合はオピスタン0.25mL静注としている。
　②物品
　・バンド付マウスピース
　・1mLシリンジ　1本（オピスタン®用）
　・緑シリンジ（麻酔薬散布用）
　・20mLシリンジ（プロポフォール®用）
　・エクステンションチューブ（プロポフォール®使用時点滴ルート側管の接続に使用）
　・目隠しガーゼ（眼の保護用）
　・滅菌シャーレ（2％キシロカイン®を入れる）
　・吸引チューブ（口腔内吸引用）
　・プラスティックトレー（注射薬を入れる）
　・酸素カヌラ

- カフなしの8.0Fr挿管チューブ（気管内挿管　オーバーチューブのように使用）
- カテーテルマウント
- ジャクソンリース
- 気管支用バルーンカテーテル
- 固定用シリコン（EWS®，サイズを医師に確認する）（図15）
- 把持鉗子　鰐口鉗子など（EWS®を把持する）
- ディスポメス（EWS®の形状修正に使用する）

③医療機器
- 心拍・心電図・血圧・酸素飽和濃度モニタ
- 吸引装置
- 酸素吸入装置
- 救急カート
- シリンジポンプ
- BISモニタ（プロポフォール®使用のため）
- 低圧持続吸引器（胸腔ドレーン留置がしてある場合）

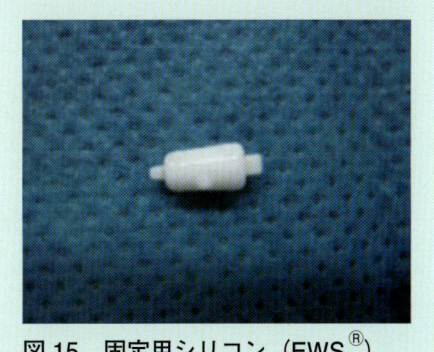

図15　固定用シリコン（EWS®）

2）準備

①検査室の環境整備

入室する患者や，術者・多職種の立ち位置や動線に配慮したレイアウトとする。

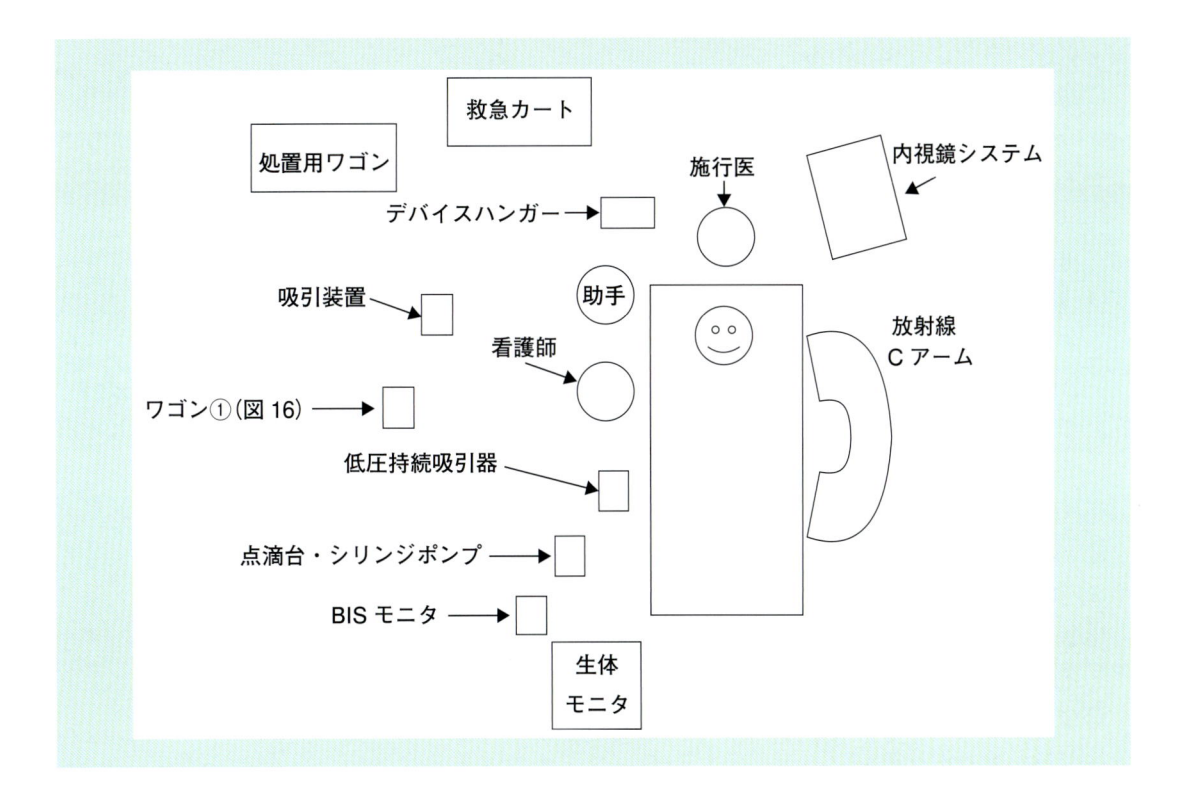

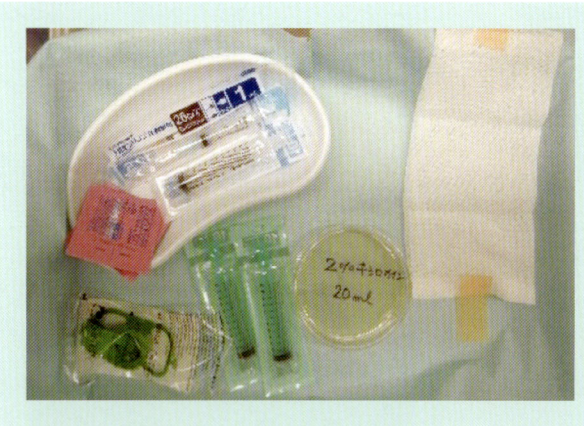

図16　ワゴン①
（左下）バンド付きマウスピース
（トレイ内）18G針＋シリンジ10mL
　　　　　　　（ドルミカム®用）
　　　　　シリンジ2.5mL
　　　　　　　（フルマゼニル®用）
　　　　　シリンジ1.0m（オピスタン®用）
緑シリンジ　10mL（麻酔散布用）2本
目隠しガーゼ（眼の保護用）
滅菌シャーレ（2%キシロカイン®を入れる）

②モニタ類
　患者足側サイドに置き，施行医・施行医助手・看護師より見えるように配置する。
③救急カート
　整備された状態で準備しておく。当院では，1フロアに1台ずつ，2台所有しており，救急カートは使用次第，すぐに整備して次の使用に備えている。

3）入室～検査開始まで
　誘導や介助においては，患者自身が行う指示動作だけでなく，看護師自身の行為についても，その目的や内容について説明した声かけを行う。何のために何をするのかがわからない不安を軽減できるようつとめる。
①患者を検査台に仰臥位とする。
(1) 術者は，患者の頭側に立って検査を行う。医療機器の配置や術者の利き手などによりどちらを頭側とするか，体位・ポジションなど事前に打ち合わせておく。
(2) 患者の体型や身体症状等を考慮し，最初に腰掛ける場所をはかり，誘導する。また，安楽な体位となるように，立膝した膝下に安楽枕を入れるなどの工夫を行う。
(3) 額部にBISセンサーを貼用する。プロセッサーに接続しBIS値を測定する。
・センサーがしっかり密着しないと測定できないため，少し強く押しながら貼る。
・BISセンサーの額部に貼る部分は，小さい突起物があり，少し強く押しながら貼るため，チクチクと痛みを感じる。そのため，貼用前に「チクチクとします」などとあらかじめ声かけを行う。
②モニタ機器を装着する。
(1) 末梢ルートを確保した腕の指先に，パルスオキシメーターを装着する。
(2) 反対の末梢ルートが確保されていない腕（または下腿）に血圧計を装着する。
③保温につとめる。
　患者自身が感じる暑さ寒さに配慮した声かけのもと，胸元から足元にかけてタオルケット等で保温する。
④目隠しガーゼを置く。
　検査中に薬液が誤って目に入らないように目隠しガーゼを当てる。視界が閉ざされる恐怖に配慮し，必ず「お薬が目に入らないように覆いますね」と声をかける。

⑤バンド付マウスピースを装着する。
⑴検査中外れないように少しきつめにしっかりと固定する。
⑵義歯を外している場合は，歯茎を守るためマウスピースラバーを装着する。
⑶この後，患者は思うように話せなくなるので，「はい」「いいえ」で返答できる声かけで進行していくことや，気になることがあれば片側の肘から先を挙げて知らせるよう説明する。
⑥酸素カヌラを装着する。
⑦①〜⑥まで準備できたら（P231 図4参照）処置開始前のバイタルサインを測定する。その後は，5分ごとに血圧測定する。
⑧病棟より引き継いだ点滴の側管よりプロポフォール®を接続する。シリンジポンプが正常に作動していることを確認後，指示を復唱し，実際に投与する。
⑴必ずプロポフォール®投与前にBIS値を測定し医師に報告する。BIS値が正常に測定されているか確認後，プロポフォール®を投与する。
⑵プロポフォール®を投与後，バイタルサイン，呼吸状態を確認する。投与直後の血圧低下やSpO_2の低下に注意し，低下がみられた場合直ちに医師に報告する。
⑶バイタルサインが安定し，BIS値が45〜60位であれば，鎮静状態が良好である。この状態で，気管支鏡を挿入し治療開始となる。
⑨胸腔ドレーン挿入中の場合は，医師の指示により低圧持続吸引器を接続する。壁コンセントの位置や動線，電源，吸引圧を確認する。

4）治療中
①検査中は医師の指示により，2.5分間隔で血圧測定する。SpO_2の値を医師に報告し，医師の指示により酸素投与を開始する。
②気管支鏡挿入後，直ちにカフなし挿管チューブ挿入し（気管内挿管）ジャクソンリース換気を行う。酸素カヌラは装着したまま，酸素はジャクソン側に切り替える。頭側で操作しているため，気管支鏡操作などの妨げにならないよう，頭側には触れないようにする（酸素カヌラは外さなくてよい）。
③内腔を観察しリーク部位の検索，同定のため，バルーンカテーテルにてバルーンテストを行う。
・バルーンテスト
疑わしい部位にバルーンを広げ閉塞する。リークが消失または著減した場合，そこがリーク部位となる。特に低圧持続吸引器を使用している場合，気泡が減弱，消失した場合，これがリーク部位のサインとなるため，施行医に報告する。
⑴鎮静の状況（BIS値），バイタルサイン測定，呼吸状態，全身状態を観察し，異常時は医師に速やかに報告する。
（施行者，介助者は画面，手技に集中しているため，いち早く異常に気づくのは，看護師である可能性が高い。また，異常，急変時に早期発見できるようにしっかり観察する）
④観察し充填するEWS®のサイズを決定し，気管支鏡を一時抜去する。気管支鏡抜去時は体動の有無，SpO_2，呼吸状態に注意する。
⑤適応サイズのEWS®を充填するため処置用ワゴンに，使用するサイズのEWS®と鰐口鉗子（EWS®をしっかり把持できる鉗子），充填する部位の気管支の形状や部位などにより，

形状を変えるためEWS®をカットする場合がある。そのためのディスポメスも用意する。
⑥気管支鏡の鉗子口から鰐口鉗子を挿入し，先端からEWS®を把持し，把持した状態で挿管チューブから再度気管支鏡を挿入し，同定部位まで進む。これにより，体動や咳嗽反射などが起きると，EWS®が途中で落下してしまう可能性がある。
(1) 鎮静状態，口腔内分泌物の貯留等確認をし，BIS値上昇や口腔内分泌物が貯留している場合は，医師に報告し，鎮静剤の追加や口腔内吸引等事前に指示受けや処置を行う。
(2) 呼吸状態，バイタルサインの測定，全身状態の観察を行い，異常の早期発見につとめる。
⑦リーク部位にEWS®を充填する
(1) 精密で繊細な処置を行っているため，施行者，介助者は画面，手技に集中している。このため，いち早く異常に気づくのは，看護師である可能性が高い。また，異常，急変時に早期発見できるようにしっかり観察する。
⑧充填後の効果確認
(1) 低圧持続吸引器使用の場合，リークテストと同様，気泡の状態を医師に報告する。気泡がない場合は，充填効果があることを示している。

5）治療終了後
①医師の指示により，プロポフォール®を中止する。バイタルサイン測定，名前を呼び，覚醒状態を確認する。終了したことを告げ，ねぎらいの言葉をかける。
②ストレッチャーで帰室。病棟に申し送りをする。
(1) 入室時，独歩可能な場合も，事前にストレッチャーを準備して入室するのがよい。
(2) 病棟看護師へ，使用薬剤名，使用量，治療中の状態，バイタルサイン，覚醒状態，術中の状況，充填したEWS®のサイズおよび充填の状態を申し送る。患者持参品は相互で確認する。

6）治療後の観察ポイント
　SpO_2値，胸痛，呼吸苦等の胸部症状の有無，覚醒状態を確認する。胸部症状があった場合は速やかにナースコールするように告げる。充填後，・胸腔ドレーンが挿入されている場合は，リークの有無を確認する。

7　光線力学的治療（PDT）

Key Notes

- レザフィリン®投与後は，光過敏症予防のため500ルクス以下の室内で過ごす。
- レザフィリン®投与後の約4週間，外出時は，帽子，手袋，長袖等により日光を避ける必要がある。

1）必要物品
①薬剤
・ドルミカム®　1A＋生食8mL（鎮静目的）
・オピスタン®（鎮痛目的）

・フルマニゼル® 1/2A（ドルミカム®拮抗剤，覚醒目的）
・2%キシロカイン®液 20mL
＊オピスタン®の使用量
　当院では，通常0.5mL静注するが，80歳以上または
　体重45kg以下の場合はオピスタン0.25mL静注としている。

②物品
・18G針＋シリンジ 10mL（ドルミカム®用）
・シリンジ 2.5mL（フルマゼニル®用）
・シリンジ 1.0mL（オピスタン®用）
・緑シリンジ 10mL（麻酔散布用）
・滅菌シャーレ（2%キシロカイン®液を入れる）
・カフなし挿管チューブ（図17）
・カテーテルマウント
・バンド付きマウスピース
・目隠しガーゼ（眼の保護）
・アルコール綿

②医療機器
・半導体レーザ（PDレーザ®）（図18）
・照明用プローブ
・照度計

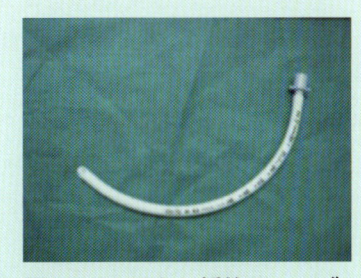

図17　カフなし挿管チューブ

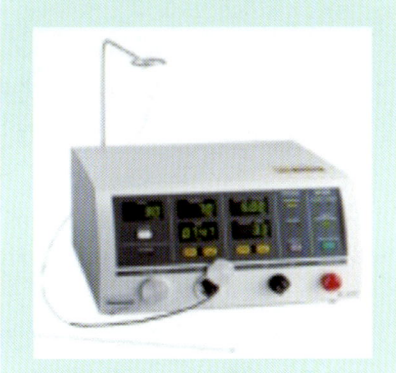

図18　レーザー機器

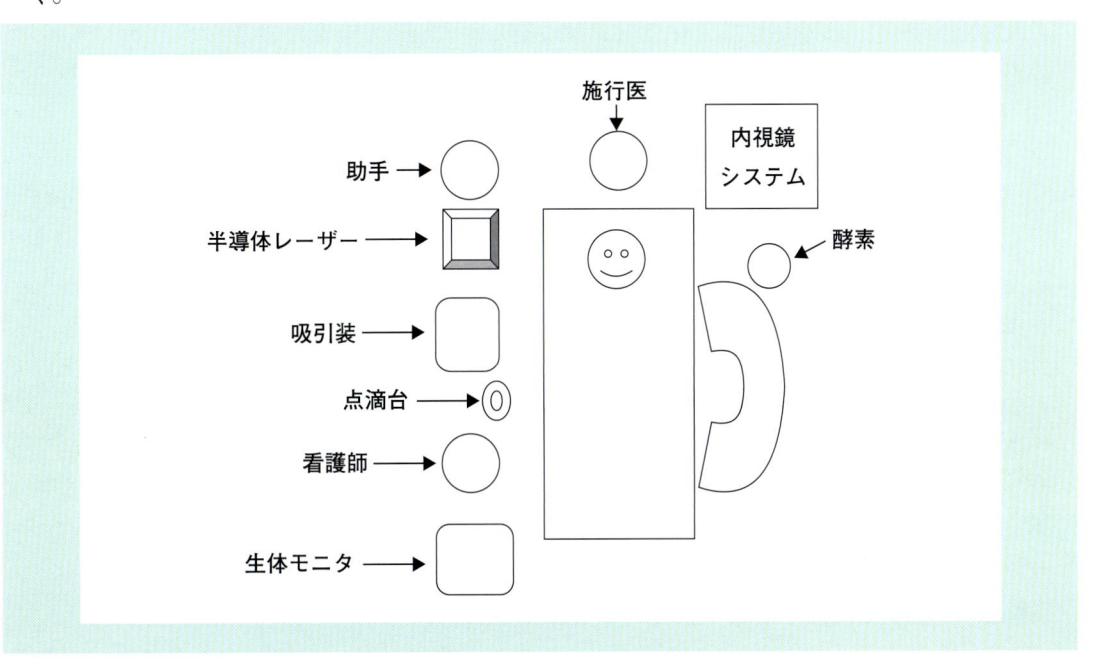

2) 準備
　①検査室の環境整備
　　入室する患者や，術者・多職種の立ち位置や動線に配慮したレイアウトとする。治療前より廊下・治療室の照明を落とし，照度500ルクス以下に調整しておく。

②PDレーザ®装置の作動確認
(1) 装置のウォームアップに10分程度かかるため，事前に電源を入れておく。
(2) 正常に作動することを事前に確認しておく。当院では，治療前に医師が準備している。
③モニタ類
　患者足側サイドに置き，施行医・施行医助手・看護師より見えるように配置する。
④救急カート
　整備された状態で準備しておく。当院では，1フロアに1台ずつ，2台所有しており，救急カートは使用次第，すぐに整備して次の使用に備えている。

3) 病棟での検査前準備
　4時間前に，医師により注射用レザフィリン®が静注される。レザフィリン®投与後は，患者自身または，看護師の介助により日焼け止めを塗布する。出棟時は，帽子・手袋・長袖・サングラスを着用する。

4) 入室〜検査開始まで
①患者を検査台に仰臥位とする。
　患者の体型や身体症状等を考慮し，最初に腰掛ける場所をはかり，誘導する。また，安楽な体位となるように，立膝した膝下に安楽枕を入れるなどの工夫を行う。
②モニタ機器を装着する。
(1) 末梢ルートを確保した腕の指先に，パルスオキシメータを装着する。
(2) 反対の末梢ルートが確保されていない腕（または下腿）に血圧計を装着する。
③保温につとめる。
　患者自身が感じる暑さ寒さに配慮した声かけのもと，胸元から足元にかけてタオルケット等で保温する。
④目隠しガーゼを置く。
　検査中に薬液が誤って目に入らないように目隠しガーゼを当てる。視界が閉ざされる恐怖に配慮し，必ず「お薬が目に入らないように覆いますね」と声をかける。
⑤バンド付マウスピースを装着する。
(1) 検査中外れないように少しきつめにしっかりと固定する。
(2) 義歯を外している場合は，歯茎を守るためマウスピースラバーを装着する。
(3) この後，患者は思うように話せなくなるので，「はい」「いいえ」で返答できる声かけで進行していくことや，気になることがあれば片側の肘から先を挙げて知らせるよう説明する。
⑥酸素カヌラを装着する。
⑦ ①〜⑥まで準備できたら（P231図4参照）処置開始前のバイタルサインを測定する。その後は，2.5分ごとに血圧測定する。
　開始時のSPO$_2$の値を，その後の変動を見極める基準として記録しておく。なぜなら，レザフィリン®は光を透過しにくい性質があるため，パルスオキシメータのように赤色光と赤外光の2波長光の吸収度を測定するものでは正確な値を測定することが難しい。さらに，レザフィリン®投与後5時間でSPO$_2$は4.4〜5.4％ほど低下する。
⑧静脈麻酔を開始する。医師の指示により，オピスタン®，ドルミカム®を静注する。

⑴患者に対しては，「少し眠くなる薬が入ります」「お注射の入っているところは痛みありませんか」など細やかに声かけを行い，不安の軽減につとめる。
⑵医師に向け，指示内容を復唱し，指さし声出し確認をしながら準備する。投与時は「オピスタン®○mg入ります。ドルミカム®○mg入ります」と薬剤名と使用量を声に出し，医師や技師らへ周知したうえで，実施する。

5) 治療中
①カフなし挿管チューブ挿入・気管支鏡挿入の介助をする。
　医師が気管支鏡を挿入する時には，気管支鏡の接触刺激や，局所麻酔薬注入による咳嗽反射が起こる。声かけをしながら，咳嗽反射による体動や，バイタルサインの変動に注意する。
②レーザー照射の施行を介助する。
⑴1回のレーザー照射に11分7秒時間がかかる。その間の患者の呼吸状態・バイタルサイン・全身状態の変化を見逃がさないようにする。
⑵体位を保持する。
　体動により，気管内での気管支鏡の摩擦を防ぐ必要がある。粘膜から出血した場合には，血液中のヘモグロビンによるレーザー光の干渉のため，治療の妨げとなる。
③鎮静剤の追加投与を行う。
　体位保持が困難な体動の状況があれば，医師へ報告する。状況に応じて，医師より鎮静剤の追加指示があった場合に実施する。指示は必ず復唱し，準備は指さし声出し確認し，投与時にも，薬剤名と使用量を声に出し，確認のうえ，施行する。
④パルスオキシメータの装着部位の変更・皮膚の観察を行う。
　パルスオキシメータの光を測定原理とする機器で長時間継続的に装着した場合，パルスオキシメータの受光部に光線過敏反応を起こし水疱等の反応が生じることがある。

6) 検査終了後
①バイタルサインのチェック
　医師の指示にて拮抗剤のフルマゼニル®を静脈注射した場合には，急激に血圧上昇が起こりうることも念頭に置いておく。当院の場合は，180mmHgを超えた場合は医師へ報告している。
②覚醒状態の観察を行う。
⑴終了後は目隠しを取り，処置台に臥床したままの状態で，声かけでの開眼，指示動作ができるかを確認する。口腔内の分泌物が多い場合は，口腔内吸引を行う。
⑵吸引後，覚醒状態を再度確認し，覚醒良好であればマウスピースを外す。覚醒状態が不良の場合，マウスピースを外さずに口腔内吸引を施行し，誤嚥防止につとめる。
⑶再度バイタルサインを測定し，医師へ報告する。
③口腔内分泌物や喀痰の喀出方法についての指導を行う。
⑴覚醒状態が良好となったら，マウスピースを外し，口腔内に溜まった分泌液は，飲み込むずに吐き出すように声をかけ，ティッシュを渡す。
⑵口腔内分泌物を吐き出す時は，喉に力を入れないように口腔内に溜まっているものは，力を入れて吐き出したり，咳込むと咽頭に損傷を与える可能性があり，静かに出すように

声かけをする。
④医師の退室許可にて，ストレッチャーでのお迎えを病棟に連絡する。帽子・手袋・長袖の上着・サングラスを装着する。医師により，照度計の使い方の説明が行われる。500ルクス以下にした室内で過ごすため，照度計にて確認しながら日常生活を過ごすよう指導される。
⑤病棟看護師に申し送りをする。
(1) 使用薬剤，レーザー照射部位，時間，治療中の状態，バイタルサイン，覚醒状況について報告する。
(2) 安静時間や，治療終了2時間後の飲水・食事の可否を伝達する。
(3) 以下について，病棟看護師と患者自身へ説明する。
・レーザー照射後，瘢痕狭窄・浮腫による呼吸困難，血痰，発熱の症状が現れることがあるので観察を十分に行う。
・光線過敏症を起こすことがあるのでパルスオキシメータは継続的な装着を避けるようにする。
・PDT施行後2週間は光線過敏症予防のため日中の外出を避け，照度500ルクス以下の室内で過ごす。
・光線過敏症の予防のため食品はクロレラ・ライム・レモン・オレンジ・パセリ・イチジク・ドクダミなどは摂取せず，薬品はテトラサイクリン系薬剤・スルホンアミド系薬剤・フェノチアジン系薬剤などは投与しないようにする。

8　局所麻酔下胸腔鏡

Key Notes

・検査中，片肺は虚脱するため，呼吸状態に特に注意が必要である。
・意識がある状態での検査のため，疼痛コントロール・不安の軽減につとめる。

1) 必要物品
　①薬剤
　・生理食塩水　50mL＋ペンタジン®15mg　鎮痛目的）
　・生理食塩水　20mL（検体用ガーゼを浸す目的）
　・蒸留水　20mL
　　　（チェストドレーンバックの水封用）
　・1％Eキシロカイン®（局所麻酔）
　・ヘキザックLA®液1％ 250mL（消毒薬）
　・ウエルアップハンドローション® 1％　500mL（手指消毒）
　②物品
　・中切開セット
　・長鑷子（物品展開時使用）
　・耳鼻科鑷子（検体採取用）
　・ボール（小）（綿球とヘキザックLA®液を入れる）

- ビーカー（小）（麻酔薬用）
- カテラン針 22G（局所麻酔用・大柄な人用）
- 注射針 18G
- 注射針 23G（局所麻酔用）
- 2.5mL 注射シリンジ（鎮痛薬混注用）
- 緑シリンジ　5mL（局所麻酔用）
- 緑シリンジ　10mL（局所麻酔用）
- 緑シリンジ　50mL（胸水採取用）
- 輸液セット（鎮痛剤点滴時使用）
- スカルペル
- 縫合針　角4
- 2-0 ナイロン糸
- カップ入り綿球（大）
- Y ガーゼ
- 5 枚入り滅菌 S ガーゼ
- サクションカテーテル　12Fr × 40cm（胸水吸引用）
- 滅菌シャーレ（生検時の検体入れに使用）
- 細胞診専用試験管（胸水用）
- コネクター付きコネクティングチューブ
- 20Fr ダブルルーメントロッカー
- チェストドレーンバック
- 局注針
- 生検鉗子（FB211D®または FB231D®オリンパス）
- ディスポーザブル高周波ナイフ　IT2
- 対極板
- フレキシブルトロッカー 8mm LTF 用（図 19）
- チューブタイ　M サイズ
- タイガン（図 20）
- タイガンベルト
- 滅菌ドレープ
- CV 用滅菌ドレープ
- 滅菌グローブ
- 滅菌ガウン
- ディスポキャップ
- 酸素カヌラ
- 抱き枕（体位固定用）

③医療機器
- 体外超音波診断装置
- セミフレキシブル胸腔鏡
- 高周波装置
- 生体モニタ

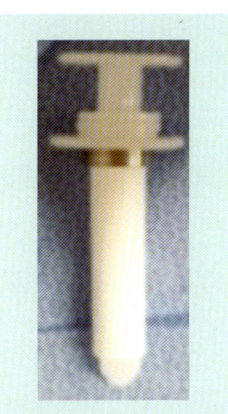

図 19　フレキシブルトロッカー

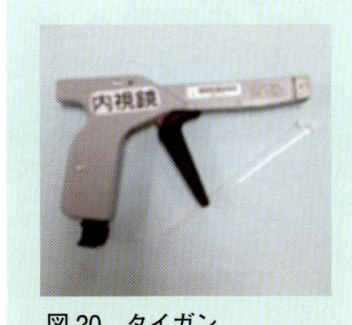

図 20　タイガン

・酸素吸入装置
・吸引装置
・救急カート

2）準備
　①検査室の環境整備
　　入室する患者や，術者・多職種の立ち位置や動線に配慮したレイアウトとする。生体モニタは術者・介助者・看護師が見やすいように，ベット頭側に配置する。

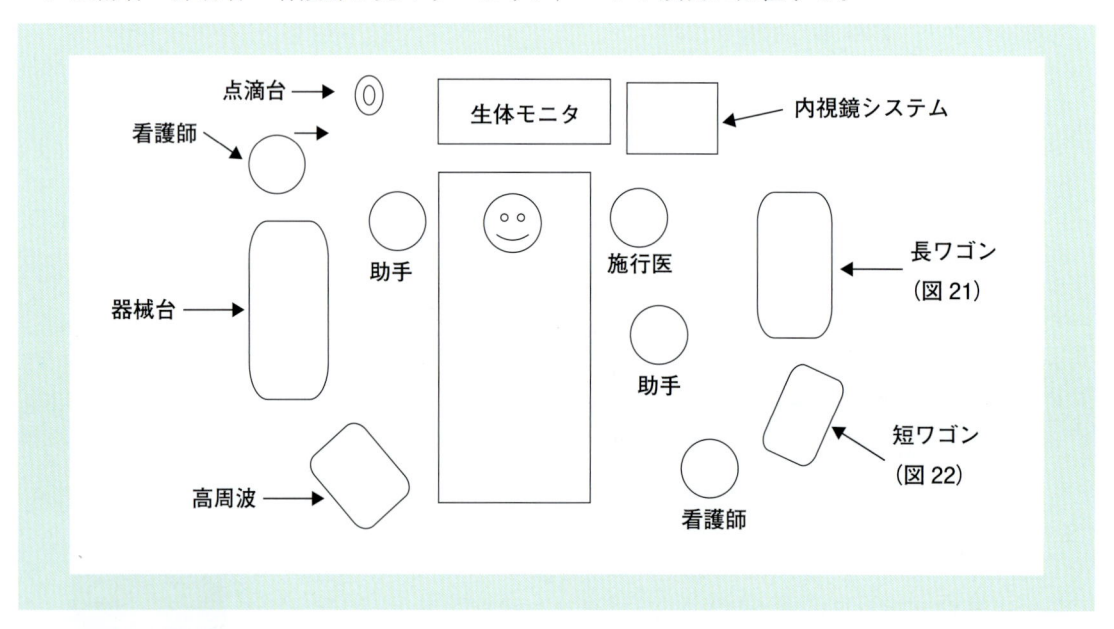

(1) 長ワゴン（図21）
　中切開セット
　　眼科ハサミ・クーパー・マッチウ持針器・鈎ピン・解剖鑷子・神経鑷子・コッヘル止血鉗子（直・曲）・ペアン鉗子（直・曲）・モスキート・ランゲンベック氏扁平鈎・コッヘル氏双鈎・気管用扁平鈎がセットされている。

　　注射針，縫合針，ナイロン糸，緑シリンジ，ビーカー，ボール，ガーゼも準備する。

　　生検時には，滅菌シャーレには生食20mLで浸したガーゼを準備する。

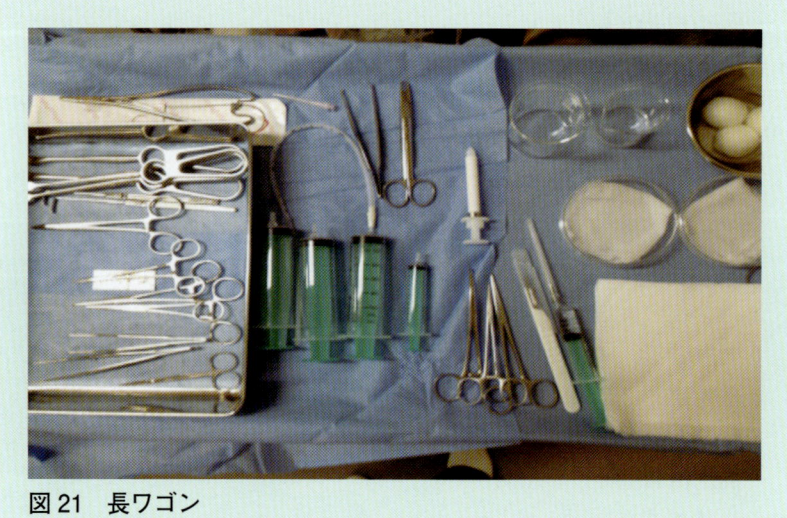

図21　長ワゴン

ディスポメス，滅菌ガーゼを広げておく。

ワゴンの上に展開したものは不潔にならないようにドレープを掛けておく。

(2) 短ワゴン（図22）

コネクティングチューブ・滅菌シャーレ・細胞診専用試験管・局所麻酔薬・消毒薬

(3) 洗浄室のワゴン（図23）

滅菌グローブ・滅菌ガウン・ディスポキャップ・手指用消毒液

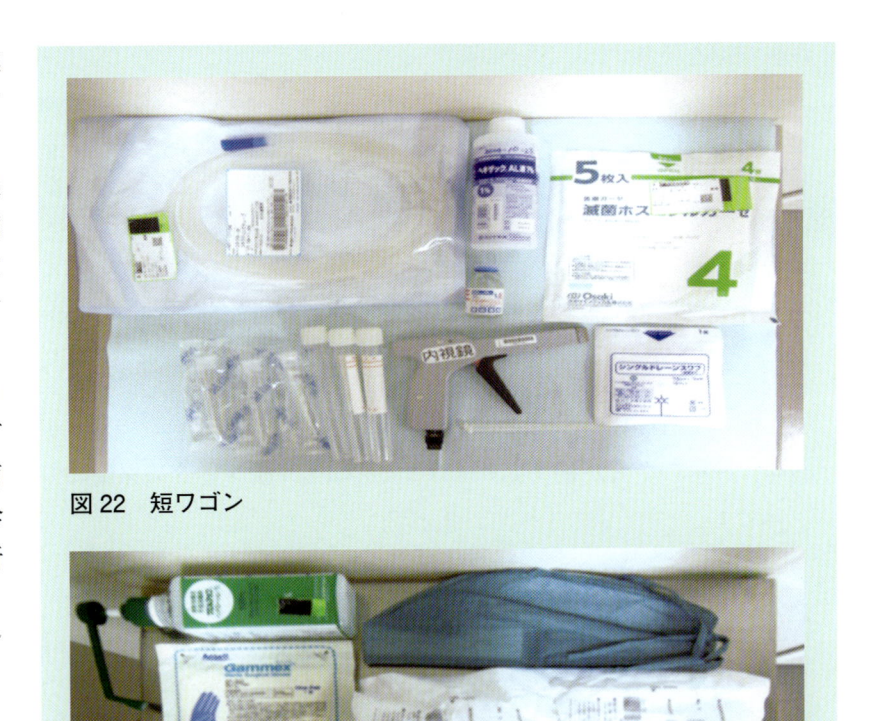

図22 短ワゴン

図23 洗浄室のワゴン

②スタッフの準備

　看護師は，術者の介助と患者の看護のため2名体制が望ましい。十分な人員体制のもと，常に急変時に備えておく必要がある。

3）病棟での準備

　出棟時刻に合わせ，気道分泌物の抑制・副交感神経抑制・鎮静の目的で前投薬として，硫酸アトロピン®1A＋アタラックスP®1Aを筋注している。ストレッチャーでの出棟となる。

4）入室から処置開始まで
　①病棟からの持参物品（帰棟時に使うドレーン鉗子）の確認を行う。
　②検査室から処置台への移動介助
　　ストレッチャーのまま検査室へ移動し，処置台へ横づけし，できるようであれば患者自身で横へスライドして処置台へ移動する。
　③心電図モニタ・血圧・パルスオキシメータ・酸素カヌラを装着する。患側の上半身は患側寝衣を脱ぎ，露出した状態とする。羞恥心に配慮し，必要時まではタオルケット等で覆い，露出を最小限とする。
　④バイタルサインを測定する。

⑤鎮痛剤を投与する。
　検査中の疼痛緩和のため，医師の指示により，ペンタジン®15mg＋生食50mLを静注する。医師に向け，指示内容を復唱し，投与時にも薬剤名と使用量を声出し確認したうえで実施する。鎮痛薬投与後，ショック症状・呼吸抑制・悪心・脱力感などの有無を観察する。
⑥施術に応じた体位を設定する。
　患者は術者側を向き，患側を上にした側臥位とし，抱き枕を抱えてもらう。抱き枕を抱くことにより，上肢が検査の妨げとならず，長時間同じ姿勢を保持し安定させることができる。
⑨保温につとめる。
　医師がエコーにて穿刺部位を確認し，マジックにてマーキングをすることを伝える。実施後は，医師の準備が整うまで待つことを伝え，掛け物等で保温につとめる。

5）検査中
①寝衣・シーツの汚染を防ぐため処置用シーツを敷いておく。
　穿刺部位を中心に，医師により広範囲に皮膚消毒が行われる。消毒薬が冷たく感じることもあるので，あらかじめ患者へ声をかけ，体動に注意する。
②穿刺部位に穴空き滅菌ドレープを掛ける。
　顔にドレープがかかり，呼吸の妨げにならないように気をつける。
③1％Ｅキシロカイン®の局所麻酔を準備する。
　薬液ラベルを医師に見えるようにし，指示を声出しし薬剤名と使用量の確認をする。
④局所麻酔を投与する。
　局所麻酔は穿刺部皮下層に注入するため痛みを伴うため，患者には麻酔であることと，しばらくすると除痛されることを伝える。
⑤処置開始に伴い，状況に応じて，今後行われることや処置の進捗状況を伝える。マーキングされた皮膚をディスポメスにて切開後，鉗子にて鈍的に剥離し，胸腔内に到達後，フレキシブルトロッカーが挿入される。
⑥バイタルサインと一般状態をモニタリング
　切開時の疼痛・フレキシブルトロッカー挿入時の圧迫感等，患者の表情や，呼吸苦，冷汗，チアノーゼ，バイタルサインを確認し，異常の早期発見につとめ，適宜医師へ報告する。
⑦検体採取の介助をする。
　医師により，胸腔内よりサクションカテーテル＋50ccシリンジにて胸水を吸引される。検査目的に応じた滅菌スピッツや細胞診用スピッツを準備し，排液を受理する。検体に記名し，何mL吸引したか記録に残しておく。
⑧胸水の吸引量を記録する。
　コネクター付き吸引チューブを清潔なままの状態で渡し，胸腔鏡をフレキシブルトロッカーより挿入し胸水を吸引する。カテーテルの一端を吸引に接続する。この時の吸引量を記録する。
⑨患者の表情・バイタルサインの観察を行う。
　胸腔鏡にて胸腔内の観察が行われる。胸腔鏡の操作により肋骨が刺激され疼痛を訴えることがある。患者の表情やバイタルサインの観察と共に，進捗状況を伝え，術者の動きに応じ

て，患者に生じる苦痛を予測し，声かけを行う。
⑩チェストドレーンバックを準備する。
　生検を行う頃には，チェストドレーンバッグの水封部に蒸留水を 25mL 入れ，準備しておく。
⑪局所麻酔の介助をする。
　生検時病変部は疼痛を感じないことが多いが，正常胸膜は疼痛を感じるため局所麻酔を行う。
⑫生検後胸腔内を観察し出血の有無を確認する。
⑬挿入するトロッカーカテーテルを準備する。
　トロッカーの名称やサイズを声に出し，医師へ確認のうえ，清潔を保持した状態で渡す。
⑭トロッカーの固定を介助する。
(1) フレキシブルトロッカーを抜去した後，トロッカーカテーテルを挿入し内針を引き抜き，カテーテル外筒を鉗子でクランプし1針縫合した後，カテーテルに糸を巻き付けて固定する。
(2) チェストドレーンバックの接続部を不潔にならないよう医師に渡し，トロッカーカテーテルと接続する。
(3) ドレーン接続部をタイガンで外れないように2か所固定し，タイガンベルトが皮膚に当たらないようにする。
(4) カテーテル挿入部を消毒後 Y ガーゼ・滅菌カーゼにて保護，ドレーン全周にテープを巻き Ω 型に固定をする。ドレーンの屈曲やドレナージ効果の減少を防ぐためあまり強く押し付けてテープを貼らないようにする。
(5) ドレーンを傷つけないように間にガーゼを挟み，ドレーン鉗子にてクランプする。肺が急激に再膨張すると再膨張性肺水腫を起こすことがあるため，すぐにクランプを解放しない。その後医師により，クランプが解放される。
⑮滅菌ドレープを外し寝衣を整える。

6) 検査終了後
①バイタルサインと一般状態の観察を行う。
　疼痛・呼吸困難の有無・ドレナージ周囲の皮下気腫の有無などを確認する。
②医師による退室許可があれば，病棟看護師へ迎えの連絡を行う。
　病棟までの移動中も，SpO_2 モニタによる観察を要するため，病棟よりモニタを持参するように伝える。
③病棟看護師に所要時間，使用薬剤，使用量，検査中の状態，吸引された胸水の量について報告し，今後の安静度や観察においての指示内容を伝達する。

　生検時に IT ナイフ2を使用する場合

【検査前】に体位を設定する際の追加処置として
　対極板の装着が必要である。
・部位としては，好ましい貼付部位の中から一番術野に近い所を選択し，全面が均一に装着できる所を選択する。皮下に血行が豊富な筋肉組織がある部分が望ましい（電流が流れや

すい)。
・体毛の多い部分は剃毛して装着する。
・対極板の貼る方向は術野に対し，電流が対極板に均一に流れるよう広い範囲とする。
・骨が突出している部分や体重がかかる部分・皮膚が乾燥している部分は，接触が不均一になる可能性がある。
・体内に貴金属がある場合は，切開部と対極板の間に挟まないこと。

MEMO

第Ⅲ部　看護師編

4. 院内感染防止対策と呼吸器内視鏡検査室の環境整備

1　標準予防策の実際

　日本呼吸器内視鏡学会の安全対策委員会では，「気管支鏡検査における感染および感染症伝播の発生する場として，機械や検査室，洗浄，消毒過程を介するもの，患者や検体，医療従事者を介するものが考えられ，様々な要素の動線が感染経路となるため，標準予防策であるスタンダードプリコーションの徹底が必要不可欠である」[1]としている。

　当院では，スタンダードプリコーションを基に，検査医や介助者は血液の曝露を防ぎ，自身が媒体とならないように汚染拡大防止と交差感染予防を実践している。ゴーグル以外は，すべてディスポーザブルで，ガウン，マスク，手袋は，1患者ごとに交換している[2]。透視下の検査や治療に入る場合には，ガウンの下にプロテクターを着用し，ガラスバッチは外に見える状態で装着する。

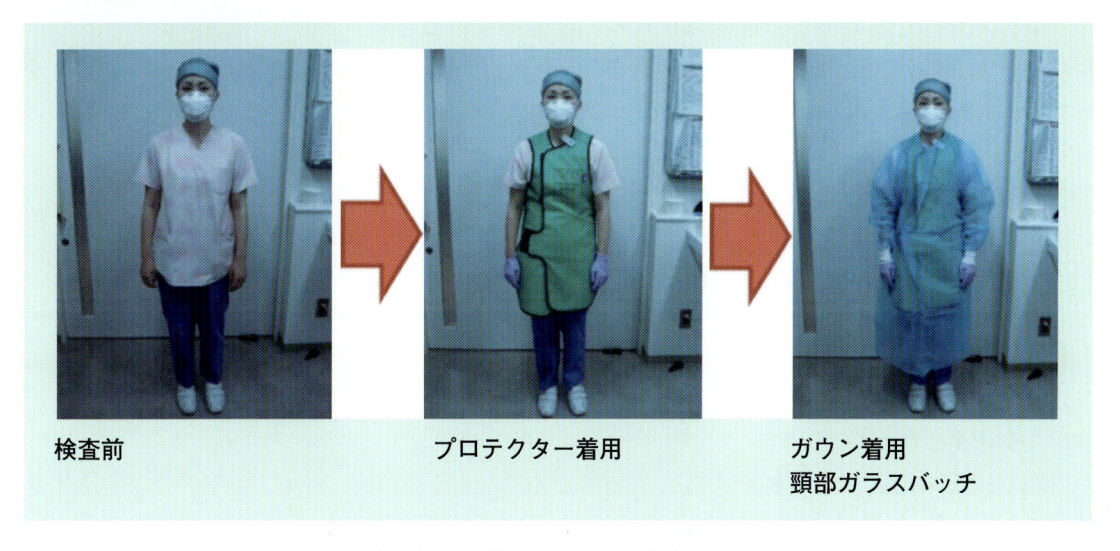

検査前　　　　　　プロテクター着用　　　　　ガウン着用
　　　　　　　　　　　　　　　　　　　　　　頸部ガラスバッチ

　また，スコープの洗浄や部屋の環境整備を行う委託業者にも，ガウン，フェイスシールド付マスク，手袋の着用を義務付け，スタンダードプリコーションの実践を徹底するよう指導している。

2　内視鏡センターの空調整備

　呼吸器内視鏡検査を実施するにあたり，検査室は1時間あたり6〜12回の換気が必要とされている。肺結核が疑われる場合には空気感染予防策が必要となり，室外に対して陰圧設定としなければならない[3]。

　当院では，気管支鏡前処置室，気管支鏡検査室とも，陰圧・陽圧の管理設定が変更可能となっているが，実際は，常に陰圧設定としている。

3 結核等空気感染予防が必要な感染症が疑われる検査時の対応

　結核等の感染症が疑われる場合は，関わるスタッフ間の情報共有が重要となる。医師が，あらかじめ担当看護師に感染症が疑われること伝えておくことで，看護師は迅速に予防策を用いた準備をすることができ，円滑に検査を進めることができる。

　当院では，結核が疑われる場合，検査予約時に医師からリーダー看護師に連絡が入る。リーダー看護師は，検査前日までに担当看護師へ伝達しておく。検査当日は，朝のミーティングで患者情報を看護スタッフ全員に伝達し，情報共有をはかる。検査を受ける順番は，他の患者との接触を避け，最後に調整している。担当看護師はN95マスクを装着して患者を出迎える。患者が外来で来院の場合，すでにサージカルマスクを装着していることが多いので，そのまま気管支鏡前処置室へ誘導し，一般待合室やリカバリー室は使用しない。終了後の会計等の事務手続きも，付き添いの方に依頼している。入院患者の場合も，あらかじめサージカルマスクを着用して来棟する。

　内視鏡センター内では，外来患者同様に気管支鏡前処置室に誘導し，着替え等の準備，前処置を行う。検査終了後はリカバリー室での観察時間はとらず，検査室で状態をアセスメントし，病棟へ帰室後も引き続き観察となる。患者退室後は，前処置室や検査室内の特別な消毒は不要であるが，検査室を1時間程度閉鎖し換気している。

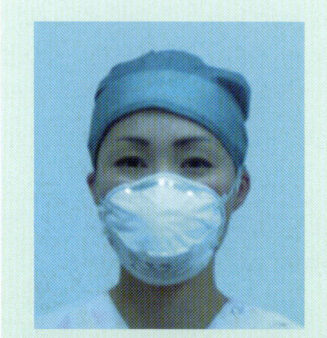

N95マスク着用
隙間のないように肌にぴったりと密着させ，外からの侵入を防ぐ。

4 結核菌に曝露した医療従事者への対応

　気管支鏡検査により結核菌が検出され，結核を疑わず空気感染予防策を取っていなかった場合には，検査に関わったスタッフはすべて結核菌に曝露したと考え，保健所と連携のうえ，追跡調査が必要となる。

　当院では感染制御室へ報告をするとの指示があり，結核患者と接触したスタッフをリストアップし，対象者は結核曝露6〜8週間後にT-スポットTB検査（BCGの影響を受けない血液検査）もしくは胸部レントゲン検査を受けることになっている。

5 気管支鏡と周辺機器類の管理

　気管支鏡は十分な洗浄と，高レベルの消毒が望ましいとされている。また，周辺機器類や周囲環境も適切な清掃が必要である[4),5)]。

　当院では，気管支鏡検査で使用する機器は，汚染しやすいところをチェックリストにあげ，朝の検査開始前と検査終了後に注射準備台とキーボード操作部分はアルコール含浸不織布，その他の部分は低レベル消毒薬含浸不織布を使用し清拭清掃を行っている（チェックリスト，**表1**参照）。

　また，気管支鏡の洗浄・消毒履歴管理システムを導入している。1本ごとの使用履歴から，いつ誰が洗浄・消毒したものかが記録にされ，後に追跡調査ができるようになっている。消毒

表1 チェックリスト

	環境整備チェックリスト　月　　気管支鏡室
1	
2	1 2 3 4 5 6 7 8 9 10 11 12 13 14 15 16 17 18 19 20 21 22 23 24 25 26 27 28 29 30 31
3	看護師作業台，救急カートの上の整備と清拭を行う
4	光源モニターの汚染部分を清拭する．(滑車の部分も)
5	スコープハンガー部の清拭
6	医師が使用する検体作業台の清拭をする
7	PCのある机の整理整頓と清拭を行う
8	患者を受け入れられる状態になっていることを確認する
9	実施した時間
10	担当者サイン
11	＊清拭は環境清拭シートを使用して実施する．
12	環境清拭シートは，受付カウンター下にあります．必要分を各自受付から持っていき使ってください．
13	＊清拭の前後は手洗い，(手指消毒)を実施し，手袋をして行う．

においても，薬液の適正濃度が維持されているか，専用のテストストリップで確認している．また，看護師が定期的に，抜き打ちで選んだ気管支鏡の内側・外側の培養検査を行い，消毒状況を確認している．現在，洗浄・消毒作業は業者へ委託しており，気管支鏡洗浄マニュアルに沿って実施されている．マニュアルには，作業の手順に加え，気管支鏡全体の各部位の名称や機能から，洗浄方法（用手洗浄，機械洗浄），消毒方法，気管支鏡拭き上げまでが明示されている．委託業者とは月例報告会を実施しており，日々の業務における医療者との連携・協力体制や，作業手順マニュアルの遵守状況などを確認するとともに，内視鏡センターにおける院内感染防止対策について指導を行っている．

◆参考文献

1) 日本呼吸器内視鏡学会・編，福岡正博，土屋了介・著：気管支鏡　臨床医のためのテクニックと画像診断．18；2008．
2) 竜田正晴，若林榮子，戸根紗妙子・監：手にとるように流れがつかめる　消化器内視鏡看護．金芳堂，2011．
3) 日本呼吸器内視鏡学会　安全対策委員会・編：手書き書　呼吸器内視鏡診療を安全に行うために．18-21；2013．
4) 日本消化器内視鏡学会・編：消化器内視鏡の感染制御に関するマルチソサエティガイドライン．2012．
5) 日本医療福祉設備協会・編：病院設備設計ガイドライン（空調設備編）．2013．

第III部　看護師編

5. 検査・治療別患者用クリニカルパス

1) 気管支鏡検査を受ける方へ

名前　　　　　　　　　　　担当医師　　　　　　　　　担当看護師

～日目	月日	検査前	入院・検査当日 検査後	検査後1日目 月 日～	退院日 月 日
目標		検査を受ける心構えが出来る。	検査に伴う苦痛がなく、日常生活の注意を守り、異常があれば、すぐに申告できる。		予定通り退院できる。
点滴・注射		午前中より、点滴を開始します	点滴中です。		
内服		現在、内服している薬があれば、看護師に見せてください。(忘れた場合は、その旨、お知らせください。)			
検査・測定		午前　/午後　　からの検査予約です。	検査酸素飽和度と脈拍を測定するためのモニター機器をつけることがあります。		
処置		点滴のため、針を刺します。義歯(入れ歯)・貴金属・時計は、外してください。			
食事		午前の検査の場合、朝食は食べれません。水分のみ、8時まで飲めます。午後の検査の場合、朝食は食べられます。水分のみ、11時まで飲めます。	検査終了後2時間は、うがいや飲食はできません。		
安静・活動		活動に制限はありません。出来るだけ、病室でお過ごし頂けますようお願い致します。内視鏡センターからの呼び出しがあり次第、ご連絡します。	車椅子で検査室に戻ります。できるだけ、ベッドで横になってお休みください。	歩行可能です。但し、長い時間横になっていたあとは、動き出す時にふらつくことがあります。まずは、ベッドの上でも上体を起こし、座ったまま少し待ってみましょう。ポワーっとしなくなったら、動き出しましょう。 ※病棟外へ出る場合は、必ず看護師へ声をかけてください。	
排泄		内視鏡センターへ行く前に、トイレを済ませます。	トイレ歩行のみ可能です。但し、トイレに行く時には、ナースコールでお知らせ下さい。		
清潔		入浴・シャワーはできません。お化粧・マニキュアはしないでください。		シャワーを浴びて頂いても良いです。	
説明				退院後の注意点について説明します。	検査の結果については、退院後の外来受診にて、医師から説明があります。
その他		サイン済みの検査同意書をお預かりします。内視鏡センターには、カルテを持参し、歩いて行きます。看護師より、入院生活の話と注意点と治療の流れについてご説明します。	呼吸が苦しい、血の混じった痰が出るなどの症状があれば、看護師にお知らせください。	眼鏡・補聴器はご持参頂き、内視鏡室までお持ちします。	入院証明書等の書類記載の申し込みは、退院日(お会計時)に、1階・入院受付・文書係りでお手続きください。

2) 光線力学的治療（PDT）を受ける方へ

名前　　　　　　　　　担当医師　　　　　　　　担当看護師

～日目	月　日	月　日	月　日	月　日
		入院・検査当日		退院日
	検査前	検査後	PDT後1日目	月　日
目標	光線過敏症を予防するための準備ができている	治療に伴う苦痛がなく、日常生活の注意を守り、異常があれば、すぐに申告できる。		予定通り退院できる。
点滴・注射	治療の4～6時間前より開始します。	点滴中です。		
内服	現在内服している薬があれば、看護師に見せてください。（忘れた場合は、その旨おしらせください。）			
検査・測定	午後からの治療予定です。			
処置	静脈注射を行うための針を刺します。義歯（入れ歯）・貴金属・時計は外しておいてください。			
食事	飲食禁止です。			
安静・活動	光線過敏症を予防するために…・外出を控える。・照度500ルクス以下にし室内で過ごす。（照度計をお渡しします。）・電気スタンドなど強い光は控えましょう。	3日間は室内でもサングラスをかけてください。室内から出るときは帽子、手袋、長袖を着用してください	ストレッチャーで病室に戻ります。できるだけ、ベッドに横になってお休みください。歩行が可能になります。長く横になっていた場合は、動き出すときにふらつくことがあります。治療から2週間は、直射日光と日中の外出を控えてください。治療から2週間は、直射日光と日中の外出を控えてください。帽子、手袋、長袖を着用してください。病室を離れる際は、看護師に声をかけてください	退院後も光線過敏症の予防が必要です。退院してから2週間は、直射日光と日中の外出を控え、治療から4週間は外出するときは帽子、手袋、長袖を着用してください。
排泄	内視鏡検査室へ降りる前に、トイレを済ませてください。	トレ歩行のみ可能です。但し、トイレに行く時には、ナースコールでお知らせ下さい。	シャワーが可能になります。看護師に声をかけてください。	
清潔	入浴・シャワーはできません。お化粧・マニキュアはしないでください。		退院後の注意点について説明します。	
説明	施設案内があります。入院生活の諸注意は、看護師が説明します。			検査の結果は、退院後の外来診察時に医師から説明があります。
その他	サイン済みの検査同意書をお預かりします。入院案内に呼ばれたら、カルテを持って内視鏡室まで歩いて行きます。		呼吸をするのが苦しい症状があれば看護師に知らせてください。	入院証明書等の申し込みは、退院日（お会計時）に1階・入院係・文書係へ提出し、手続きをとってください。

国立がん研究センター中央病院　内視鏡科（呼吸器）　2014年10月改訂

付表

抗血小板薬・抗凝固薬の気管支鏡検査前の休薬期間の目安

国立がん研究センター中央病院 内視鏡科（呼吸器）

分類	一般名	商品名	休薬期間の目安	備考
抗血小板薬	アスピリン	バイアスピリンなど	3～5日間（チクロピジン併用時は7日間）	休薬なしの意見もあり
	アスピリン・ダイアルミネート配合剤	バファリン81mgなど	5～7日間（アスピリン併用時は7日間）	
	チクロピジン塩酸塩	パナルジンなど	5日間	
	クリピドグレル硫酸塩	プラビックス	5日間	
	シロスタゾール	プレタールなど	2日間	
	イコサペント酸エチル	エパデールなど	7日間	
	ベラプロストナトリウム	ドルナーなど	1日間	
	サルポグレラート	アンプラーグなど	1日間	
抗凝固薬	ダビガトランエテキシラート	プラザキサ	1日前	ヘパリン置換
	リバーロキサバン	イグザレルト	1日前	
	ワルファリンカリウム	ワーファリンなど	3日前	ヘパリン置換
血管拡張薬	リマプロストアルファデクス	オパルモンなど	1日前	
冠血管拡張薬	ジピリダモール	ペルサンチンなど	1日間	
	ジラゼプ塩酸塩	コメリアンなど	3日間	
	トラピジル	ロコルナールなど	2日間	
脳循環・代謝改善薬	イブジラスト	ケタスなど	3日間	
	イフェンプロジル酒石酸塩	セロクラールなど	2日間	

索引

【あ】

悪性胸膜中皮腫……………… 153, 158, 162, 165
悪性リンパ腫………………………………163
アスベスト小体………………………… 79, 80
アップダウン法………………………………104
アルゴンガス流量……………………………180
アルゴンプラズマ凝固法……………………180
アンダーチューブ…………………………14, 15
イメージインテンシファイア……………………7
咽頭喉頭麻酔………………………… 47, 227
院内感染防止対策………………… 261, 263
インフレーター………………………………242
ウルトラフレックスステント®………………175
液状検体………………………………………56
枝読み…………………………………………43
エラストグラフィ
　……………… 141, 145, 146, 149〜151
塩酸ペチジン………………………… 47, 48
オーバーチューブ…………………… 4, 14, 15
オピスタン®の使用量………………………229

【か】

ガイドシース………………… 99, 212, 214
ガイドシース下経気管支穿刺吸引針生検……113
ガイドシースキット………………… 99, 113
ガイドシースキュレット法………… 192, 193
ガイドシース併用気管支腔内超音波断層法
　………………………………………… 93, 99
仮想気管支鏡………………… 117, 118, 124
仮想気管支鏡画像……………………………32
仮想気管支シミュレーション……… 33, 123
仮想気管支ナビゲーション…………………117
仮想透視像…………………………………119
合併症………………………………………223
過敏性肺臓炎…………………………………81
カフなし挿管チューブ………………………237
カラードップラー……………………………147
環境整備……………………………………261
看護に必要な情報収集……………………221
がん性胸膜炎………………………… 156, 162
管電圧…………………………………………40
管電流…………………………………………40
関与気管支……………………………………43
気管支鏡的肺容量減少療法……… 197, 198
気管支鏡の種類……………………… 61, 62

気管支鏡のローテーション方向……………106
気管支充填術………………………… 187, 246
気管支造影…………………………………189
気管支肺胞洗浄………………… 78, 79, 233
気胸…………………………………………224
気道インターベンション……………………173
気道狭窄……………………… 173, 174, 179
気道出血……………………………………224
休薬期間……………………………………267
キュレット法………………………… 192, 193
胸腔鏡所見…………………………………162
胸腔鏡所見分類表…………………………162
胸腔造影……………………………………190
胸腔内色素注入法…………………………190
胸水貯留例…………………………………153
胸腔鏡所見…………………………………161
胸膜生検……………………………………157
胸膜転移……………………………………156
胸膜播種……………………………………165
胸膜肥厚……………………………………161
胸膜癒着術…………………………………159
局所麻酔下胸腔鏡…… 153, 155, 161, 165, 254
気漏…………………………………………187
空気感染予防………………………………262
空調整備……………………………………261
クリニカルパス……………………………265
グロコット染色………………………………82
経気管支生検………………………… 73, 85
経気管支穿刺吸引……………………………76
経気管支肺生検………………………………78
血圧低下……………………………………223
結核…………………………………………262
結核性胸膜炎………………………… 157, 162
血管のR-EBUS所見…………………………90
検査室の環境整備…………………………229
検査・治療中の看護………………………223
検体処理………………………………………53
検体の処理…………………………………142
好酸球性肺炎…………………………………81
高周波凝固子………………………………182
高周波スネア………………………… 181, 182
高周波ナイフ………………………………183
硬性気管支鏡………………………………174
硬性鏡………………………………………174
光線過敏症…………………………………254
光線力学的治療……… 203, 211, 212, 214, 250

光電子増倍管	7
呼吸リハビリ	200
コンベックス走査式超音波気管支鏡	139

【さ】

細径1Tスコープ	61, 63, 64, 66
再構成関数	34
再膨張性肺水腫	159
撮影条件	39
サルコイドーシス	81, 150
三次元フィルタ補正逆投影法	21
自己血	197, 198
ジャクソンリース	237
遮光管理	204
シャルコーライデン結晶	81
周波数処理	18
出力テスト用アダプター	205
照射用プローブ	204
静脈麻酔	47
シリコンステント	175, 177
真菌症	82
進行がん	211, 212
人工気胸	166
迅速細胞診	54, 57
迅速パパニコロウ染色	57, 58
スコープ選択	64
ステント留置	173, 174, 237
スパイラルZステント®	175
スリガラス陰影	93
生検鉗子	102
生検検体	53
正常肺のR-EBUS所見	90
責任気管支	187〜189
セミフレキシブル胸腔鏡	153, 154
線維形成性悪性胸膜中皮腫	162, 163, 167, 169
線維性胸膜炎	162, 163, 167
全層胸膜生検	167
装着型線量計	6
挿入部回転機能	69
側射型プローブ	204

【た】

耐圧バルーン	242
ダイナミックレンジ圧縮処理	18
断層撮影	19, 85
チールネルゼン染色	82
チェストドレーンバック	259
逐次近似再構成法	23, 87
中切開セット	256
超音波観測装置の設定	89
直射型プローブ	204
低酸素	223
ティッシュハーモニックエコー	146
転移性乳がん	163
転移性肺腫瘍	113
電動式低圧吸引器	195
同時式	203, 211
透視条件	40
塗抹検体	56
トモシンセシス	10, 17, 19〜21, 85, 86

【な】

難治性気胸	187
肉腫型悪性胸膜中皮腫	168
ニューモシスチス肺炎	82

【は】

肺気腫	197
肺結核	82, 261
肺腺がん	163
ハイビジョン	70
ハイビジョンスコープ	69
ハイフロー	146, 147
肺胞蛋白症	83
肺門/縦隔リンパ節腫大	139
肺門部早期肺がん	203
発熱・肺炎	224
バルーン拡張術	179, 242
バルーンテスト	189, 249
パルスウェーブドップラー	146
パルスオキシメータ	253
パルス数	40
パルス幅	41
光感受性物質	209
肥厚性胸膜病変	167
被ばく線量	5, 15, 129, 130
品質管理	25
ファントム	25, 27, 28
フィブリノーゲン加第XIII因子	195
フイルムバッチ	6
フォトフリン®	209
ブラシ検体	54
フラットパネルディテクター	10
フレキシブル気管支鏡ファイバースコープ	61
フレキシブルトロッカー	154, 156, 166, 255

ポケット線量計……………………………6	
ホットバイオプシー鉗子…………167，168，183	【A】
ボリュームレンダリング……………………32	adjacent to ……………………………103，114
	AERO ステント®…………………………176
	argon plasma coagulation（APC）…………180
【ま】	autofluorescence imaging（AFI）……………70
マイクロ波凝固…………………………183	
麻酔法……………………………………140	【B】
マルチスライス CT …………………………31	BAL の合併症 ………………………………83
ミダゾラム…………………………47，48	Bf-Navi®……………………………………117
メルクマール……………………………142	BIS 値……………………………240，244，249
面順次式………………………………203，211	BIS モニタ………………………238，243，247
面順次式電子スコープ…………………204	blizzard sign………………90，93，94，97，108
	bronchoalveolar lavage（BAL）… 78，233，234
	bronchus sign ………………………………126
【や】	
誘導子……………………………………104	【C】
有瘻性膿胸………………………187，189	CD4/8……………………………………… 81
ユニタルク®………………………159，195	CT 画像撮影条件……………………………33
	curved planar reconstruction（CPR）………31
	C アーム…………………………………4，9
【ら】	
リアルタイムトモシンセシスガイド下気管支鏡	【D】
…………………………………87，88	Diff-Quik®染色…………………………57，58
リカーシブフィルタ……………………… 19	DirectPath®………………………………117
リカバリー室………………………225，232	Dumon ステント®（Dumon Y ステント®）
リカバリー退室基準……………………225	……………………………………175，177
リドカイン…………………………47，48	
リドカインアレルギー患者の麻酔………… 50	【E】
リドカイン中毒……………50，223，228	EBUS-GS ……………………………93，99，129
隆起性病変………………………………161	EBUS-TBNA…………121，127，139，142，149
硫酸アトロピン…………………………… 50	EBUS 所見…………………………………103
リンパ節…………………………………140	ELST モード……………………………145
レーザー出力測定………………………205	endothoracic fascia ………………168，169
レーザー照射範囲設定…………………206	EWS®………………………………187，188，246
レザフィリン®………203，204，209，250，252	EWS®カット（斜め切り）…………………191
ロープウェイ法…………………192，194	EWS®充填…………………………………191
	EWS®のサイズ設定 ………………………191
	EWS®抜去…………………………………194
【わ】	
ワークステーション…………31，123，126，191	【F】
	FBP 法 ………………………………21，23
	flat panel detector（FPD）……………10，13
	【G】
	GGO ……………………………………93，108
	GGO の R-EBUS 所見 ………………………94
	GS-TBNA ………………………64，105，113，115
	GS 誘導 ……………………………………104

【H】

heel kick method ······················ 191, 192
H-FLOW モード ····························· 146
high resolution CT（HRCT）············ 93, 96

【I】

I.I. ······································· 7, 8
invisible ·································· 103
IR 法 ······································· 23
IT ナイフ ·································· 167
IT ナイフ 2 ······················· 167, 168

【J】

JSGI ファントム ························ 25, 26

【L】

LE 細胞 ····································· 81
LungPoint® ························ 117, 118
LungPoint VBN SYSTEM® ············· 122

【M】

mixed blizzard sign ········· 90, 93, 94, 97, 109
multi planar reconstruction（MPR）······ 31

【N】

N95 マスク ································ 262
narrow band imaging（NBI）············ 70
Nd-YAG レーザー ······················· 184

【O】

OKI ステント® ·························· 176

【P】

Part solid GGO の R-EBUS 所見 ········· 90
PDT ······························· 212, 250
PD レーザ® ······················· 205, 252
Pure GGO の R-EBUS 所見 ··············· 90
PW モード ································ 146

【R】

radial EBUS 所見 ······················ 89, 93
R-EBUS ··································· 99
R-EBUS の典型所見 ······················ 89

【S】

SLE ······································· 81
sliding sign ······························ 165
Slurry 法 ································· 159
snowstorm appearance ················ 108

Solid lesion の R-EBUS 所見 ············ 90
SonoTip EBUS Pro® ············ 144, 145

【T】

TBNA ······························ 59, 113
TBNA 検体 ································ 55
THE モード ······························ 146
Thopaz® ································ 195
TM ステント® ·························· 175
transbronchial biopsy（TBB）·········· 73
transbronchial lung biopsy（TBLB）···· 78
type 分類 ································· 149
T- スポット TB 検査 ····················· 262

【V】

VBS と VBN の相違 ····················· 126
virtual bronchoscopic navigation（VBN）
································· 117, 126
virtual bronchoscopic simulation（VBS）
································· 123, 126
Vizishot® ······················· 144, 145

【W】

within ······························ 103, 114

【X】

X 線透視 ···································· 3
X 線透視下経皮穿刺法 ·················· 133
X 線透視装置 ················· 3, 4, 7, 9, 13

【Z】

ziostation® ···························· 123

【数字】

3D 画像作成 ······························ 31

―国立がん研究センター中央病院―
医師・看護師・診療放射線技師のための
呼吸器内視鏡実践マニュアル

価格はカバーに表示してあります

2015年4月1日　第一版 第1刷 発行

監　修	荒井　保明，那須　和子，麻生　智彦
責任編集	出雲　雄大 ⓒ
発行人	古屋敷　信一
発行所	株式会社 医療科学社

〒113-0033　東京都文京区本郷3-11-9
TEL 03(3818)9821　　FAX 03(3818)9371
ホームページ　http://www.iryokagaku.co.jp
郵便振替　00170-7-656570

ISBN978-4-86003-460-3　　　　（乱丁・落丁はお取り替えいたします）

本書の複製権・翻訳権・上映権・譲渡権・公衆送信権（送信可能化権を含む）は(株)医療科学社が保有します。

JCOPY ＜(社)出版者著作権管理機構　委託出版物＞

本書の無断複製は著作権法上での例外を除き，禁じられています。
複製される場合は，そのつど事前に (社)出版者著作権管理機構
（電話 03-3513-6969，FAX 03-3513-6979，e-mail: info@jcopy.or.jp）の
許諾を得てください。